李延临床医案选

李　延◎著

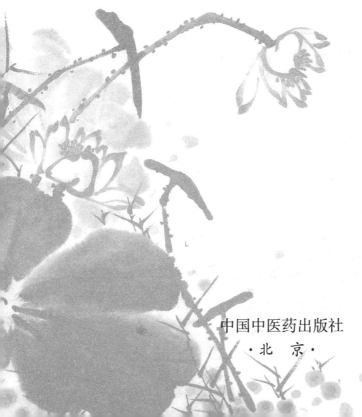

中国中医药出版社
·北京·

图书在版编目（CIP）数据

李延临床医案选 / 李延著 . —北京：中国中医药出版社，2018.6
ISBN 978 - 7 - 5132 - 3446 - 7

Ⅰ . ①李… Ⅱ . ①李… Ⅲ . ①中医学—临床医学—医案—汇编—
中国—现代 Ⅳ . ① R249.7

中国版本图书馆 CIP 数据核字（2016）第 122157 号

中国中医药出版社出版

北京市朝阳区北三环东路 28 号易亨大厦 16 层
邮政编码　100013
传真　010-64405750
三河市同力彩印有限公司印刷
各地新华书店经销

开本 710×1000　1/16　印张 17.5　字数 260 千字
2018 年 6 月第 1 版　2018 年 6 月第 1 次印刷
书号　ISBN 978 - 7 - 5132 - 3446 - 7

定价　55.00 元
网址　www.cptcm.com

社 长 热 线　010-64405720
购 书 热 线　010-89535836
维 权 打 假　010-64405753

微信服务号　zgzyycbs
微商城网址　https://kdt.im/LIdUGr
官 方 微 博　http://e.weibo.com/cptcm
天猫旗舰店网址　https://zgzyycbs.tmall.com

如有印装质量问题请与本社出版部联系（010-64405510）

编写说明

医案，古代称为诊籍、脉案及方案，现在称为病案、案典。我从事中医教育、科研、临床及医疗管理五十余载，对《黄帝内经》《伤寒论》《金匮要略》等医学古籍爱不释手，学术上溯本求源，以经典医书为根本，同时又注意总结历代名家之经验，将理论与实践相结合，形成了自己的诊疗风格，所治疗的疾病内、外、妇、儿均有涉及。本书所选医案是我临证五十余年临床经验的一个简要总结，涉及肺系疾病、心系疾病、肝胆疾病、脾胃疾病、精神神经系统疾病、血液系统疾病、风湿免疫性疾病、代谢内分泌疾病、外科疾病、男科疾病、妇科疾病、皮肤科疾病等，希望能对从医者拓宽辨证思路、加深对中医经典理论的理解、提高临床分析和解决实际问题的能力有所帮助。

李　延
2018 年 1 月

目 录

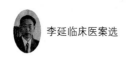

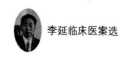

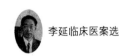

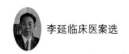李延临床医案选

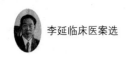

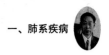

一、肺系疾病

祛风解表、解肌清热利湿法治疗感冒（上呼吸道感染）

郑某，女，19岁。2013年5月20日初诊。

十天前因受凉后出现恶寒发热，体温37.6℃，鼻塞流清涕，全身不适，曾到其他医院就诊，确诊为感冒，用药后疗效不明显。症见咽痛，咳嗽，痰少色白，恶寒较轻，低热，头痛且重，体温37.7℃，烦躁，少汗，小便黄，大便正常。急性病容，精神欠佳，双肺呼吸音稍减弱，偶可闻及湿啰音。舌尖红，苔薄黄，脉细数。血常规：白细胞计数正常。

中医诊断：感冒（风热犯肺，兼夹暑湿）。

西医诊断：急性上呼吸道感染。

治法：祛风解表，解肌清热，兼以利湿。

处方：柴胡10g，葛根15g，黄芩10g，赤芍15g，白芍15g，知母10g，白蔻仁10g，滑石10g，菊花10g，羌活10g，白芷10g，桔梗10g，生石膏30g（先下），川芎10g，牛蒡子12g，薄荷10g（后下），连翘10g。3剂，水煎，日1剂，早晚分服，嘱避风寒，畅情志。

二诊：自觉恶寒、发热较前减轻，头痛缓解明显，仍觉咳嗽，流清涕，饮食可，二便佳。上方生石膏减为20g。7剂，服法同前。

三诊：恶寒发热、头痛症状基本缓解，咳嗽流涕明显减轻。二诊方减川芎。7剂，服法同前。

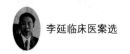

四诊：药后无明显不适，主诉、查体无明显阳性体征。

按语： 暑季感冒，因暑湿之邪黏滞难愈，常常较平素病程延长，呈表邪未解、内热难除证候，方用柴葛解肌汤加减，治以解肌清热。方中桔梗、牛蒡子、知母、薄荷、连翘外解表邪，兼清肺热；白蔻仁、滑石清解利湿；石膏配伍白芷清热泻火；川芎辛散止痛；全方共奏祛风除湿、解肌清热之功效。本案注重暑季感冒在一般辨证施治的基础上加用清解利湿之品。

疏风清热、宣肺止咳法治疗感冒（上呼吸道感染）

王某，男，67岁。2014年1月3日初诊。

四天前因气候变化，出现恶寒、发热，体温38.2℃，遇风寒后症状加重，伴头痛，咽痛，声音嘶哑，咳嗽，咳吐浓痰，舌红，苔黄，脉滑数。既往有高血压病、冠心病、2型糖尿病病史。

中医诊断：感冒。

西医诊断：上呼吸道感染。

治法：疏风清热，宣肺止咳。

方药：板蓝根15g，柴胡10g，薄荷10g（后下），金银花20g，连翘10g，牛蒡子15g，桑白皮15g，菊花15g，白芷10g，甘草10g，羚羊角粉3g。5剂，水煎，日1剂，早晚分服。

二诊：体温逐渐下降至37.3℃，恶寒、头痛缓解，现咳嗽有痰，颜色淡绿，流浊涕，舌淡红，苔薄黄，脉细滑数。治以散风清热，祛痰宣肺。

处方：南沙参15g，炙白前15g，橘红10g，杏仁10g，炙前胡15g，金银花15g，茯苓30g，石斛10g，炙枇杷叶10g，防风10g，金莲花20g，连翘10g，天花粉10g，太子参20g，枸杞子10g。5剂，服法同前。

三诊：诸症均减。上方减太子参，再服5剂。

药后诸症消失，考虑素有糖尿病，又值发热之后，气阴损伤，遂以益气滋阴润燥之方调养。

按语： 风热之邪由口鼻而入，肺气闭郁，难司开阖，卫阳被遏，阳气不得温煦体表，卫表之气不得宣通，素体有热，热邪闭郁，外感邪气最易袭肺，尤其老年人，肺脾气虚，卫外不固，邪气更易从咽喉口鼻而入，侵犯肺脏而致咳嗽咳痰，甚至喘促，故治疗外感，当注重宣肺，不可见咳止咳，早用过用收敛之品，以成闭门留寇之患，但后期应当注重顾护正气，不过用苦寒之品，宜适时扶正。

和解表里、清热解毒法治疗感冒（巨细胞病毒感染）

任某，男，28岁。2013年9月12日初诊。

四天前因感寒出现发热，以午后和下午发热为主，每次发作前自觉发冷后发热，无汗，伴口渴喜冷饮，心烦，恶心，头晕头痛；食少纳差，二便尚可。外院检查示：巨细胞病毒抗体阳性，诊为感冒。舌暗红，苔微黄腻，脉弦数。

中医诊断：感冒（表寒里热）。

西医诊断：巨细胞病毒感染。

治法：和解表里，清热解毒。

处方：柴胡15g，黄芩10g，党参25g，制半夏10g，生石膏30g（先煎），知母10g，当归10g，生姜3片，大枣4枚，杏仁10g，炙甘草10g。7剂，水煎，日1剂，早晚分服。

二诊：心烦、恶心、口渴喜冷饮较前减轻，体温有所下降。舌淡红，苔薄黄腻，脉弦滑。因邪气仍在半表半里，治以和解表里、清热解毒。上方去杏仁，加五味子、白芍。

处方：柴胡15g，黄芩10g，党参25g，制半夏10g，生石膏30g（先煎），知母10g，当归10g，生姜3片，大枣4枚，五味子10g，白芍10g，炙甘草10g。7剂，服法同前。

三诊：发热退，头晕头痛不明显；舌暗红，苔薄白，脉细。病邪已去，需调和脏腑，以养机体，治以健脾益气，滋阴清热。

处方：党参20g，炒白术10g，当归15g，生地黄15g，生白芍10g，柴

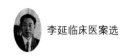

胡 15g，太子参 10g，茯苓 20g，地骨皮 15g，知母 15g，赤芍 10g，生甘草 10g。7剂，服法同前。

药后随访病情平稳，未再发热。

按语： 外感风寒，邪入机体，在半表半里之间，故往来寒热，出现先冷后热；口渴欲冷饮，舌暗红、苔微黄亦为内热证之征象。运用和解少阳法，会取得良好效果。发热病初期，邪在半表半里之时，采用小柴胡汤加减和解表里，清热解毒，使病邪渐出，往来寒热消退。病邪已出之时，需调和脏腑，以养机体。本例患者值得注意的是对服用中药汤剂时间的把握，发热患者嘱其在发热前3小时服药，以更好地发挥药效，勿在发热后再服药，以防发散太过，耗伤气阴。

祛风散寒、宣肺解表法治疗感冒（上呼吸道感染）

苑某，男，42岁。2014年8月12日初诊。

五天前无明显诱因出现发热、咳嗽、咽痛、咽痒、鼻塞症状，自服银翘解毒丸治疗，效果欠佳。舌淡，苔薄黄，脉浮。

中医诊断：感冒（风寒袭肺）。

西医诊断：上呼吸道感染。

治法：祛风散寒，宣肺解表。

处方：麻黄 10g，杏仁 10g，前胡 10g，桑皮 10g，枇杷叶 10g，紫菀 15g，款冬花 10g，贝母 10g，鱼腥草 20g，射干 20g，半夏 10g，葶苈子 20g，甘草 10g。6剂，水煎，日1剂，早中晚分服。

二诊：咳嗽、咽痛减轻，咽痒缓解不明显，精神可，饮食、睡眠佳。上方加沙参，以润肺利咽。

处方：麻黄 10g，杏仁 10g，前胡 10g，桑皮 10g，枇杷叶 10g，紫菀 15g，款冬花 10g，贝母 10g，鱼腥草 20g，射干 20g，半夏 10g，葶苈子 20g，沙参 20g，甘草 10g。7剂，服法同前。

三诊：咳嗽、咽痒减轻，咽痛症状消失，精神可，饮食、睡眠佳，仍咳

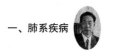

嗽，咳少量白痰。上方加桔梗、百部。

处方：麻黄10g，杏仁10g，前胡10g，桑皮10g，枇杷叶10g，紫菀15g，款冬花10g，贝母10g，鱼腥草20g，射干20g，半夏10g，葶苈子20g，沙参20g，桔梗10g，百部15g，甘草10g。5剂，服法同前。

药后随访，病痊愈。

按语： 风寒袭表，邪正相争，故发热；邪袭肺卫，肺气失宣则咳嗽；咽为肺胃之门户，外邪侵袭，首先犯之，则咽痛咽痒；风寒外袭，故舌淡，苔白，脉浮。本病属风寒外袭之感冒，治当祛风散寒，宣肺解表，故药用三拗汤加减治疗，风寒外袭之咳嗽、头痛等症也可与荆防败毒散加减配伍运用。

宽胸涤痰、润肺降气法治疗喘证（上呼吸道感染）

臧某，女，46岁。2013年3月12日初诊。

素体偏弱，每遇气候变化即感冒，经治可好转。20天前无明显诱因咳嗽喘促、胸闷、气短活动后加重，外院静点左氧氟沙星等药物未见好转。现咳嗽、咳黄痰、质黏稠，喉中痰鸣有声，声音嘶哑，夜间喘憋，端坐呼吸，需用β_2受体激动剂方可缓解，二便调。舌暗红，苔黄腻，脉滑数。

中医诊断：喘证（痰热蕴肺）。

西医诊断：上呼吸道感染。

治法：宽胸涤痰，润肺降气。

处方：瓜蒌20g，半夏10g，黄连8g，百部10g，炙枇杷叶15g，桔梗10g，前胡10g，紫菀10g，杏仁10g，蝉衣10g，僵蚕10g，胆南星10g，佛手10g，炒枳壳12g，金荞麦10g，甘草10g。10剂，水煎，日1剂，早晚分服。

二诊：症状略轻。上方去前胡、蝉衣，加炙麻黄、川贝母，加服枇杷川贝止咳露。

处方：瓜蒌20g，半夏10g，黄连8g，百部10g，炙枇杷叶15g，桔梗10g，紫菀10g，杏仁10g，僵蚕10g，胆南星10g，佛手10g，炒枳壳12g，

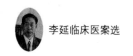

金荞麦 10g，甘草 10g，炙麻黄 6g，川贝母 10g。10 剂，服法同前。

三诊：症状缓解明显，但觉微汗，乏力。

处方：太子参 15g，麦冬 15g，紫菀 10g，百部 15g，桔梗 10g，浙贝母 10g，枇杷叶 15g，杏仁 10g，炙麻黄 5g，生石膏 30g，木蝴蝶 8g，炒苏子 10g，生甘草 10g。10 剂。服法同前。

四诊：咳喘未作，继服 1 周，诸症痊愈，1 个月后未反复。

按语：本患者体质偏弱，外受风寒后，郁而化热，致肺热炽盛，灼伤肺津，炼液为痰，痰热交结，壅滞于肺。气逆上冲，故咳嗽，气喘，咳痰色黄、黏稠量多，伴喉中痰鸣。痰热内盛，壅塞肺气，则胸闷憋气。舌红、苔黄腻、脉滑数为典型的痰热内盛之征，治以宽胸涤痰，清肺降气平喘，药证相符，故获良效。

解表散寒、宣肺止咳法治疗感冒（上呼吸道感染）

张某，男，82 岁。2013 年 10 月 7 日初诊。

四天前因气候变化受凉后出现畏寒，鼻塞，流涕，喷嚏，伴咳嗽咽痒，咳痰量少、质黏，痰色偏黄，饮食尚可，睡眠欠佳，大小便自调。舌红，苔薄黄，脉浮滑。

中医诊断：感冒（风寒袭表犯肺）。

西医诊断：上呼吸道感染。

治法：解表散寒，宣肺止咳。

处方：紫苏叶 15g，防风 10g，薄荷 15g，百部 15g，苦杏仁 10g，矮地茶 10g，金银花 15g，陈皮 15g，甘草 10g。7 剂，水煎，日 1 剂，早晚分服。

二诊：咳嗽减轻，鼻塞缓解不明显。上方减苦杏仁，再服 7 剂，服法同前。

三诊：咳嗽继续减轻，稍鼻塞，苔薄黄，脉细。素体气虚，卫表不固，易外感，治以益气解表，攻补兼施。

处方：黄芪 15g，白术 10g，杏仁 10g，前胡 10g，辛夷 10g，苍耳子

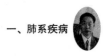

10g，金银花 10g，矮地茶 10g，陈皮 10g，甘草 10g。5 剂，服法同前。

四诊：症状消失，病情痊愈，嘱避风寒，慎起居。

按语：感冒为临床常见病、多发病，对于老年体虚患者，若失于调护，往往发生传变或入里化热，病情加重。本案患者，初诊辨证为风寒邪气较盛之实证，病位在肺卫，风寒束表，卫气被郁，则有寒热表象；风寒犯肺，肺失宣降则咳嗽、咳痰，治疗以治标实为先，组方原则用药多选轻宣之剂，一方面遵从"治上焦如羽，非轻不举"的治疗思想，另一方面考虑患者年事已高，不耐强攻。复诊邪气已衰大半，但患者以"畏寒"为主，又易感冒，考虑为素体气虚、卫表不固所致，故投以攻补兼施之剂。黄芪、白术配伍取玉屏风散益气固表之意，配苦杏仁、前胡、辛夷、苍耳子、金银花、矮地茶以宣肺解表，化痰止咳。

宣肺化痰、辅以扶正法治疗咳嗽（肺炎）

李某，男，84 岁。2012 年 9 月 12 日初诊。

十几天前因外感出现流涕，咽痛，咳嗽。今日症状加重，并出现气喘，呼吸困难，咳痰量多，伴发热，体温 37～38℃，胸片示：右肺纹理增强增重，胸部 CT 示：右肺上叶大片突变影，提示肺炎，右侧胸腔积液，肺气肿。曾予抗菌、化痰等治疗，病情略有好转，既往慢阻肺病史。咳嗽，喘促，气短，纳少，舌红，苔薄腻，脉滑数。

中医诊断：咳嗽（痰热壅肺）。

西医诊断：肺炎；胸腔积液；慢性阻塞性肺病。

治法：宣肺化痰，辅以扶正。

处方：太子参 25g，桑白皮 15g，炙百部 15g，炙百合 10g，金银花 15g，冬葵子 15g，橘络 15g，炙麻黄 10g，生石膏 20g，杏仁 15g，款冬花 10g，炙枇杷叶 10g，羚羊角 5g（冲），生甘草 10g。7 剂，水煎，日 1 剂，早晚分服。

二诊：咳嗽、喘促减轻，仍气短，活动后明显。痰量减少，纳差，大

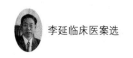

便调。舌红苔腻，脉弦滑数。复查 CT：肺部炎症较前吸收，继续清热宣肺化痰。

处方：炙前胡 15g，炙麻黄 10g，苏梗 10g，桔梗 10g，炒远志 10g，茯苓 30g，射干 10g，炙枇杷叶 10g，炒白术 15g，丹参 20g，橘红 10g，桑白皮 15g，生甘草 10g。7 剂，服法同前。

三诊：咳嗽、喘促明显减轻，仍气短，活动后明显，口干，饮食可，大便调，舌偏红，苔薄腻，脉沉弦。病情好转，但肺中痰热尚未尽除，气阴正伤，以益气养阴、清肺化痰善后。

按语： 肺炎中医以咳嗽或喘证辨证论治。老年肺炎属凶险之证，尤其是年高者，极易并发心衰、呼衰、肾衰等危重病证，预后较差。即使病情得到缓解，炎症也不易很快吸收，甚至迁延日久，遗留局部病灶。由于老年体弱，正气衰竭，抗邪无力，故外邪长驱直入或羁留不去。治疗时不可过早收敛，以防闭门留寇，使邪气不去，又不可过用苦寒或发散，恐败胃气，亡阴亡阳，要及时配伍补益之剂，以适时顾护正气。

补气养阴、燥湿化痰、升清降浊法治疗咳嗽（间质性肺炎）

姜某，男，70 岁。2014 年 9 月 14 日初诊。

近二十天反复咳嗽，气短，纳差，心烦，恶闻油烟味，喜叹息，疲乏无力，左手浮肿，曾于外院做 CT，结果显示：双肺间质性肺炎，双肺肺气肿，经治疗，症状无明显缓解，既往糖尿病病史 4 年。舌苔黄灰厚，脉弦大紧数。

中医诊断：咳嗽（气阴两虚，痰湿蕴肺）。

西医诊断：间质性肺炎；肺气肿；糖尿病。

治法：补气养阴，燥湿化痰，升清降浊。

处方：人参 20g，甘草 10g，黄芪 30g，当归 10g，麦冬 10g，五味子 10g，青皮 10g，陈皮 10g，神曲 10g，黄柏 10g，葛根 15g，苍术 15g，白术 10g，升麻 10g，泽泻 10g。6 剂，水煎，日 1 剂，早晚分服。

二诊：精神好转，恶心、乏力均减轻，手肿消失，唯咳嗽缓解不明显，

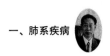

舌苔黄灰厚，脉弦大紧数。

上方加紫菀10g，通肺络，化痰止咳，继服7剂。

三诊：咳嗽减少，饮食增加。

处方：人参20g，甘草10g，黄芪30g，当归10g，麦冬10g，五味子10g，青皮10g，陈皮10g，神曲10g，黄柏10g，葛根15g，苍术15g，白术10g，升麻10g，泽泻10g，紫菀10g，地骨皮15g，半夏10g，知母10g，生地黄10g，白芍10g，肉桂10g。15剂，服法同前。

四诊：药后症状基本消失。

按语： 本例患者咳而气短，症状本在肺，但不是以喘实证为主。因有糖尿病病史，故应是肺气虚表现，且时时心烦，喜叹气并见，即肝与三焦气郁夹杂其中。此为虚中夹实，实为三焦与肝气郁滞之实、升达不能之实，而非肺实，因此从肺实论治是不恰当的。且又见纳差食减、脾胃失运之症，以及水湿不化之水肿，说明其虚为心肺之虚，其实为三焦决渎失职。其邪非痰而为水湿相结，故治疗上必须补心肺，健脾燥湿，升举消阻，降其浊阴。

宣肺利气、化痰宽胸法治疗咳嗽（支气管炎）

何某，男，67岁。2013年10月22日初诊。

十天前感冒后胸闷，咳嗽，汗出，自服感冒药后鼻塞、流涕、恶寒、发热等症状好转，但咳嗽明显，咳吐黄痰，伴胸闷。舌淡暗，苔白，脉浮。

中医诊断：咳嗽（肺失宣肃）。

西医诊断：支气管炎。

治法：宣肺利气，化痰宽胸。

处方：炙麻黄10g，杏仁15g，制半夏10g，橘红15g，茯苓20g，炒苏子20g，炒莱菔子10g，炒白芥子10g，全瓜蒌30g，薤白10g，紫菀10g，枇杷叶15g，苏叶10g。10剂，水煎，日1剂，早晚分服。

二诊：症状有所缓解，仍胸闷，腹胀，便干。治以宽胸健脾。

处方：瓜蒌30g，薤白15g，厚朴15g，炒枳实12g，党参20g，炒白术

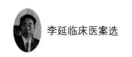

10g，茯苓 20g，炒杜仲 20g，川续断 20g，独活 12g，制香附 10g，焦神曲 12g。10 剂，服法同前。

三诊：仍胸闷、气短。上方加黄芩 15g，红花 10g，桃仁 10g。继服 10 剂。

药后症状缓解，嘱避风寒，畅情志，慎起居。

按语：患者外感之后，经治疗表证已解，但出现胸闷症状，是肺气不宣之象。肺失宣肃，气机不利则胸闷如窒；仍咳嗽，咳吐黄痰乃内有痰热之象。病机为肺失宣肃，痰浊壅肺。治当宣肺利气，化痰宽胸。药后肺气已宣，痰浊渐去，因患者年老体弱，胸中阳气不振，邪去而正不复，清阳不展，故致胸痹。此病虽病初在肺，但"脾为生痰之源，肺为贮痰之器"，患者出现腹胀、大便干乃脾失健运、中焦气机不畅之故；肾不纳气，则气息浅促，亦可致胸闷。前后治疗分别采用宽胸健脾、宣肺降浊、活血化瘀等法，故而获效。

涤浊解毒法治疗咳嗽（右侧胸腔积液）

王某，男，69 岁。2014 年 2 月 10 日初诊。

近一个月出现咳嗽，咳白色泡沫样痰，右侧胸痛，活动后胸闷，自汗较多，晨起恶寒，饮食尚可，二便自调。1 年前发现右侧甲状腺癌，外院已行部分切除术。舌红，苔白厚，脉数大。

中医诊断：咳嗽（郁毒内结，肺失通调）。

西医诊断：右侧胸腔积液。

治法：涤浊解毒。

处方：苇根 30g，冬瓜仁 30g，生薏仁 30g，桃仁 10g，桔梗 15g，猪苓 30g，泽泻 15g，延胡索 15g，白芥子 10g，蚤休 10g，生地黄 30g，茯苓 15g，甘草 10g。20 剂，水煎，日 1 剂，早晚分服。

二诊：仍咳嗽，咳黄痰，痰中带血丝，胸痛加重，夜不能寐，舌淡，苔薄黄，脉大。加重清肺之品。

处方：苇根 30g，冬瓜仁 30g，生薏仁 30g，桃仁 10g，桔梗 15g，延胡索15g，甘草10g，桑叶30g，桑白皮10g，地骨皮10g，黄芩15g，白花蛇舌草30g，生白芍30g，海浮石30g，炒麦芽20g。20剂，服法同前。

三诊：胸痛、咳嗽减轻，痰中无血丝，食欲仍欠佳，乏力，舌红，苔黄厚腻。

处方：苇根30g，冬瓜仁30g，生薏仁30g，桃仁10g，桔梗15g，猪苓30g，延胡索15g，茯苓15g，甘草10g，制半夏10g，陈皮10g，白蔻仁10g，海浮石30g，炒神曲10g。20剂，服法同前。

四诊：症状缓解，建议复查。

按语：患者年近古稀，正气虚弱，邪毒侵肺，肺失宣降，通调失职，水津失布，饮停胁下，故咳嗽咳痰，胸胁闷痛。邪毒痰饮皆属浊邪之类，故以涤浊为大法。方用涤浊汤加减。苇根、冬瓜仁、生薏仁、桃仁、桔梗、海浮石等药物，看似平淡，然其力较巨，辨证之中需注意原因。甲状腺癌肺转移，辨病机之时需注意浊毒蕴肺，治疗时注意涤浊荡邪，勿失其宜。此属险恶之证，宜尽力救治，遏止或延缓其病情恶化。

补气养阴、燥湿化痰、升清降浊法治疗
咳嗽（喘息性支气管炎合并感染）

盖某，女，48岁。2013年4月13日初诊。

十余年前出现咳嗽反复发作，虽中西药合用但效果不佳。6天前无明显诱因出现咳嗽频率增加，昼轻夜重，阵发加剧，有时连续咳嗽1分钟左右，且间断性反复发作。曾在外院诊断为慢性喘息性支气管炎合并感染，经中西医结合治疗效果不佳。舌淡，苔薄白，脉弦紧。

中医诊断：咳嗽（气阴两虚，痰湿内郁）。

西医诊断：喘息性支气管炎合并感染。

治法：补气养阴，燥湿化痰，升清降浊。

处方：沙参10g，甘草10g，黄芪20g，当归10g，麦冬10g，五味子10g，青皮10g，陈皮10g，神曲10g，黄柏10g，葛根15g，苍术10g，白术

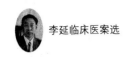

10g，升麻 10g，泽泻 10g。7 剂，水煎，日 1 剂，早晚分服。

二诊：咳嗽大减，苔白，脉弦滑大（脉由大为主改为弦为主）。本证已由虚为主转为枢机不利为主，改用调理升降之法。

处方：柴胡 10g，半夏 10g，黄芩 10g，干姜 5g，五味子 10g，紫菀10g，丝瓜络 10g，款冬花 10g。5 剂，服法同前。

三诊：症状缓解明显。嘱停药。

按语：气管、支气管炎引起的咳嗽，若为急性宜杏苏散、桑菊饮加减。若为慢性，为实证，宜麻杏石甘汤、定喘汤、小青龙汤加减；虚证根据肺气虚、脾阳虚、肾阳虚的不同进行治疗。今本病仅发病数日，却采用清暑益气汤加减治疗，方中较少应用止咳化痰药，表面看是新感诱发咳嗽，但从脉象看，实质是气阴两虚、痰湿内郁、升降失职的宿疾发病。此种情况下，若以驱邪为主，则非但邪不得除，正会反被其伤而使正气更虚，故调理升降开合是本病的当务之急，清暑益气汤不但重视补正，而且重视升降。

养阴益气、清肺化痰法治疗咳嗽（肺感染）

钱某，女，32 岁。2013 年 3 月 13 日初诊。

慢性咳嗽两年余，每因气候及情绪变化后发作，咳痰量多，色白或灰，咳吐费力，口干欲饮，饮食可，大便溏薄。外院查 CT 示：肺感染。予西药抗生素抗感染治疗，效果不佳。舌红偏暗，苔薄黄腻，脉滑。

中医诊断：咳嗽（肺虚痰热）。

西医诊断：肺感染。

治法：养阴益气，清肺化痰。

处方：沙参 15g，麦冬 10g，太子参 10g，百合 15g，知母 10g，黄芩10g，鱼腥草 20g，金荞麦根 25g，法半夏 10g，桑白皮 10g，桔梗 10g，射干 10g，海蛤粉 10g（包），陈皮 10g。

7 剂，水煎，日 1 剂，早晚分服。

二诊：咳嗽减轻，痰量减少，质稠色灰白，伴上感但不严重，鼻塞喷嚏，

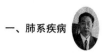

舌红，苔薄黄，脉细滑，佐以轻宣。上方加桑叶、前胡、大贝母。

处方：沙参15g，麦冬10g，太子参10g，百合15g，知母10g，黄芩10g，鱼腥草20g，金荞麦根25g，法半夏10g，桑白皮10g，桔梗10g，射干10g，海蛤粉10g（包），陈皮10g，桑叶10g，前胡10g，大贝母10g。7剂，服法同前。

三诊：咳减痰少，大便溏，苔黄厚腻，质红，脉细滑。

上方去知母、海蛤粉，余不变，再服7剂。

四诊：曾经受凉，稍有上感症状，咳嗽稳定，有痰难咳，色白微黄，口干，舌红，苔黄脉细滑。

处方：桑叶10g，前胡10g，沙参10g，大贝母10g，桔梗10g，甘草5g，黄芩10g，知母10g，法半夏15g，麦冬10g，鱼腥草15g，金荞麦20g，枇杷叶10g，射干10g。7剂，服法同前。

守法用药6周，久咳基本痊愈。

按语：感冒后咳嗽反复发作，久咳肺虚，气阴耗伤，肺失宣降，故咳嗽反复难愈，常因劳累诱发。肺病日久，伤及脾土，脾虚运化失司，痰湿内生，上干于肺，故痰多、色白夹灰；痰湿久蕴化热，痰热内蕴则口干欲饮，苔黄，脉细滑；大便易溏为脾虚失运之象，证属肺虚痰热，气阴两伤，治宜养阴益气，清热化痰止咳。采用养肺之气阴药物，养阴益气，清肺化痰，治疗注意标本兼治，以肺之阴虚为本，兼及气虚；痰热壅肺为标，兼顾外感，标本合治，从而收效。

疏风宣肺、止咳利咽法治疗咳嗽（变异型哮喘）

刘某，女，36岁。2013年2月13日初诊。

五个月前曾患感冒，感冒治疗后咳嗽不止，咳吐白色泡沫痰，严重时伴头痛、恶心。曾在外院诊断为气管炎，胸片及肺功能均正常，激发试验示：气道反应性增高，西药效果不佳，中药尚可。症见阵咳，咳少量白色泡沫痰，饮食、二便可，舌淡，苔薄白，脉弦。

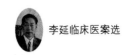

中医诊断：咳嗽（风邪犯肺，肺气失宣）。

西医诊断：变异型哮喘。

治法：疏风宣肺，止咳利咽。

处方：炙麻黄10g，紫菀15g，杏仁10g，苏子10g，前胡10g，炙枇杷叶10g，地龙10g，蝉蜕10g，牛蒡子10g，五味子10g，橘红10g，川芎10g，菊花10g，鱼腥草25g，炒黄芩10g。7剂，水煎，日1剂，早晚分服。

二诊：咳嗽明显改善，睡眠佳，对冷空气敏感度下降，上方去鱼腥草、橘红、地龙，加金荞麦15g，再服10剂。

三诊：咳嗽大减，近日天气寒冷，咳嗽稍重，咳少量白色黏痰。

处方：炙麻黄10g，紫菀15g，杏仁10g，苏子10g，前胡10g，炙枇杷叶10g，蝉蜕10g，牛蒡子10g，五味子10g，川芎10g，菊花10g，炒黄芩10g，金荞麦15g。莱菔子10g，白芥子10g，白芍10g，桔梗10g，木蝴蝶10g，青果10g。10剂，服法同前。

后随诊，反复感冒和咳嗽消失，对冷空气较为适应。

按语： 变异型哮喘多表现为阵发性咳嗽，咳嗽剧烈，早晚明显，少痰或无痰，对冷热空气或异味敏感，常因感冒或其他因素反复诱发。与风邪"善行而数变"的特点类似，本案从风论治，效果良好。方中麻黄疏风解毒为主药；苏子主散风邪；杏仁、紫菀降气润肺止咳；枇杷叶、前胡宣肺止咳，宣降结合，通调气机；麻黄辛散，驱邪外出；五味子酸敛，以防麻黄升散太过而耗伤肺气；地龙、蝉蜕为虫类药物，能搜风，且地龙能缓急平喘，蝉蜕能解表散邪。患者咳剧，时常见头痛，为风邪上扰轻窍所致，故初诊时加菊花、川芎以散上扰之风。本案有明显"风邪之咳"的特点，故始终"从风论治"效果良好。

益气养阴、健脾补肺佐以清宣法治疗咳嗽（慢性咽炎）

孙某，男，38岁。2014年9月22日初诊。

八个月前因感冒而致发热，咳嗽剧烈，咳痰量不多，喉痒，夜寐欠佳，咽微充血。自服抗生素效果不佳，外院查胸片无异常，又至五官科，诊为慢性咽炎，治疗效果欠佳。现便溏，饮食可，睡眠欠佳。舌淡红，苔薄白，脉细。

中医诊断：咳嗽（脾肺气虚）。

西医诊断：慢性咽炎。

治法：益气养阴，健脾补肺佐以清宣。

处方：太子参15g，山药20g，白术10g，茯苓15g，麦冬15g，玉竹15g，百合20g，蚤休10g，杏仁10g，枇杷叶20g，黄芩10g，炙甘草10g。7剂，水煎，日1剂，早晚分服。

二诊：夜寐欠佳、咽充血改善显著。

处方：太子参15g，山药20g，白术10g，茯苓15g，麦冬15g，百合20g，杏仁10g，枇杷叶20g，炙甘草10g，南沙参15g，北沙参15g，桔梗10g，百部20g，谷芽30g，神曲15g。10剂，服法同前。

三诊：咳嗽明显好转，夜寐渐安，大便正常。上方加减，嘱避风寒。

处方：茯苓15g，麦冬15g，百合20g，杏仁10g，枇杷叶20g，炙甘草10g，南沙参15g，北沙参15g，桔梗10g，百部20g，谷芽30g，神曲15g，生地黄10g，白及10g，冬瓜子30g，法半夏10g，橘皮10g。10剂，服法同前。

四诊：咳嗽愈，拟补肺培土益心肾。

处方：北沙参15g，麦冬12g，百合30g，山药15g，太子参15g，茯苓15g，炙甘草10g，陈皮10g，鸡内金10g，神曲15g，合欢皮10g，黄精15g。7剂，服法同前。

随诊：药后诸症痊愈。

按语： 肺脾两脏关系密切，脾运的强弱决定肺气盛衰，肺气不足亦与脾虚有关。慢性腹泻两年余，素体脾虚，久而导致肺气不足，平素易见体倦乏力，少气懒言，易于感冒，故采用培土生金法。本例因肺脾气阴两虚复感风邪所致，故以益气养阴、健脾补肺、清宣之法治之。方中太子参、白术、茯苓、山药、甘草等益气健脾；沙参、麦冬、玉竹、百合等养阴补肺；蚤休、杏仁、枇杷叶、黄芩清宣肺气，以培土生金、润补为特点。

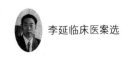

扶正祛邪、理肺降逆法治疗咳嗽（支气管炎）

谭某，男，53岁。2014年12月7日初诊。

7个月前无明显诱因出现咳嗽，发作频繁，不分昼夜，时轻时重，气短无力。两天前外感后出现鼻塞，咳嗽加重。症见鼻塞，咳嗽，痰少质黏，不易咳出，纳差，便秘，在外院做胸片示：支气管炎。面黄形瘦，咳声不断，舌暗红干，苔黄白，脉弦细。

中医诊断：咳嗽（气阴两虚，肺气上逆）。

西医诊断：支气管炎。

治法：扶正祛邪，理肺降逆。

处方：北沙参15g，桑皮10g，桑叶10g，杏仁10g，川贝母15g，前胡10g，豆豉10g，苏子10g，芦根20g，桔梗10g。5剂，水煎，日1剂，分服。

二诊：鼻塞、头痛减轻，咳痰渐稀。上方加百部15g，继服5剂。

三诊：症状缓解明显，仍便秘，加行气润肠通便之枳实10g，厚朴10g，砂仁8g，芒硝8g。继服5剂。

四诊：鼻塞、头身痛、口干、咽燥均缓解，咳嗽减轻，痰由稠转稀，易咳出，食纳见佳，大便调。守方5剂。

药后痊愈，未复发。

按语： 久咳伤肺属正虚邪实之候，辨证为气阴两伤兼感新邪，故用桑杏汤加减。方中北沙参以养阴为主，兼有清补之力，芦根更善滋养肺阴，两药配伍，增强滋养肺阴之力，兼有清补之功；桑叶、豆豉清宣燥热；前胡功能化痰止咳，其功长于下气，气下则火降，痰亦降矣，所以有推陈致新之绩，为痰气要药。苏子功能化痰止咳平喘，诸香皆燥，唯苏子独润，为虚劳咳嗽之专药，性能下气，故胸膈不利者宜之，可消痰顺气。两药伍用，化痰下气之力倍增；川贝母开泄力强，止咳化痰，长于宣肺，与前胡、苏子配合，增强宣降肺气、止咳化痰之功；杏仁苦温，归肺与大肠经，肺家要药，具止咳平喘，润肠通便之功，其性辛散，以降为主，长于宣通肺气，润燥下气，滑肠通便；桔梗独入肺经，既升且降，以升为主，功擅宣通肺气，升清降浊，澄源清流，疏通肠胃，桔梗为开提肺气之药。本例便秘日久，势必影响肺气宣降功能，故久咳不愈。久咳伤肺，肺气肃降失调，津液失布，更影响大肠传导糟粕下行，加之服泻药伤津，故便秘不愈。用本原则使肺气肃降下行，布散津液，促进大肠传导，大肠传导糟粕下行，亦有利于肺气的肃降。

温肾纳气、清肺平喘、化痰祛瘀法治疗哮证（支气管哮喘）

张某，女，46岁。2013年4月23日初诊。

20年前患哮喘，常因受凉而反复发作，近5日出现憋气，胸部有窒息感，喘甚有哮鸣音，咳痰量少，质黏色白，咳出后症状缓解，畏寒，大便稀溏，时有腰酸。长期服用激素，氨茶碱，效果欠佳。舌淡，苔淡黄腻，脉细滑。

中医诊断：哮证（肺实肾虚，下寒上热，痰气瘀阻）。

西医诊断：支气管哮喘。

治法：温肾纳气，清肺平喘，化痰祛瘀。

处方：制附片10g，肉桂10g，熟地黄10g，山茱萸10g，仙灵脾10g，补骨脂10g，僵蚕10g，炒苏子10g，当归10g，法半夏10g，紫石英20g，海浮石15g，沉香10g，丹参15g，炙桑皮12g，炒黄芩10g。7剂，水煎，日1剂，早晚分服。

二诊：哮喘减轻亦不咳，喉中有痰，两胁痛，肩背怕冷，胃胀食少，易汗，苔黄腻，脉细滑。

处方：制附片10g，肉桂10g，熟地黄10g，山茱萸10g，仙灵脾10g，补骨脂10g，僵蚕10g，炒苏子10g，法半夏10g，海浮石15g，沉香10g，陈皮10g，干姜10g，炙白前10g，炙紫菀10g，款冬花10g。7剂，服法同前。

三诊：病情稳定，唇干痰多，不易咳出，舌暗红，苔薄黄腻，脉细滑。

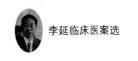

上方改炙附片为 10g，干姜为 10g，加菟丝子 15g，桔梗 10g。继服 7 剂。

药后诸症悉除。

按语： 发时治标、平时治本是哮病的基本治疗原则。但临证所见，发时未必皆实，故不尽攻邪；平时未必皆虚，亦非全扶正。因此，对于哮喘的治疗可以认为，发时未必全从治标，当标本兼顾；平时亦应治本顾标。本例患者哮喘发作二十余年，有正虚的一面，往往遇劳感寒即发。外邪与痰浊相搏，壅阻肺气，则咳嗽痰多，气喘憋气；病久延及脾肾，则怕冷，大便溏薄；痰气交阻，久延影响心血运行，则血郁成瘀。初见痰黏，苔黄等肺热之象，病机为肺实肾虚，下寒上热，痰气瘀阻，故治疗以温肾纳气、清肺平喘、化痰祛瘀为法。制附片、肉桂补肾气，壮元阳，纳气平喘；熟地黄、山茱萸补肾阴，阴中求阳；桑皮、黄芩清肺化痰；僵蚕、苏子降气化痰平喘；当归、丹参活血化瘀。

疏风宣肺、理气化痰、解痉息风法治疗风哮（支气管哮喘）

刘某，女，54 岁。2013 年 9 月 3 日初诊。

自患病以来，每年 4～10 月发作，发作时间逐年提前，用西药后仍不断发作，每次发作均无前驱症状。本月发作 4～5 次，每次发作持续 1 小时左右，胸闷，憋气，咳少量白痰，伴心慌，胃胀，食欲欠佳。口干不喜饮，大便不干，舌淡红，苔白略厚，脉弦。

中医诊断：风哮（风邪犯肺，气滞痰阻）。

西医诊断：支气管哮喘。

治法：疏风宣肺，理气化痰，解痉息风。

处方：炙麻黄 10g，蝉蜕 10g，地龙 10g，僵蚕 10g，紫菀 15g，杏仁 10g，前胡 10g，炙枇杷叶 10g，瓜蒌 10g，薤白 10g，山茱萸 15g，菖蒲 10g，苏子 10g，苏叶 10g，五味子 10g。10 剂，水煎，日 1 剂，早晚分服。

二诊：症状减轻，曾出现四次胸闷，但未发作。上方去山茱萸，加焦三仙各 10g。7 剂，服法同前。

三诊：哮喘未再发作，曾有 1 次胸闷，未服药，1 小时后自行缓解，活动后气短。上方加枸杞 10g，20 剂。

四诊：至今未喘，无咳无痰，胸闷缓解，气短减轻，纳可，睡眠、二便尚佳，舌淡红，苔薄，脉沉。继服 3 周。

随访喘无发作，现每月间断服中药。

按语：哮病的征候学特征为喉中哮鸣有声，此患者以憋气、窒息感、呼吸困难为主要症状。本例虽没有哮鸣，但其反复发作的特点及导致缓解的因素等均符合哮病的诊断标准，故临床从哮病论治。此例患者症状发作突发突止，时发时止，缓解后如常人，病初且有明显的季节性，但无明显寒热之象，无明显外感六淫之迹，无明显痰浊之征。此类哮病发生的主要机制在于风邪偏盛，气道挛急。治疗的重点为疏风宣肺，解痉息风。与其他类似病案不同之处是，本例在治疗上既注重祛外风，也注重息内风，并充分考虑到患者咳喘日久，肺肾已虚，故在宣肺的同时，不忘敛肺降气，调补肺肾，标本兼顾。

调和肺气法治疗喘证（支气管哮喘）

李某，女，53 岁。2013 年 1 月 12 日初诊。

咳喘十余年，曾诊断为支气管哮喘，慢性阻塞性肺疾病。近 20 日因外感风寒而症状加重，现用口服抗过敏药物及舒利迭喷雾剂维持。现咳喘，咳白色泡沫状痰，痰量不多，难以咳出，胸闷气短，尚能平卧，眼睑肿，下肢不肿。口干，纳可，二便调，舌淡红，苔薄白，脉弦平。

中医诊断：喘证（肺失宣降）。

西医诊断：支气管哮喘；慢性阻塞性肺疾病。

治法：调和肺气。

处方：炒苏子 10g，陈皮 10g，法半夏 10g，炙甘草 10g，前胡 10g，桔梗 10g，桂枝 10g，厚朴 10g，干姜 10g，太子参 15g，百合 15g，麦冬 10g，五味子 10g。7 剂，水煎，日 1 剂，早晚分服。

二诊：喘憋症状好转，痰量不多，口干，饮食、二便可，舌淡红，脉弦

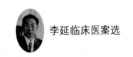

平。继续调和肺气。上方加茯苓 15g，再服 10 剂。

三诊：喘已缓解，晨起眼睑浮肿，二便调。继续调和肺气，益气固表。

处方：炒苏子 10g，陈皮 10g，法半夏 10g，炙甘草 10g，前胡 10g，桔梗 10g，桂枝 10g，厚朴 10g，干姜 10g，百合 15g，麦冬 10g，五味子 10g，党参 10g，生姜 15g，炙紫菀 10g，大枣 4 枚。10 剂，服法同前。

随访效果良好，咳喘未再发作。

按语：患者有咳喘病史十余年，肺气不足，复感外邪，致使肺失宣降，肺气上逆而咳嗽喘息；肺气虚，肃降失常，水湿内停，则见眼睑浮肿；肺气不利，痰湿中阻，则见咳白色泡沫痰。病位在肺，涉及肺脾两脏。治喘要先辨虚实。实喘者，喘气有力，气粗声高，张口抬肩，精神不衰，脉数有力，苔黄白厚腻；虚喘者，可见呼吸短促，气怯声低，气息欲断，深吸为快，神疲乏力，苔薄白，脉弱虚大。在实喘中亦当辨寒热痰喘之别；在虚喘中当辨肺虚、脾虚、肾虚之不同。该例咳喘，强调肺气之宣降功能，治以调和肺气。初诊患者眼睑浮肿，有表虚之象，故不用麻黄汤及小青龙汤，以免宣发太过，进一步损伤肺气。其症状以喘憋为主，肺气不利之征显著，故选用苏子降气汤。苏子降气汤有降逆平喘、湿化痰液功效。方中苏子降气平喘；半夏、前胡、厚朴降逆化痰；陈皮、桔梗理肺胃之气；桂枝合干姜温肾纳气；佐以太子参补气；百合、麦冬、五味子滋养肺阴。诸药合用，调和肺气以平喘。咳嗽平息后，增加生脉补气养阴之品，提高机体抵抗力，同时益气固表。

疏风宣肺、清热平喘法治疗喘证（支气管哮喘）

时某，女，46 岁。2014 年 5 月 22 日初诊。

1 个月前受凉后出现咳嗽，胸闷气喘，治疗后症状减轻。3 天前再次受凉感冒后症状加重，现咳嗽，胸闷，心慌，咳少量白痰，咽干痒、昼轻夜重，恶寒、发热不明显，平素体质较差，易感冒，小便频数，大便可。舌淡，苔薄白，脉细滑。

中医诊断：喘证；咳嗽（风邪袭肺）。

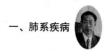

西医诊断：支气管哮喘。

治法：疏风宣肺，清热平喘。

处方：炙麻黄10g，杏仁10g，黄芩10g，白僵蚕10g，蝉蜕10g，炒苏子10g，广地龙15g，瓜蒌皮15g，女贞子20g，旱莲草30g，川续断10g，生甘草10g。10剂，水煎，日1剂，早晚分服。

二诊：气喘、咳嗽减轻，仍胸闷、气短，时而心慌，膝关节屈伸不利，上下楼时疼痛加剧，睡眠欠佳，耳鸣，饮食尚可，口干苦，心烦，腰痛，二便可，舌淡红，苔黄，脉细。

处方：炙麻黄10g，杏仁10g，黄芩10g，桂枝10g，白芍10g，厚朴15g，当归10g，炒枳壳10g，瓜蒌仁10g，茯苓10g，威灵仙10g，炙甘草10g，生姜3片，大枣4枚。10剂，服法同前。

三诊：气喘、咳嗽减轻，遇凉气则有痰，不易咳吐，痰白多沫，胸闷气短，动则尤甚，口苦心烦，月经量多，时间长，约20天，不欲饮水，饮食正常，大便可，小便频，失眠多梦，耳鸣，舌淡红，苔薄，脉细。

处方：桂枝10g，白芍10g，厚朴15g，杏仁15g，海浮石30g（包），桔梗15g，炙麻黄10g，炒苏子10g，黄芩10g，炙甘草10g，生姜3片，大枣4枚。10剂，服法同前。

药后随访，诸症基本痊愈。

按语：患者喘证病史数年，肺气虚弱，内有伏痰，复感外邪，肺气郁闭，宣降失常，故气喘、胸闷、咳嗽；肺病及肾，肾气受损，固摄无力，则小便频数，月经量多，治以宣肺清热，固护下元。咳嗽日轻后，治以降气平喘，祛痰止咳巩固治疗。因肺肾气虚，固摄无力，而非阴虚热迫，临床上对咳喘病加少量麻黄、苏子效果良好。

涤浊化痰法治疗喘证（肺气肿）

常某，男，72岁。2013年6月4日初诊。

胸闷气短、喘息十余年，一个月前着凉后再次发作。前几天在外院做

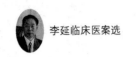

CT 示：双肺肺大泡，肺气肿，右侧胸膜增厚。现喘息，活动后加重，伴身体、四肢震颤，晨起咳痰不畅，呼吸困难，张口抬肩，平素自行间断吸氧，大便不干。舌暗红，苔黄少津，脉数弦大。

中医诊断：喘证（浊邪阻肺，热灼肺气，宣降失常）。

西医诊断：肺气肿。

治法：涤浊化痰。

处方：芦根 10g，冬瓜仁 30g，生薏仁 30g，桃仁 10g，海浮石 30g，桔梗 10g，黄芩 10g，炒苏子 10g，桑白皮 10g，地骨皮 10g，葶苈子 15g。10剂，水煎，日 1 剂，早晚分服。

二诊：咳嗽咳痰减轻，胸闷气短活动后明显，食欲欠佳，口渴，舌暗，苔白厚，治以扶正为主，祛邪为辅。

处方：芦根 10g，冬瓜仁 30g，生薏仁 30g，桃仁 10g，海浮石 30g，桔梗 10g，黄芩 10g，炒苏子 10g，桑白皮 10g，地骨皮 10g，葶苈子 15g，当归 10g，党参 20g，麦冬 15g，五味子 10g，生甘草 10g，炒山药 30g，茯苓 10g。10 剂，服法同前。

三诊：胸闷、气短减轻，食欲改善，舌淡红，苔白腻。

处方：芦根 10g，冬瓜仁 30g，生薏仁 30g，桃仁 10g，海浮石 30g，葶苈子 15g，山茱萸 20g，百合 20g，炙麻黄 10g。10 剂，服法同前。

加减服药 3 个多月，病情明显好转。

按语： 患者年高久病，正气虚弱，呼吸困难，张口抬肩，病情较重。其既有肺肾气虚，又有痰湿，热瘀阻滞，治疗颇为棘手。根据正邪盛衰，权衡攻补利弊，结合临床，首先使用涤浊化痰法，荡涤肺中浊阻之邪，以安其清肃之所；继则攻补兼施，以攻为主，补益心肺为辅，益气养阴，以扶正为主，健脾补肺，培土生金。

涤浊降气平喘法治疗喘证（慢性支气管炎）

邢某，男，54 岁。2014 年 4 月 23 日初诊。

近五年间断性胸闷、心慌、气喘，活动后加重，右侧胸部及后背痛，喉中痰鸣有声，既往慢性咳嗽病史十余年，现耳鸣，口干不苦，咳嗽，咳吐白痰，食欲尚可，便溏，日行两次，小便淋沥不尽。舌淡红，苔薄白，脉沉滑。

中医诊断：喘证（痰浊阻肺，气机郁滞）。

西医诊断：慢性支气管炎；肺气肿。

治法：涤浊降气平喘。

处方：桂枝10g，白芍10g，厚朴15g，杏仁10g，冬瓜仁10g，生薏仁30g，茯苓15g，黄芩10g，海浮石30g，白前10g，橘红10g，炒枳实10g，甘草10g。10剂，水煎，日1剂，早晚分服。

二诊：胸闷、气喘、心慌减轻，仍咳嗽，咳白痰，便溏，夜尿多，耳鸣，左胸及后背痛。

处方：桂枝10g，白芍10g，厚朴15g，杏仁10g，冬瓜仁10g，生薏仁30g，茯苓15g，黄芩10g，海浮石30g，白前10g，橘红10g，炒枳实10g，甘草10g，清半夏10g，炒苏子10g，炙麻黄10g，炒白术15g，黄芩10g，生姜3片，大枣6枚。10剂，服法同前。

三诊：胸闷、气喘、咳嗽、气短均减轻，咳嗽晨起重，大便稍成形，稍背痛，舌体大有齿痕，上方加白果10g。5剂，服法同前。

按语： 患者咳喘十余年，痰浊阻肺，肺失宣肃，气机郁滞。肺病日久，由气及血，心气受损，故气喘、心慌。治宜桂枝汤调和营卫，益其心气；厚朴、杏仁降逆破滞；冬瓜仁、生薏仁、海浮石涤浊化痰治其标；白术、茯苓健脾祛湿，培土生金，杜生痰之源，标本兼顾，补泻相依，效果显著。本方主要有桂枝加厚朴杏子汤、茯苓杏仁甘草汤和橘枳姜汤加减化裁，后又融入二陈汤，达到肺脾同治，并注意其标热，使较重的肺心病得到缓解。

补肾纳气、清热化痰法治疗喘证（慢性阻塞性肺疾病）

黄某，男，62岁。2013年5月1日初诊。

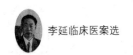

李延临床医案选

3年前因气候突变后出现喘促气短，咳嗽，咳白色痰，咽痛，无胸痛，无咯血，无发热，无呼吸困难，未予重视，未经系统诊治，后每因气候交替或季节变换而发作，曾于多家医院住院治疗，诊为慢性阻塞性肺疾病急性发作。经抗感染、止咳、化痰、解痉平喘等对症治疗（具体不详），症状缓解。1周前上述症状再次发作，喘促气短，咳嗽，咳黄白色痰，无咯血，无发热，无胸痛，为系统治疗求诊。既往吸烟20年，1日10支。营养一般，桶状胸，肋间隙增宽，叩诊过清音，两肺呼吸音减弱，双侧中下肺可闻及少许干湿性啰音。心率94次/分，律齐，各瓣膜听诊区未闻及病理性杂音。双下肢不肿。心电图：窦性心律；胸片：双肺纹理增强；肺野透过度增强。现喘促气短，咳嗽，咳黄色痰液，量不多，活动后气喘加重，肢体倦怠乏力，汗出，腰膝酸软，大小便调，纳可，寐可，舌红，苔薄白，脉沉细。

中医诊断：喘证（肺肾两虚，兼痰热郁肺）。

西医诊断：慢性阻塞性肺疾病。

治法：补肾纳气，清热化痰。

处方：五味子15g，山茱萸15g，山药15g，熟地黄15g，茯苓15g，牡丹皮，15g，泽泻15g，党参15g，黄芪25g，蜜麻黄10g，杏仁10g，紫菀15g，前胡15g，浙贝母15g，桑白皮15g，黄芩15g，紫苏子15g，炙甘草15g。10剂，日1剂，水煎，早晚分服。嘱避免去公共场所和密闭房间，经常通风，忌生冷海鲜，调情志，勿过劳。

二诊：自觉喘促感较前好转，时有咳嗽，痰量减少，色白，口干。舌淡红，苔薄白，脉弦滑。上方加沙参15g，瓜蒌15g。10剂，服法同前。

三诊：喘促气短、口干明显好转，偶尔咳嗽，咳白痰。舌淡红，苔薄白，脉弦滑。

处方：五味子15g，山茱萸15g，山药15g，熟地黄15g，茯苓15g，牡丹皮，15g，泽泻15g，党参15g，黄芪15g，蜜麻黄10g，杏仁10g，紫菀15g，前胡15g，浙贝母15g，桑白皮15g，黄芩15g，紫苏子15g，炙甘草15g，瓜蒌15g，半夏15g。30剂，服法同前。

按语：患者老年久病，感冒后出现咳喘、气急等症，考虑为素有肺肾亏虚之征，津液不得输布，凝聚为痰，外邪内扰伏痰，痰气阻于气道所致肺气

24

宣降失常之证。痰气结于胸中，气机郁滞故见胸闷。虽为气郁，实为痰阻，且肾气充足，才能摄纳有权，利于肺气升降出入有度，故当补肾纳气兼顾化痰以平喘，降气以开郁。全方以七味都气丸加味，熟地黄填精益髓，滋阴补肾；山茱萸补养肝肾；山药健脾补肾，固肾精；泽泻利湿泄浊，防止熟地黄滋腻；牡丹皮清泄相火，制约山茱萸温涩；茯苓健脾渗湿，与山药配伍，健脾助运；五味子敛肺止咳，生津止汗；党参健脾益肺，补中益气；黄芪固表止汗，补中益气；麻黄宣肺平喘；杏仁降气平喘，与麻黄配伍，降肺平喘；紫菀止咳化痰；前胡降气化痰；浙贝母清热化痰；桑白皮泻肺平喘，利水消肿；黄芩清热燥湿，泻火解毒；紫苏子降气平喘化痰；甘草补中益气，祛痰止咳，调和诸药，使寒温调，气血调，缓急而平息。二诊时自觉口干、憋闷，为气阴耗伤之象，故加沙参养阴清肺，益胃生津；瓜蒌理气宽胸，涤痰散结。三诊时症状缓解，痰色转白，为肺热已解之象，故减沙参、黄芩，加半夏燥湿化痰。方中补肾纳气、化痰行气之药正中其要，直达病所。

温阳利水法治疗肺胀（肺心病）

刘某，男，61岁。2013年7月14日初诊。

既往肺心病史二十余年，每遇气候变化加重，反复咳嗽，气喘，胸闷。1周前颜面及四肢水肿，咳嗽，痰白量少，喘息憋气、动则加重，腹胀，心悸，面唇青紫，尿少，大便干。外院诊为慢阻肺（4级），合并二型呼吸衰竭、慢性肺源性心脏病、右心功能失代偿期。经急诊输液治疗1周，反复使用利尿剂，水肿仍无好转。舌暗红，苔薄黄，脉细。

中医诊断：肺胀（阳虚水泛）。

西医诊断：肺心病。

治法：温阳利水。

处方：生黄芪40g，制附片15g（先煎），防己15g，白术12g，葶苈子20g，川椒目10g，瓜蒌15g，地龙10g，桑白皮15g，莪术15g，厚朴15g，枳实15g，猪苓15g，茯苓15g，代赭石30g（先煎），穿山龙30g，桂枝

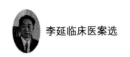
12g，川贝粉 6g(冲服)，沉香粉 3g(冲服)，莱菔子 10g，生大黄 12g(后下)。7 剂，水煎，日 1 剂，早晚分服。

二诊：水肿明显减轻，继服 7 剂。

三诊：药后水肿消退，活动后喘息气促，恶风自汗，乏力，腰酸耳鸣，属肺肾气虚之证，改补肺益肾方返家调养。

之后 1 年定期门诊治疗，病情稳定。

按语：此类患者应慎用利尿剂，因利尿剂可致痰黏，使痰阻气道而加重呼吸衰竭，且易导致电解质紊乱，严重者可出现低氯性碱中毒，使呼衰更难纠正。本病辨为阳虚水泛，采用温阳利水方加减化裁。方中生黄芪益气固表利水；防己大苦辛寒，为阳中之阴，于经络无所不入，功善祛风行水，尤善消肌肤之水湿；白术甘温，健脾燥湿，既助黄芪益气，又助防己利湿；瓜蒌、桑白皮、厚朴、枳实、代赭石等化痰理气；附片、桂枝温阳利水消肿；肺心病患者血流缓慢，血脉瘀滞易生痰化水，水液泛溢肌表而为水肿，故用莪术、地龙活血祛瘀通络。

清热平喘法治疗肺胀（支气管扩张）

朱某，女，55 岁。2013 年 9 月 12 日初诊。

20 年前出现反复咳嗽，咳黄脓痰，伴不同程度喘憋，近 3 天因气候变化加重。现咳嗽，痰黄稠、量多，不易咳出，喘息憋气，腹胀，心烦胸闷，双下肢轻度水肿，大便偏干，面色晦暗，口唇色暗，舌红，苔黄腻，脉滑。

中医诊断：肺胀（痰热壅肺）。

西医诊断：支气管扩张。

治法：清热平喘。

处方：黄芩 15g，瓜蒌 15g，鱼腥草 20g，天竺黄 12g，陈皮 12g，丹参 30g，桑白皮 15g，代赭石 30g（先煎），生黄芪 15g，法半夏 12g，牛蒡子 20g，厚朴 15g，西洋参 10g。7 剂，水煎，日 1 剂，早晚分服。

二诊：症状缓解明显。

加减用药两周，症状好转。

按语：患者为中年女性，患肺疾咳喘二十年。此次病情急性加重后咳喘明显，咳大量黄黏痰，属本虚标实之证，以痰热为标，气虚为本。药用黄芩、瓜蒌、鱼腥草、天竺黄、桑白皮清热化痰；陈皮、厚朴理气，使气顺痰消。因痰热蕴肺，痰阻气滞，致水饮内停出现水肿；气血运行不畅，瘀血内生而见颜面、口唇色暗，故用丹参活血化瘀且不伤气血；生黄芪、西洋参益气固本，且生黄芪有利水消肿作用。

补精气、养精血、抗癌止痛法治疗肺癌（右下肺癌）

刘某，女，71 岁。2014 年 8 月 30 日初诊。

两年前无明显诱因出现咳嗽，时而胸痛。外院查 CT 示：右下肺低分化腺癌。因年老体弱，未化疗，未手术。就诊时诉咳嗽，夜间痰多，时而头晕，咽干，面红，手足冷，流清涕，右侧颈痛，腿麻，乏力。舌红，苔白，脉细滑。

中医诊断：肺癌（气血两亏）。

西医诊断：右下肺癌。

治法：补精气，养精血，抗癌止痛。

处方：全蝎 10g，生薏苡仁 30g，炒白术 30g，九香虫 10g，灵芝 30g，党参 30g，茯苓 10g，陈皮 10g，炙黄芪 30g，生麦芽 30g，当归 10g，僵蚕 10g，蜈蚣 2 条，姜半夏 10g，天葵子 15g，山药 30g，蝉蜕 10g，天麻 10g，肿节风 10g，炙黄精 30g，枸杞子 30g。14 剂。水煎，日 1 剂，早晚分服。同时口服扶正功效之中成药。

二诊：精神好转，但食欲欠佳，仍腿麻。

上方加炒谷芽 15g，炒麦芽 15g，鸡内金 10g，白芍 10g，阿胶 5g，当归加至 15g，以补养精血。

三诊：服药 3 个月，精神尚佳，咳嗽咳痰好转，腿麻乏力不显，诸症均有所缓解。

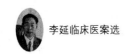
按语："肺为娇脏，喜润恶燥"，虚热灼肺，易耗伤阴津，导致肺阴不足；肺气虚冷，不能温化，气不行血，渐而肺叶痿用。由此可认为，气虚、阴虚是肺癌发生和发展的基础，扶正气、养阴血是治疗肺癌的根本法则。这也验证了"养正积自消"的理论。广义的癌毒不仅具有致癌的毒性，且有易与风、热、湿、痰、瘀等结合的特点。临证之时，痰、瘀、毒与肺癌的致病最为相关。气血亏虚，气不行则津不布，而易成痰，血不行而成瘀，痰瘀互结，变生癌毒。因而肺癌的治疗，在扶正的基础上应重视化痰祛邪，祛瘀除邪，解毒祛邪，以调补脾胃为前提，扶正固本为根本，解毒祛邪为关键。

扶正祛邪法治疗肺癌（右上肺癌）

陈某，男，60岁。2014年7月22日初诊。

两年前因咳嗽就诊，诊为右上肺癌，行胸腔镜手术。1年后复查又见右叶肺腺癌，在外院行肺叶切除术，未做化疗。现偶尔咳嗽，咳痰量少，纳、便尚调，夜寐尚可，舌淡紫暗、边有齿印，苔淡黄，脉细滑。

中医诊断：肺癌（肺脾气虚）。

西医诊断：右上肺癌。

治法：扶正祛邪。

处方：太子参10g，黄芪12g，当归10g，猪苓12g，茯苓12g，黄精12g，紫菀10g，川贝10g，山慈菇10g，白花蛇舌草15g，露蜂房10g，薏苡仁15g，炙百部10g，甘草10g。7剂，水煎，日1剂，早晚分服。

二诊：精神佳，咳嗽显缓，咳痰量少，唯行走偏急或骑车觉胸闷气喘，纳、便尚调，舌淡暗红，苔薄，脉细滑。

上方去太子参，加生晒参10g，葶苈子10g，苏子10g，五味子10g，增强益气养阴平喘之效。14剂，服法同前。

三诊：患者坚持门诊治疗，服中药40余剂后复查胸部CT：右上肺气肿，散在局限性纤维化，前纵隔内异常密度影，残留胸腺？淋巴结？术后改变？双上肺结节，右乳腺较左侧增大，肝右叶低密度灶，性质待定。

四诊：精神佳，颜面红润，体重有加，胸部 CT 示：右肺腺癌术后改变，双上肺结节。血常规、肝肾功能、NSE、CY21-1 均正常，舌偏红暗，苔薄，脉细滑。

患者现按时复诊，服扶正养阴、抗癌解毒中药至今，未见肺癌复发，同时咳嗽、气喘症状消失，精神佳，颜面红润。复查血常规、肝肾功能、肿瘤指标均正常。

按语： 本患者治疗以太子参、生晒参、黄芪、当归、茯苓、黄精、五味子等益气养阴，扶正抗癌；以猪苓、山慈菇、白花蛇舌草、露蜂房、薏苡仁抗癌解毒；以炙百部、川贝母、紫菀止咳化痰；同时以复方薤白胶囊宣痹散结。由于患者坚持服药，治疗 1 年半精神佳，颜面红润，体重增加。

滋阴润肺、降火止血法治疗咯血（肺癌）

吴某，女，61 岁。2014 年 2 月 15 日初诊。

咳嗽，咳鲜红血痰，右上胸疼痛，自汗盗汗，无发热，纳谷平平，查体：两肺呼吸音清，偶闻及痰鸣音，心率 86 次 / 分，律齐。血常规示：白细胞增高。胸部 CT：右肺门肿块，考虑肺癌复发，伴肺门及纵隔淋巴结肿大。右下肺见条片状影，节段性肺不张可能。两上肺磨玻璃结节，转移可能，第 9 胸椎椎体高密度影，转移待排。舌淡暗红、有瘀点，苔中黄腻，脉细滑。

中医诊断：咯血（阴虚肺热）。

西医诊断：肺癌。

治法：滋阴润肺，降火止血。

处方：桑白皮 10g，地骨皮 10g，炒山栀 12g，藕节炭 10g，黛蛤散 15g，前胡 10g，薏苡仁 15g，黄芩 10g，白花蛇舌草 15g，白茅根 15g，芦根 15g，阿胶珠 15g（烊化），蜂房 10g，丹皮炭 10g，白及 10g，生甘草 10g。7 剂，水煎，日 1 剂，早晚分服。

二诊：痰血止，精神佳，唯说话多则易咳嗽，痰量少，遇风遇寒易咳易汗，右上胸疼痛有缓，舌淡紫有瘀点，苔薄白，脉细滑数。上方加入益气祛

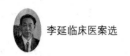

风、降气止咳之品。

处方：桑白皮 10g，地骨皮 10g，炒山栀 12g，藕节炭 10g，黛蛤散 15g，前胡 10g，薏苡仁 15g，黄芩 10g，蛇舌草 15g，白茅根 15g，芦根 15g，阿胶珠 15g（烊化），蜂房 10g，黄芪 12g，白及 10g，枇杷叶 10g，防风 10g，生甘草 10g。7 剂，服法同前。另三七粉 3g（吞服），必要时服。

按语： 患者虽行手术治疗，但因肿瘤组织扩散，发生转移，已属肺癌晚期。肿瘤组织侵犯血管，压迫刺激气管，故咳嗽、咯血。中医学认为，血证与气、火密切相关。火热熏灼，则破血妄行；气虚不摄，则血溢脉外。此患者咯血，结合其淡黄腻苔，与火热炽盛有关，故初诊之时取泻白散之意，以桑白皮、地骨皮、黄芩清肺中伏火；芦根、白茅根清肺热，凉血而止血；血见黑则止，故以藕节炭、丹皮炭止血凉血；以白及收敛止血，三七粉化瘀止血，阿胶珠止血补血。木火旺则可刑肺金，故以炒山栀清三焦之火，黛蛤散清肝火、降肺气以止血。全方治血、治火、降气、补血，共奏止血之效。患者药后咯血平，咳嗽缓。然大病之后气虚症状渐现，证有所变，故又以黄芪、防风补气祛风；枇杷叶降气，以增强止咳之效。

补肺益肾、泻肺平喘、利水渗湿法治疗悬饮（肺腺癌）

曹某，女，64 岁。2013 年 9 月 4 日初诊。

体检时发现右上肺、右肺门肿块，在外院行手术切除，病理示肺腺癌。现精神欠佳，胸闷气短，胸痛，盗汗，神疲乏力，动则气喘，纳、便尚调，口干，舌淡暗，苔黄腻，脉细弦滑。

中医诊断：悬饮（肺肾两虚，痰瘀交结）。

西医诊断：肺腺癌。

治法：补肺益肾，泻肺平喘，利水渗湿。

处方：西洋参 10g，葶苈子 10g，苏子 10g，黄芪 12g，当归 10g，炙桑皮 10g，猪苓 12g，茯苓 12g，紫菀 10g，薏苡仁 12g，川贝母 10g，黄芩 10g，紫丹参 12g，白花蛇舌草 15g，山慈菇 10g，桃仁 10g，杏仁 10g，甘草 10g。14 剂，水煎，日 1 剂，早晚分服。

二诊：复查胸部 CT 示：右肺癌术后改变，右肺少许渗出，右上肺纤维化，右胸腔少量积液。因路途遥远，家属代诉气喘缓解，咳痰量少，咳嗽不著，盗汗缓解，唯头晕，右胁肋疼痛，照片提示舌淡紫红，苔淡黄腻中裂。因未见患者本人，故仍以原方加减。

上方去桃仁、杏仁，加熟地黄 12g，白术 10g，白芍 10g，枳实 10g。14 剂，服法同前。嘱患者不适随诊。

三诊：精神转振，体重增加，纳食尚可，仍头晕，动则气喘有缓未愈，胸胁、后背仍疼痛，咳痰量少，口干，夜寐一般，舌淡紫红，苔少，根黄垢腻，脉细滑。胸部 B 超示：右侧胸腔中等量积液。

处方：西洋参 10g，葶苈子 10g，苏子 10g，黄芪 12g，当归 10g，炙桑皮 10g，猪苓 12g，茯苓 12g，薏苡仁 12g，川贝母 15g，黄芩 10g，紫丹参 12g，白花蛇舌草 15g，山慈菇 10g，桃仁 8g，生牡蛎 20g，甘草 10g。14 剂，服法同前。

四诊：家属来告，胸痛不著，纳食尚可，无特殊不适。治疗未作大调整，上方中川贝母减至 10g，继续巩固。

现患者按时复诊，服益气化痰、抗癌解毒中药 1 年，病情稳定，未见反复，亦未见肺癌复发。

按语：肺癌晚期和肺癌术后易并发胸腔积液，西医治疗以胸腔穿刺或闭式引流为主，但胸腔积液易反复出现，抽得越快长得越快，且患者痛苦难耐，易并发细菌感染。中医学认为，肺癌胸水属"悬饮"范畴，可以十枣汤治之。此患者肺腺癌术后出现胸腔积液，可能因手术引起，但初诊时以肺肾两虚为主要表现，胸腔积液标实之证次之，故先以西洋参、黄芪、当归、熟地黄、白术、白芍补肺益肾治其本；以葶苈子、炙桑皮、猪苓、茯苓、薏苡仁泻肺平喘，利水渗湿治其标，药后患者精神转振，喘症缓解，盗汗、口干亦除，纳食有增。随着胸腔积液的进展，标实逐渐成为主要矛盾。《金匮要略》载："病悬饮者，十枣汤主之。"有其证可用其药，且患者正气逐渐恢复，可耐受峻猛之剂，故药后作用明显。

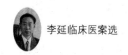 李延临床医案选

扶正抗癌、通阳散结法治疗咳嗽（肺癌颅骨转移）

薛某，男，72岁。2013年8月7日初诊。

患者有嗜烟二十余年，平均1日10支。1个月前无明显诱因的情况下突然咳嗽，咳痰量多，色白质黏，同时左侧胸部闷痛，动则气喘，头痛，无血丝痰，无盗汗，纳、便调，夜寐能平卧，唇紫，舌淡暗，苔淡黄腻，脉细滑。既往体健，无药物过敏史。胸部CT：右上肺结节及团状高密度影；右肺门增大。

中医诊断：咳嗽（正虚痰阻）。

西医诊断：肺癌颅骨转移。

治法：扶正抗癌，通阳散结。

处方：生晒参10g，葶苈子10g，苏子10g，猪苓12g，茯苓12g，黄芪20g，白前10g，薏苡仁15g，桃仁10g，贝母10g，白花蛇舌草15g，露蜂房10g，山慈菇10g，炙百部10g，甘草10g。4剂，水煎，日1剂，早晚分服。

二诊：咳嗽显减，咳痰量显少，色白质黏，无血丝，头痛亦平，左侧胸痛亦缓，纳、便尚调，舌淡紫，苔薄，脉细滑。上方去贝母，改川贝粉10g（吞服）。7剂，服法同前。

三诊：病情反复，神疲乏力，下肢无力，咳嗽夜间为甚，但较前减轻，咳痰量增加，色白质黏，胸痛缓解，自汗盗汗，胃纳欠佳，大便软，口苦，舌淡紫，苔薄，脉细滑。方中加养阴止汗健胃之品。

处方：生晒参10g，葶苈子10g，苏子10g，猪苓12g，茯苓12g，黄芪20g，白前10g，薏苡仁15g，桃仁10g，白花蛇舌草15g，露蜂房10g，山慈菇10g，炙百部10g，甘草10g，麻黄根10g，炙桑皮10g。5剂，服法同前。川贝粉10g（吞服）。

四诊：患者在外院行纤维支气管镜检查示：肺占位待查。右侧主支气管及各段支气管：右上叶开口和右中间段支气管开口黏膜增厚、水肿，呈浸润

性改变，表面血管丰富，开口狭窄，镜身不能通过（病例示：肺腺癌。结合影像学，医生考虑属肺癌晚期。因病情进展快，手术、放化疗等意义不大，故建议继续中医治疗）。现咳嗽、自汗缓解，体力渐增，盗汗止，胸痛不著，纳、便调。仍咳痰，量增，色白质黏，不喘。舌淡紫暗，苔淡黄腻少津，脉细弦滑。

处方：葶苈子10g，苏子10g，猪苓12g，茯苓12g，黄芪20g，薏苡仁15g，桃仁10g，贝母10g，白花蛇舌草15g，露蜂房10g，山慈菇10g，炙百部10g，甘草10g，西洋参10g，炮山甲15g，生牡蛎30g，紫菀10g。增强养阴、化痰、散结之功。7剂，服法同前。

五诊：咳嗽进一步缓解，咳痰量少，偶尔痰鸣，胸闷胸痛不著，胃纳有增，体重小加，自汗显减，唯夜半偶尔咳嗽，二便调，舌淡暗红，苔薄黄，脉细滑。

上方加丹参15g，紫石英15g。14剂，服法同前。

后患者坚持门诊治疗，因头疼查头颅CT示：左侧颞骨质破坏，考虑肺癌颅骨转移，故在扶正抗癌、通阳泻浊的同时先后复入搜风息风、补肾强骨之蜈蚣、僵蚕、补骨脂等品。药后头疼未作，左颞侧顶骨隆起明显缩小，CT复查：左侧颞骨病变，与前片比较明显缩小。

随访，患者仍服中药治疗，虽病情时有反复，但辨证用药后，生活质量明显改善。

按语：本患者就诊时已为肺癌晚期，治疗时始终以扶正抗癌、通阳散结为指导思想。首诊即以生晒参、茯苓、黄芪补气健脾，薏苡仁、猪苓、贝母、白花蛇舌草、露蜂房、山慈菇抗癌解毒，同时对症止咳化痰。三诊后症状逐渐缓解，但因纤维支气管镜提示肿瘤堵塞支气管，故四诊时调整用药，以西洋参、炮山甲、生牡蛎、紫菀加强养阴、散结、化痰之功。五诊时咳嗽、咳痰显缓，胸闷胸痛不著，胃纳有增，体重小加，诸症缓解。

中医学认为，"颠顶之上，唯风可到"。肺癌颅骨转移，除正虚、癌毒偏盛外，风邪为患与之密切相关，且癌毒毒性大，非常药所能胜任，故治疗中用蜈蚣、僵蚕、补骨脂等搜风息风，补肾强骨，蜈蚣、僵蚕除能搜风息风外，尚有明显的抗癌作用。经治后头疼未作，左颞侧顶骨隆起明显缩小。此

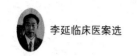

例患者虽为肺癌晚期、颅骨转移，但经过扶正抗癌、通阳散结、搜风息风等治疗，生活质量明显提高。

补益气血、缓急止痛法治疗肺积（肺癌）

闫某，女，55岁。2012年6月12日初诊。

两年前因腰背疼痛、咳嗽，在外院检查，MRI提示胸椎异常信号，后在其他医院就医，PET-CT示：全身多发性骨破坏；左上肺癌；心包积液。穿刺病理示：肺腺癌。行多次化疗。后复查提示病灶复发，再次化疗，前后共化疗10次。现颜面少泽，咳嗽不著，咳痰量少，胸闷气短，时而头晕，胸背、肩髋疼痛，大便时干时溏，夜寐尚可。舌淡紫暗，两边瘀斑，苔薄腻，微黄，脉细滑。

中医诊断：肺积（正虚毒结）。

西医诊断：肺癌。

治法：补益气血，缓急止痛。

处方：生晒参10g，黄芪12g，当归10g，白术10g，白芍10g，枳实10g，薏苡仁15g，附子10g，山慈菇10g，白花蛇舌草15g，补骨脂10g，杜仲15g，川乌10g，草乌10g，甘草10g。7剂，水煎，日1剂，早晚分服。

二诊：咳嗽不著，后背疼痛除，唯左上胸疼痛，稍隆起，吸气时为甚，右髋疼痛难忍，夜寐欠佳，大便转软、日一行，舌淡红，边有瘀斑瘀点，苔中淡黄腻，脉细。上方去补骨脂，加怀牛膝、独活、蜈蚣、苍术。嘱服还少胶囊，1次5粒，1日3次；复方夏天无片，1次2片，1日3次。

处方：生晒参10g，黄芪12g，当归10g，白术10g，白芍10g，枳实10g，薏苡仁15g，附子10g，山慈菇10g，白花蛇舌草15g，杜仲15g，川乌10g，草乌10g，甘草10g，怀牛膝10g，独活10g，蜈蚣2条，苍术10g。14剂，服法同前。

三诊：颜面虽少泽，但精神渐佳，左上胸痛缓解，下肢关节疼痛亦缓，自行赴院，唯下肢欠利，久坐下肢疼痛，咳痰量少，中脘痞胀，甚则痛连两胁，纳、便尚调，舌淡红，两畔瘀斑，边有齿印，苔薄，少津，脉细弦。

上方加鸡内金10g，莱菔子10g。14剂，服法同前。

按语：肺癌早期多无症状，几乎2/3的肺癌患者就诊时已是晚期，95%的患者可有临床检查结果，原发瘤、转移瘤，全身症状或肿瘤伴随症状均为首诊症状。本患者两年前初诊时全身已多发性骨破坏，化疗及改善骨代谢药物虽能缓解症状，缩小肿瘤范围，但对晚期肺癌难以根治，故虽经多次化疗，病灶仍有复发。同时化疗耗损正气，导致气血亏虚，阴寒、瘀血、风邪、癌毒为患。本患者初诊即见正虚久病之貌（颜面少泽），气短，大便时溏时干，以及胸背、肩髃疼痛等阴寒风邪为甚之状。治疗先以生晒参、黄芪、当归、白术、白芍补益气血，扶正祛风；以附子、薏苡仁、川乌、草乌散阴寒，缓急止痛；久病及肾，肾气亦虚，且肾主骨，肾不足骨失所养则疼痛，故以补骨脂、杜仲补肾强骨；又以山慈菇、白花蛇舌草抗癌解毒。药后背疼痛除，大便正常，然肾虚风盛之症犹存，故二诊以怀牛膝、还少胶囊加强补益肝肾之功，以独活、蜈蚣、苍术、复方夏天无片加强息风、祛风之效；三诊时患者精神渐佳，左上胸痛、下肢关节疼痛缓解，能自行赴院，唯下肢欠利，中脘痹阻。经服扶正抗癌、散寒止痛、祛风息风后症状显缓。其后病情虽有反复，但调整治疗后，总体疗效满意，提高了患者的生活质量。

益肺补肾、燥湿化痰、通络解痉法治疗喘证（支气管哮喘）

赵某，女，74岁。2013年5月15日初诊。

患慢性咳喘十余年，每至白露前后发作严重。常服甘草片、蛤蚧定喘丸，用气雾剂等，症状多缓解。因快到冬季，患者担心有加重趋势，故而就诊。患者形体肥胖，气喘吁吁，头上汗出，声如痰堵，咽部常有异物感，时而咳嗽，咳白黏泡沫痰，夜晚不能平卧，两肺底可闻及细小湿啰音。苔白

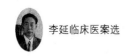

腻，脉沉细。

中医诊断：喘证（肺肾气阴两虚，痰浊阻于肺络）。

西医诊断：支气管哮喘。

治法：益肺补肾，燥湿化痰，通络解痉。

处方：紫河车 100g，地龙 100g，大麦冬 100g，大贝母 100g，北沙参 100g，侧柏叶 100g，蛤蚧 4 对（用尾）。共研细粉，装玻璃瓶内，不使气散，每次 3g，1 日 3 次，温开水送服。

二诊：咳喘未见明显发作，身体感有气力，对寒凉空气不像过去那样畏惧。续服半月。

三诊：精神饱满，面带笑容，未见咳喘，述大便偏稀薄，夜尿多，苔白腻，脉弦细带滑。上方加怀山药 100g，制法与用法同上。

按语： 对于咳喘，有"平时治肾，发时治肺"之说，实为"急则治其标，缓则治其本"。不仅是咳喘，许多病证的治疗也离不了这个原则。此方有三味药不可忽视，即紫河车、蛤蚧、地龙。紫河车的作用是补益，蛤蚧的作用是平喘，地龙的作用是解痉。但地龙有一股土腥味，有些人难以接受。有医者曾用 30g 地龙以图平喘，结果患者服了第 1 剂则咳喘更甚，原因是患者"不能闻土腥味"，也可能是对地龙过敏所致。所以用地龙时，要对患者讲清楚，不可贸然用大剂量，以免出现拒服之虞。

疏风宣肺、降逆止咳法治疗咳嗽（上呼吸道感染）

孙某，男，47 岁。2013 年 9 月 27 日初诊。

1 个月前因打球出汗受凉而咳嗽，干咳无痰，口苦，纳食不馨，无形寒身热，无胸痛，咳嗽日夜均有发作，咳甚则干呕，伴便秘。曾服氢溴酸右美沙酚糖浆、强力枇杷露、头孢地尼等无明显好转。现咳嗽频剧，无痰，苔薄白，脉细弦。

中医诊断：咳嗽（风寒袭肺，肺气上逆）。

西医诊断：上呼吸道感染。

治法：疏风宣肺，降逆止咳。

处方：炒柴胡 15g，炒黄芩 10g，姜半夏 10g，生甘草 10g，干姜 10g，五味子 15g，炙款冬花 10g，炙紫菀 10g。5 剂，水煎，日 1 剂。

二诊：咳嗽较前大为减轻，仅偶尔发作。

上方加百部 10g，再进 5 剂。

药后咳嗽痊愈，至今未作。

按语：咳嗽责之肺失肃降，肺气上逆。病因有外感和内伤两类。外感咳嗽为六淫外邪侵袭肺系，内伤咳嗽为脏腑功能失调，内邪干肺。无论邪从外入或从内发，均可引起肺失宣肃，肺气上逆作咳。《伤寒论》第 96 条云："伤寒五六日，中风，往来寒热，胸胁苦满，默默不欲饮食，心烦喜呕，或心中烦而不呕，或咳，或腹中痛，或胁下痞硬，或心下悸，小便不利，或不渴，身有微热，或咳者。"若咳者，去人参、生姜、大枣，加五味子半升，干姜二两。张令韶注曰：咳者，形寒伤肺，肺气上逆，故加干姜之热以温肺，五味之敛以降逆。《医宗金鉴》曰："咳者，半表之寒，凑入于肺，故去参、枣，加五味子，易生姜为干姜以温之。虽肺寒不减黄芩，恐干姜助热也。"外感病后长期咳嗽不愈，正是由于正气虚弱，不能轻易抗邪外出，而邪气亦不能径驱入里，导致疾病缠绵难愈，咳嗽常一两个月之久。小柴胡汤可使"上焦得通，津液得下，胃气因和，身濈然汗出而解"。去人参、生姜和大枣是防其壅补，阻滞气机运行；干姜易生姜，增加辛散之力，利于肺之宣肃。据多年观察，典型的小柴胡汤证出现咳嗽临床上并不多见，所以掌握经方用药的加减之法非常重要。若表证已除，久咳不愈，多白痰，易咳出，胸胁疼痛，舌淡，苔薄白腻，脉不浮或见细而无力，可用该方加陈皮、苏子等；若见咳吐黄痰，舌红，苔黄，可合用麻杏石甘汤；若有明显表证，或复感外邪，属风寒表虚证者，可合桂枝汤；属风寒表实证，可合麻黄汤；属风热，可合银翘散、桑菊饮之类。

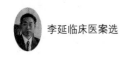

温肺散寒、化痰祛瘀、止咳平喘、
补肾纳气法治疗哮证（支气管哮喘）

孙某，男，58岁。2014年10月15日初诊。

哮喘病史十余年，每遇冬季或寒冷发作，两个月前因受寒而诱发哮喘，呼吸急促，动则尤甚，喉中痰鸣，胸膈满闷，咳痰稀白，气短乏力，腰膝酸软，大便溏薄，每日两三次。体格检查：呼吸音粗糙，肺底可闻及哮鸣音，未闻及湿啰音。白细胞 $6.8×10^9$/L，中性粒细胞74%，淋巴细胞20%，嗜酸性粒细胞3.5%。过敏源检查：螨虫、粉尘、花粉、鱼肉均阳性。舌淡暗，苔白滑腻，脉细滑。

中医诊断：哮证（风寒束肺，痰阻血瘀，脾肾气虚）。

西医诊断：支气管哮喘。

治法：温肺散寒，化痰祛瘀，止咳平喘，补肾纳气。

处方：炙麻黄10g，炒杏仁10g，炙紫菀10g，款冬花10g，桃仁10g，地龙10g，炙黄芪30g，五味子10g，补骨脂10g，丹参15g，炙百部15g，清半夏10g，细辛5g，射干10g，莱菔子10g，紫苏子10g，白芥子1g，白前10g。14剂，水煎，日1剂，早晚饭后两小时温服。嘱忌食生冷油腻，慎起居，避风寒。

二诊：喘息、喉中痰鸣、咳痰诸症递减，大便溏薄，每日一两次，舌淡红而暗，苔白稍腻，脉弦细。

上方加炒山药15g，炒白扁豆15g，炒薏苡仁15g。14剂，服法同前。

三诊：咳喘、痰鸣渐平，大便成形，每日1次，偶见两次，舌淡红，苔薄白，脉稍弦。双肺呼吸音清晰，未闻及干湿性啰音。白细胞 $5.3×10^9$/L，中性粒细胞78%，淋巴细胞22%，嗜酸性粒细胞0.5%。以中成药善后，1年后随访未复发。

按语：患病日久，脾肾两虚，气不化津，痰浊壅聚，内伏于肺，不慎感寒，相互搏结，阻塞气道，肺失宣肃，诱发哮病，见呼吸急促，喉中痰鸣，胸膈满闷，咳痰稀白；气短乏力、腰膝酸软、便溏为脾肾两虚之征；舌淡暗、苔白腻、脉细滑为痰阻血瘀之象。患者素体脾肾亏虚，痰阻血瘀，外感风寒而发为寒哮，证属本虚标实，虚实错杂，治以温肺散寒，化痰祛瘀，止咳平喘，补肾纳气。咳喘宁方加减。考虑有外邪不易过补，故减太子参，加细辛温肺散寒；加射干化痰利咽；清半夏、莱菔子、紫苏子、白芥子燥湿化痰，降气平喘。二诊喘息减，脾虚仍在，以炒山药、炒白扁豆、炒薏苡仁健脾益气，培土生金，以祛"生痰之源"。经治疗月余而愈。支气管哮喘患者多有过敏史，部分可伴过敏性鼻炎或特异性皮炎，常见的过敏原有粉尘、油漆、动物皮毛、花粉、螨虫、霉菌等，食物如牛奶、花生、海鲜等以及某些药物等。过敏原是本病必要的检查项目之一。另外，适当锻炼，增强体质是提高机体抗过敏的有效方法。

养阴肃肺、清热止血法治疗咯血（支气管扩张）

陈某，女，58岁。2013年11月9日初诊。

患支气管扩张咯血十年，经常发作，近二十天咳嗽，痰多黏稠，痰内有血。无胸痛、发热，血常规示：中性粒细胞轻度升高，肺CT：支气管扩张。神疲乏力，口黏，纳谷一般，二便正常，苔薄腻，脉细弦。

中医诊断：咯血（痰热蕴肺，兼有阴虚）。

西医诊断：支气管扩张。

治法：养阴肃肺，清热止血。

处方：南沙参15g，北沙参15g，麦冬10g，杏仁10g，山栀子10g，丹皮10g，柴胡15g，茯苓10g，川贝母15g，茜草炭10g，鲜茅根30g，百部15g，炙枇杷叶15g（包煎）。7剂，水煎，早晚分服。

二诊：咳嗽减轻，痰血止，痰多白沫，神疲乏力，苔薄腻，脉弦。原法出入。

处方：南沙参15g，北沙参15g，麦冬10g，桑叶10g，桑皮10g，茯苓15g，川贝母15g，橘络10g，半夏15g，竹茹10g，款冬花15g，紫菀15g，

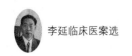

仙鹤草 15g，炒谷麦芽各 20g。7 剂，水煎。

三诊：偶尔咳嗽，痰内带血，纳谷已香，肢软无力，低热，苔薄腻，脉弦。原法出入。

处方：南沙参 15g，北沙参 15g，麦冬 10g，桑叶 10g，桑皮 10g，杏仁 15g，川贝母 15g，橘红 10g，款冬花 15g，仙鹤草 15g，紫菀 15g，茜草炭 10g，藕节炭 10g。7 剂，水煎。

先后共诊治 14 次，诸症基本消除。

按语：《先醒斋广笔记》云："治吐血有三诀，宜行血不宜止血……"血不循经络者，气逆上壅也，行血则血循经络，不求亦可自止矣。止之则血凝，血瘀必发热恶食，病日沉痼矣。"宜养肝不宜伐肝……"经云："五脏者，藏精气而不泻也……"肝藏血，吐血者，肝失其职也。养肝则肝气平，而血有新旧；伐肝则肝不能藏血，血愈不止矣。"宜降气不宜降火"。气有余便是火，气降则火降，火降则气不上升，血随气行，而无溢出上窍之患矣。《景岳全书》告诫人们："凡治损伤无火无气，而血不止者，最不宜妄用寒凉，以伐生气。宜纯甘至静之品，培之养之……营气自将宁谧，不待治血而自安矣。"一般来说，不同部位的出血与不同脏腑有关，如咯血多见于风热伤肺，肝火犯肺；衄血多见于肺热、胃热，气血亏损；吐血多见于胃中积热和肝火犯肺；便血多见于脾胃虚寒，脾不统血和湿热下注大肠；尿血多见于阴虚火旺，亦见于脾肾两亏和湿热下注膀胱等。各个部位、各个脏腑的出血，病机都是由血热、气虚或血瘀引起，属热者较多，属寒者较少。上述医案是由于素体肺阴亏损，肺络受伤，引起咯血，方用养阴清热、止咳化痰之剂而获效。

化痰逐瘀法治疗咳嗽（支气管炎）

田某，男，39 岁。2014 年 11 月 23 日初诊。

平素健康，1 年多前骑摩托车回家途中，遇暴雨加冰雹，吸入寒流空气，被冰雨淋湿全身。回家后开始咳嗽，痰少，流涕，以为着凉感冒，自行买复方氨酚烷胺胶囊等治疗，症状多消除，唯咳嗽时作，且时轻时重，多方治疗未愈。1 个月前，症状加重，到三甲医院进行肺部 CT、血液化验等检查，未查出实质性病变，提示轻度支气管炎。经对症治疗无效。现体胖，时而咳嗽，痰少色白黏稠，夜间和天气变化时咳嗽加重，无胸闷，无汗出，舌体胖，有瘀斑，脉弦涩。

中医诊断：咳嗽（痰瘀犯肺）。

西医诊断：支气管炎。

治法：化痰逐瘀。

处方：丹参 15g，山楂 15g，防风 10g，桑白皮 10g，浙贝母 10g，地榆炭 10g，茯苓 15g，甘草 10g。3 剂，水煎，日 1 剂，早晚饭后温服。禁烟酒、食肥甘厚腻之物。

二诊：咳嗽次数明显减少。守方继服 7 剂，服法同前。

三诊：仅夜间偶尔咳嗽。守方继服 14 剂，服法同前。

药后诸症悉除。随访半年未复发。

按语： 本例咳嗽因突感寒邪，瘀阻肺气而致。前医多按风寒、风燥等伤肺论治，收效甚微。患者肥胖，痰浊过多，突感寒邪、风邪，可谓"非其时而感其气"，导致寒气瘀阻肺络，肺气不宣而致咳嗽。丹参含丹参酮，为强力通经剂，有祛瘀生新、活血调经等功效。《日华子本草》云其："养神定志，通利关脉。治冷热劳……破宿血……"为祛瘀不伤正气之要药；加防风、桑白皮、浙贝母、地榆炭等品，共奏祛瘀排浊、祛风止咳之效。

补泻兼施、清温并用、培土生金法治疗咳嗽（上呼吸道感染）

李某，女，58 岁。2012 年 8 月 21 日初诊。

一个月前受凉后出现咳嗽、发热、咽痛，静点抗生素 1 周发热、咽痛症状明显好转，仍咳嗽，且有痰、色黄而黏，咳时遗尿，自服甘草片及其他止咳中成药，症状未见缓解，晨起咳嗽尤甚。面色萎黄虚浮，舌淡，苔微黄，脉沉细。

中医诊断：咳嗽（肾虚咳）。

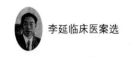
西医诊断：上呼吸道感染。

治法：补泻兼施，清温并用，培土生金。

处方：菟丝子20g，核桃仁20g，苏子15g，前胡20g，合欢皮15g，郁金15g，南沙参15g，苍术20g，蜜麻黄10g，炙甘草10g。12剂，水煎，日1剂，早晚分服。

二诊：药后咳嗽基本痊愈。

按语：患者咳嗽半月余，治无间日，却无效，何也？《素问·咳论》云："五脏六腑皆令人咳，非独肺也。五脏各以其时受病，非其时，各传以与之。"由此可知，"心、肝、脾、肾四经各有咳嗽之症，不过假途于肺耳"。肾经之咳，咳而遗尿，乃肾虚不能受气归元，膀胱虚而不能气化固约，故咳则气不能禁而遗尿也；又面色萎黄虚浮，脾亦虚也。治用菟丝子、核桃仁益肾纳气固摄；前胡、麻黄、苏子宣肺降气；合欢皮、郁金解肺气之郁；沙参润肺化痰，乃清虚热之品；面黄虚浮，脾虚蕴痰，故配苍术、炙甘草培土生金，全方体现了补泻兼施、清温并用、培土生金之法。

培土生金法治疗咳嗽（上呼吸道感染）

姜某，男，62岁。2013年12月12日初诊。

1年前因受凉出现咳嗽、恶寒、发热，经治疗恶寒、发热好转，仍咳嗽。口服止咳药，间断好转，但反复发作。现咳嗽，食少纳呆，神疲乏力，畏寒，气短，面色萎黄，精神萎靡，舌淡，苔白，脉细。胸部正侧位片：双肺纹理增强。

中医诊断：咳嗽（肺气虚）。

西医诊断：上呼吸道感染。

治法：培土生金。

处方：太子参15g，白术20g，茯苓20g，炙甘草10g，炒白芍20g，沙参20g，桔梗15g，黄芪15g，五味子15g。7剂，水煎，日1剂，早晚分服。

二诊：咳嗽好转，食少纳呆明显好转，仍畏寒，气短。上方加桂枝、

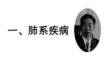

生姜。

处方：太子参 15g，白术 20g，茯苓 20g，炙甘草 10g，炒白芍 20g，沙参 20g，桔梗 15g，黄芪 15g，五味子 15g，桂枝 15g，生姜 15g。10 剂，服法同前。

三诊：咳嗽明显好转，食少纳呆明显好转，无畏寒，仍气短。上方去生姜，黄芪改为 30g。7 剂，服法同前。

四诊：药后症状基本消失。

按语：经云久咳不已则三焦受之，故治疗不能专于理肺。《内经》有"劳者温之"之法，故本患者采用培土生金法，以补中气为主，兼补肺气。方中黄芪、白术、太子参、茯苓均为补脾要药。中气足，纳谷消食中土宁，金受益，故咳嗽止。

养阴益气、补肾益肺法治疗失音（声带结节）

陈某，女，52 岁。2014 年 5 月 2 日初诊。

1 年前因家母突然离世而悲痛哭号，之后声音嘶哑，自服牛黄解毒丸、各种含片润喉，症状未见好转，并逐渐加重。耳鼻喉科检查示：声带多发小结，嘱少说话，给予雾化治疗多次，仍未见明显好转，继之失音。多处治疗效果均不佳。症见失音，面色萎黄，舌红，少苔，脉细。

中医诊断：失音（阴虚）。

西医诊断：声带结节。

治法：养阴益气，补肾益肺。

处方：阿胶 15g，麦冬 20g，石斛 20g，北沙参 20g，生地黄 20g，甘草 10g，茯神 15g，杏仁 15g，桔梗 15g，竹沥 20g。10 剂，水煎，日 1 剂，早晚分服。

二诊：药后咽部自觉滋润，能简单发出声音，但时间超过 15 分钟后又失音。

上方加白芍 20g。10 剂，服法同前。

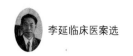

三诊：讲话声音增加，时间延长。效不更方，25 剂，服法同前。

药后声音恢复正常。

按语：宫商角徵羽，呼笑歌哭呻，此五脏所属之声也。发声之本在于肾，其标在于肺。病有虚实。此为病程日久，龙相之火上炎。上刑肺金，则为喑哑，此肾虚也。病有"金实不鸣"和"金破不鸣"。新病音哑或失音者，多属实证，多因外感风寒或风热袭肺，或痰湿壅肺，肺失清肃，邪闭清窍所致，即所谓"金实不鸣"。久病音哑或失音者，多属虚证，多因各种原因导致阴虚火旺，肺肾精气内伤所致，即所谓"金破不鸣"。此患者属虚证，宜金水同治，故用阿胶、麦冬、沙参、生地黄补肾水；杏仁、桔梗、竹沥补肺润肺；石斛养肺胃之阴。金水同治，病得以除。

温化痰饮法治疗痰饮（肺炎）

刘某，男，62 岁。2013 年 3 月 12 日初诊。

半年前因外感着凉出现咳嗽、咳痰、喘息、不得卧，抗感染治疗后效果不明显，仍咳嗽，并逐渐消瘦、痞胀、食少纳呆，形寒畏风。症见面色暗黑，形疲怠倦，舌胖嫩，苔白腻，脉沉弦。胸部正侧位片：肺炎。

中医诊断：痰饮。

西医诊断：肺炎。

治法：温化痰饮。

处方：茯苓 20g，桂枝 10g，白术 20g，甘草 10g，细辛 5g，陈皮 15g，清半夏 15g。10 剂，水煎，日 1 剂，早晚分服。

二诊：咳嗽明显好转，饮食增加，形寒畏风未见改善。上方去半夏，加炙附子 10g。10 剂，服法同前。

三诊：形寒畏风明显好转，基本无咳嗽、无痞胀，进食明显好转。上方继服 7 剂，服法同前。

四诊：无特殊不适感，能正常生活、劳作，嘱停药。

按语：素盛今瘦，脉沉而弦，是为饮家。老年男子，下元先亏，气不收摄，则痰饮上泛；饮与气涌，则咳嗽，故以往以清肺降气消痰而治久而不效。痰饮属浊阴不化，用滋补药只能助浊滞之，因此医治久而不效。痰饮伏于至阴，肾脏络病无疑。形寒畏风，阳气微弱而藩篱疏散，更有外饮治脾、内饮治肾之说。本患者采用苓桂术甘汤加减，以温阳化饮，后加附子增强温阳效果，故能药到病除，也应了医圣仲景之言。"病痰饮者，当以温药和之，苓桂术甘汤主之"。

宣肺化饮法治疗咳嗽（慢性支气管炎）

李某，男，70岁。2013年11月22日初诊。

两月前受凉后发热，咳嗽咳痰，静点抗生素后热退，仍咳嗽咳痰，服多种药物咳嗽仍不见好转。近日加重，痰多色白质黏，晚上伴喘息，不能平卧，不能活动，动则口唇发绀，额汗如油，面色晦暗，舌红，苔白腻，脉滑数。

中医诊断：咳嗽（外寒内饮）。

西医诊断：慢性支气管炎；肺气肿。

治法：宣肺化饮。

处方：小青龙汤加减。桂枝15g，麻黄15g，干姜15g，细辛5g，半夏20g，五味子20g，杏仁20g，甘草10g，茯苓15g，陈皮15g。7剂，水煎，日1剂，早晚分服。

二诊：咳嗽、咳痰明显减轻。活动后口唇发绀症状消失。上方继服7剂，服法同前。

三诊：无咳嗽咳痰诸症，嘱停药。

按语：患者素患慢性支气管炎、肺气肿，复感风寒，风寒外束，肺之宣发肃降功能失调，内有停饮，故咳嗽痰多，色白质稀，治用宣肺化饮之法。麻桂同用，以解风寒之表邪；干姜、细辛温肺化饮；杏仁、茯苓、陈皮、半夏理气化痰；甘草调和诸药；五味子收敛肺气，散收同用。表里兼顾，诸病得愈。

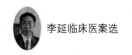

二、心系疾病

养肝补肾、活血通痹法治疗心悸（冠心病）

王某，男，57岁。2014年9月5日初诊。

时常心慌已一年余。去年年底曾发快速房颤，窦性早搏，常胸闷胸痛，有高血压病史10余年，有糖尿病史。常服倍他乐克、麝香保心丸、硝酸甘油等。心电图示：窦性心动过速，血压150/90mmHg。舌红，苔薄，脉细弦数。

中医诊断：心悸（肝肾两亏，瘀血痹阻）。

西医诊断：冠心病；高血压病。

治法：养肝补肾，活血通痹。

处方：制首乌15g，山茱萸15g，女贞子15g，菟丝子15g，桑寄生15g，杜仲15g，郁金15g，菖蒲15g，麦冬10g，五味子10g，生龙骨30g（先煎），生牡蛎30g（先煎），葛根15g，川芎15g，赤芍15g，白芍15g，怀山药30g，丹参30g，夜交藤30g，白僵蚕10g。14剂，水煎，日1剂，早晚分服。

二诊：胸背闷感减轻，背部稍有发冷感，血压140/90mmHg，苔薄，脉同前。上方去怀山药，加黄芪30g，再服14剂，以加强益气活血之功。

三诊：近日因天气变化出现咽痛，胸闷不适，稍怕冷，无骨节酸痛，自服抗感染药物。苔薄、舌质微暗红，脉细微弦。拟疏风清热，平肝活血，更方调治。

处方：桑叶 15g，菊花 15g，银翘 15g，焦山栀 15g，天麻 10g，钩藤 15g（后下），葛根 15g，川芎 15g，柴胡 10g，生龙骨 30g（先煎），生牡蛎 30g（先煎），桂枝 10g，赤芍 15g，白芍 15g，全瓜蒌 15g，郁金 15g，菖蒲 15g，黄芪 30g，怀山药 15g。14 剂，服法同前。

四诊：胸闷心慌好转，睡眠可，能睡六七小时，但时腹（肠）鸣，大便溏，血压 150/100mmHg，（停服降压药），舌苔微黄腻、舌质暗红，脉细微弦。上方去银翘、焦山栀，加干姜、青陈皮。

处方：桑叶 15g，菊花 15g，天麻 10g，钩藤 15g（后下），葛根 15g，川芎 15g，柴胡 10g，生龙骨 30g（先煎），生牡蛎 30g（先煎），桂枝 10g，赤芍 15g，白芍 15g，全瓜蒌 15g，郁金 15g，菖蒲 15g，黄芪 30g，怀山药 15g，干姜 10g，青陈皮各 10g。14 剂，服法同前。

五诊：肠鸣、便溏明显好转，但这几天头晕无力，有时心慌，睡眠尚可，能睡 4～5 小时，夜醒 2～3 次，血压 130/90mmHg。上方去全瓜蒌，桂枝改 15g，加夜交藤。

处方：桑叶 15g，菊花 15g，天麻 10g，钩藤 15g（后下），葛根 15g，川芎 15g，柴胡 10g，生龙骨 30g（先煎），生牡蛎 30g（先煎），桂枝 15g，赤芍 15g，白芍 15g，郁金 15g，菖蒲 15g，黄芪 30g，怀山药 15g，干姜 10g，青陈皮各 10g，夜交藤 30g。14 剂，服法同前。

六诊：本周因工作稍辛苦，出现头晕、心慌，有时手抖，大便成形，肠鸣明显减轻，夜眠 4～5 小时，能午睡片刻，血压 120/90mmHg。上方加蝉衣、白僵蚕以平肝息风。

处方：桑叶 15g，菊花 15g，天麻 10g，钩藤 15g（后下），葛根 15g，川芎 15g，柴胡 10g，生龙骨 30g（先煎），生牡蛎 30g（先煎），桂枝 15g，赤芍 15g，白芍 15g，郁金 15g，菖蒲 15g，黄芪 30g，怀山药 15g，干姜 10g，青陈皮各 10g，夜交藤 30g，蝉衣 10g，白僵蚕 10g。14 剂，服法同前。

七诊：夜眠尚安，大便自调，心慌、手抖已解。守方 14 剂。

八诊：胸闷、心慌明显减轻，大便自调，守方 14 剂巩固。

按语： 本患者前后八诊，共服药 112 剂，心慌、胸闷明显缓解，工作、生活正常，血压得到控制（偶服少量西药）。本案着重平肝益气扶正，重用

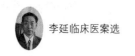

黄芪、桂枝益气温阳，振奋心阳，遵"谨察阴阳所在而调之，以平为期"之原则，注重"肝以平为补"，辨证与辨病相结合，整体调节，故而获效。

平肝潜阳解郁、活血安神法治疗心悸（心律失常）

杨某，女，34岁。2014年9月20日初诊。

1个月前因头痛，手足发麻，服尼莫地平后出现头顶痛，头晕加重，后出现失眠，常通宵不眠，服舒乐安定2片，仅睡1～2小时，静滴中成药，心情稍平静。但多思多虑，人体消瘦，乏力，面色无华，由人搀扶来求诊。患者身体虚弱多病，既往有室性早搏，有三联律，1年前发现高血压，常服心律平、司乐平。脑血流图示：全脑平均血流下降，双顶叶平均血流量明显下降。颅内动脉血流速度测定：动脉痉挛或狭窄存在。心率98次/分钟，早搏1～2次/分钟，血压175/110mmHg。舌暗红，苔薄微黄，脉细微弦。

中医诊断：心悸；不寐（肝郁阳亢）。

西医诊断：心律失常；高血压病。

治法：平肝潜阳解郁，活血安神。

处方：羚羊角粉3g（吞），净蝉衣10g，白僵蚕10g，桑叶、菊花各15g，天麻10g，夜交藤20g，柴胡15g，龙牡各30g（先煎），葛根15g，川芎15g，菖蒲15g，焦山栀15g，赤芍15g，白芍15g，丹参30g，合欢皮30g，远志肉10g，灯心草10g。7剂，水煎，日1剂，早晚分服。

二诊：心情稍平，睡眠稍缓解，能睡6小时，仍腰酸，尿频，时嗳气，易汗，咽稍痛，血压155/90mmHg。原方续进。21剂，服法同前。

三诊：能睡7小时，仍心慌，头痛，纳呆。30剂，服法同前。

四诊：药后1个半月，舒乐安定减至1片。经行淋沥不尽，咽红咽痛，右颌下淋巴肿大，头痛减轻，仍尿频，便溏，面色少华，乏力。原方去羚羊角粉，加生蒲黄10g，黄芪30g，芡实30g，紫花地丁30g，牛蒡子15g，益气活血，清热利咽。

五诊：药后两个半月，停舒乐安定，能睡 5～6 小时，头晕、耳鸣减轻。

六诊：月经渐调，但带多，腰酸，故原方加椿根皮 15g，以清利化湿止带。

七诊：服药半年，病休 4 个月，现上班，精神渐好转，但睡眠时好时差，右少腹时痛，带多稍黄，B 超示：子宫内膜息肉，右卵巢巧克力囊肿。舌淡暗红，苔微黄腻，脉细弦。更方治疗，以疏肝理气、活血安神为主。

处方：柴胡 10g，生龙骨 30g（先煎），生牡蛎 30g（先煎），天麻 10g，泽泻 15g，金银花、连翘各 15g，焦山栀 15g，麦冬 10g，赤白芍各 15g，夜交藤 30g，合欢花 15g，远志肉 10g，灯心草 3g，延胡索 15g，椿根皮 15g，黄柏 10g。14 剂，服法同前。

八诊：上班 1 个月，工作较忙，一般能睡 6～7 小时，有时易紧张，心慌，有时自

服慢心律控制心律，时有手足发麻，头晕。患者仍坚持服药，以求巩固。

九诊：停西药 5 个月，工作两个月，常外出，讲话较多，夜眠有时不实，能睡 6 小时，面色转华，声音易哑，咽红痛，偶有黄痰，无头晕头痛，体重增加 1kg（45kg），血压 130/98mmHg，舌暗红，脉细，守方巩固。

处方：板蓝根 30g，牛蒡子 30g，玄参 15g，射干 10g，玉蝴蝶 10g，麦冬 15g，净蝉衣 6g，葛根 15g，川芎 15g，天麻 10g，黄芪 30g，党参 15g，苍术 15g，白术 15g，川黄连 10g，广木香 10g，夜交藤 30g，甘草 10g，14 剂，水煎，日 1 剂，早晚分服。

按语：本案患者体弱多病，原有高血压病，大脑供血不足，心律失常，脑血管痉挛，时常头痛，又有新恙失眠、心悸（早搏）、抑郁，身体日渐消瘦，肠胃功能紊乱，一派"虚损不寐"之象。根据杂病从肝论治，兼以益气活血等辨证方法，随症加减，患者服药半月后失眠、郁证稍稳定。3 个月后停西药，4 个月后体力恢复上班，前后持续治疗 9 个月，面色明显好转，精神转振，体质增强，工作、生活质量提高。

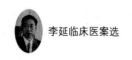

平肝解郁、理气活血、和胃安神法治疗心悸（失眠）

陈某，男，43 岁。2015 年 2 月 1 日初诊。

一年前因工作不顺，情志不悦而致失眠。同时又有感冒发热而患病毒性心肌炎，出现胸闷心慌，早搏频作，曾住院治疗，Holter 示 24 小时 14000 次早搏（室性、房性）。经静滴丹红注射液，口服慢心律、倍他乐克等药物治疗。1 个月后复查，Holter 复查示：24 小时 1500 次早搏。而失眠加重，卧床难眠，又早醒，每晚仅能睡 4 小时，或通宵不眠，心烦不安，急躁易怒，并出现脱发现象，胃脘不适、泛酸、嗳气频作。曾服安定、中成药等效果不稳定。体检：面色无华，眼眶黛黑，心率 84 次 / 分，早搏每分钟 10 次，咽红，血压 100/70mmHg，口服心律平 100mg，每日 3 次。既往有肝内囊肿、胃溃疡病史 4 年，肝功能正常。舌暗红，苔燥少津，脉细微弦伴结代。

中医诊断：心悸；不寐（肝郁气滞，瘀阻心脉，胃失和降）。

西医诊断：失眠；心律失常。

治法：平肝解郁，理气活血，和胃安神。

处方：柴胡 10g，煅龙骨 30g（先煎），煅牡蛎 30g（先煎），明天麻 10g，双钩藤 15g（后下），广郁金 15g，石菖蒲 10g，粉葛根 15g，川芎 15g，赤白芍各 15g，丹参 30g，麦冬 15g。上方随症加减，服药 3 个月，心平眠安，身体康复，心电图正常。

按语：患者以失眠、心慌为主症求治。初因情志不悦而失眠，再加病发心肌炎，致失眠加重，其临床表现既有新病，又有旧恙复发，症状多样复杂，辨证、立法、处方、用药应从何入手是需要考虑的问题。失眠症病位在脑，表现在“肝”，常波及五脏。本例症状表现虽然复杂多样，但首当溯源于脑，以从“肝”论治为法，并统顾五脏实体病证，分清主次、标本先后兼治，方能奏效。

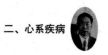

益气通阳、活血化瘀法治疗心悸（冠心病）

吴某，女，60岁。2015年1月20日初诊。

无明显诱因出现心慌、胸憋闷，遇劳及精神刺激加重十余年，休息后缓解或消失。当时未加注意，未进行检查也未治疗。之后每遇劳累及情志刺激则诱发上述症状加重。近三个月来上述症状明显加重，并伴气短。某医院心电图发现心肌缺血，拟诊冠心病。经口服加静点硝酸酯制剂及β受体阻滞剂（具体用法用药不详）半月后好转。近两日因劳累上述症状加重，前来就诊。心率75次/分钟，心律不齐，血压126/80mmHg，心电图示：心律不齐，下壁心肌缺血，TavF下降1.0mm，TV$_3$～V$_6$低平。症见心慌，胸憋闷，气短，动则加重，手脚凉，面色㿠白，舌黯，苔白，脉沉细。

中医诊断：心悸（气虚血瘀，瘀阻心脉）。

西医诊断：冠心病。

治法：益气通阳，活血化瘀。

处方：黄芪30g，党参15g，桃仁15g，红花10g，川芎15g，地龙10g，水蛭10g，土鳖虫10g，麦冬10g，五味子10g，酸枣仁（炒）15g，桂枝10g，补骨脂10g，生牡蛎20g，生龙骨20g，甘草10g。7剂，水煎，日1剂，早晚分服。

二诊：心慌、胸憋闷、气短、手脚凉均有好转，唯近两日出现牙龈肿痛。上方麦冬加至15g，加北沙参10g，黄柏10g，知母10g。7剂，服法同前。

三诊：心慌、胸憋闷、气短明显好转，手足凉已轻，牙偶尔疼痛。

上方加川姜黄10g，延胡索10g，牡丹皮15g，当归15g，白芍药10g，白芷10g，细辛5g。14剂，水煎，日1剂，早晚分服。

四诊：心慌、胸憋闷、气短症状均消失，手足已经转温，偶尔牙痛。心电图示：心率72次/分钟，窦性心律。前侧壁下壁心肌缺血改善，已近临床治疗，暂停中草药汤剂，给予原方两倍用量，研磨过筛后炼蜜为丸（每丸6g），每日1丸，以补心之气血兼以宁神。

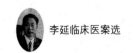

按语：本案心悸属气虚血瘀，瘀阻心脉。治疗主旨：一是补益心气以治其本，二是活血通脉以治其标。本方以黄芪、党参为君药，补益心肺之气以行血脉。桃仁、红花主入心经，川芎辛散温通，地龙善通行经络止痛；水蛭、土鳖虫破血逐瘀，六药共为臣药，取其活血化瘀之功。生龙骨配合生牡蛎镇静安神；炒枣仁、五味子养心安神敛汗；张景岳在《景岳全书》言："善补阳者，必于阴中求阳，则阳得阴助而生化无穷；善补阴者，必于阳中求阴，则阴得阳升而泉源不竭。"阴阳相济，阳生阴长，故加入补骨脂补肾壮阳；麦冬养阴生津，润肺清心；佐以桂枝助心阳的同时温通经脉，使心肾相互交通，共为佐药。稍加甘草为使，不仅可调和全方，且具有缓急止痛功效，又甘草合参、芪、桂为保元汤，具有温补心阳的作用。全方合用，益气通阳，活血化瘀，养血宁神。

健脾温阳、安神定悸法治疗心悸（早搏）

周某，女，60岁。2014年12月3日初诊。

3年前出现心慌不宁反复发作，心电图等检查示为频发室性早搏、频发房性早搏，发时呈二联律、三联律，心中有虚悬感，用慢心律、倍他乐克、心律平等多种西药，未能控制病情。症见平素畏寒，大便稀溏，腹泻之后心慌易作，面色欠华，舌淡稍暗，苔薄腻，脉结代。

中医诊断：心悸（脾土阳虚、心神失养）。

西医诊断：频发室性早搏；频发房性早搏。

治法：健脾温阳，安神定悸。

处方：炙桂枝10g，制附子10g，党参15g，焦白术10g，炙甘草10g，炮干姜10g，葛根15g，丹参15g，酸枣仁30g，黄连10g，砂仁10g（后下），石菖蒲15g。7剂，水煎，日1剂，早晚分服。

二诊：病情稳定，1周来早搏仅发作1次（呈二联律），心中已无虚悬感，便溏渐转实，但仍怕冷喜暖，舌诊未变，脉细。前方加生龙骨20g（先煎），生牡蛎20g（先煎）。7剂，水煎，日1剂，早晚分服。

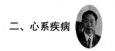

三诊：诸症好转明显，守方加减半月余，随访无再发作。

按语： 本案患者畏寒，便溏，心悸频作，并发作于腹泻之后，此乃脾土阳虚，失于温化，以致气血不足，不能濡养心脉。治疗从健脾温阳、安神定悸入手，方选桂附理中汤温阳暖脾，振奋心脾之阳气；加葛根升清止泻；丹参活血通脉；酸枣仁、石菖蒲养心安神定志；砂仁理气醒脾，配伍丹参取丹参饮方意，心脾同治；少佐黄连苦寒，合炮干姜、桂枝、附子之辛热以苦辛通降。现代研究表明，黄连有抗心律失常的作用。诸药相合，共奏健脾温阳、安神定悸之效。本例患者虽悸在心中，但实为子病累母，由脾土阳虚而致心失所荣，故治在中阳，通过温暖脾土以振奋心阳。此乃母病治子、上病下取之法，立足于五脏整体辨治。另外，脾气虚弱不能运化水湿，可致水停为饮，津聚成痰，水饮痰浊凌心，亦可发为心悸，治疗当心脾同治，通过健脾助运，化湿泄浊，以宁心安神。

温阳益气、养阴清热、理气活血、
安神宁心法治疗心悸（室性早搏）

唐某，女，55 岁。2015 年 1 月 3 日初诊。

1 年前检出频发室性早搏，动态心电图查有 Ⅱ～Ⅲ 联律，多发于白天，常服中药及西药慢心律等，疗效不显。去年曾住院治疗两个月，拟诊为：①室性早搏（频发）；②左心室高电压；③甲状腺功能减退；④冠心病。症见心慌，心脏有沉坠感，时而胸闷，心烦，烘热，口干，脘痞嗳气，稍有怕冷，舌嫩红，苔薄，脉小弦滑时结。

中医诊断：心悸（阴阳失调，气滞络瘀，心营不畅）。

西医诊断：室性早搏（频发）；甲状腺功能减退；冠心病。

治法：温阳益气，养阴清热，理气活血，安神宁心。

处方：炙桂枝 10g，炙甘草 10g，党参 20g，麦冬 15g，生地黄 10g，黄连 10g，苦参 10g，十大功劳叶 10g，娑罗子 10g，川芎 10g，甘松 10g，石菖蒲 10g，龙骨 30g（先煎），牡蛎 30g（先煎）。14 剂，水煎，日 1 剂，早

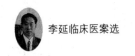

晚分服。

二诊：仍心慌不宁，胸闷有阻塞感，心电图示：频发室早。嗳气不适，时而烘热，易汗，舌淡，苔黄腻，脉细滑。转从心胃同病，痰热中阻，气阴两虚治疗。

处方：太子参15g，麦冬15g，茯苓15g，陈皮10g，竹茹10g，甘松10g，砂仁10g（后下），丹参20g，白檀香10g，石菖蒲10g，黄连10g。14剂，水煎，日1剂，早晚分服。

三诊：早搏明显减少，午后稍有发作，胸闷，嗳气得舒，烘热易汗，口干不显，苔薄，脉细滑。当心胃同治，益气养阴，清热化痰。

上方加婆罗子10g。14剂，水煎，日1剂，早晚分服。

四诊：早搏基本控制，胸闷不显，嗳气，烘热，虚烦寐差，舌暗红，苔薄黄腻，脉细滑。

上方加养心安神药，法半夏10g，炒玉竹10g，白豆蔻10g（后下），龙骨20g（先煎），牡蛎20g（先煎），酸枣仁15g，夜交藤15g。14剂，水煎，日1剂，早晚分服。

五诊：早搏基本消除，胸闷改善，脘痞嗳气不多，烦躁不显，夜寐尚可，汗出亦少，但有时头部昏重，麻木感，耳鸣，舌偏暗，苔薄黄，脉细弦。守原法巩固治疗。

按语：本案初诊时心动悸，脉结，既有心烦烘热，又有形寒怕冷，故辨证为阴阳失调，气滞络瘀，心营不畅。方选炙甘草汤、桂甘龙牡汤滋阴通阳复脉，然效不显著。二诊后根据时有脘痞嗳气、胸闷阻塞、苔黄腻之临床特征，分析病位在心胃，病机为痰热中阻，气阴两虚。因脾胃失于运化，水湿之邪结聚为痰，郁久化热，痰热循经上犯，扰乱心神，以致心神不宁，心悸频作，遂转从心胃同治，清化痰热，益气养阴为法。药用太子参、麦冬益气养阴；半夏、陈皮、竹茹、茯苓等健脾和胃，理气降逆；丹参饮为治疗心胃同病之主方，故以丹参活血化瘀通脉，白檀香、砂仁合甘松行气和中；石菖蒲化痰宁神；黄连、十大功劳叶、苦参清热宁心。服药两周，早搏控制。此后守原方稍事加减而获显效。

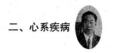

益气养阴、活血利水法治疗心悸（心功能不全）

陈某，女，60岁。2015年2月1日初诊。

心慌、气短两年，最近查为扩张性心肌病、心功能不全。长期用地高辛、速尿、消心痛等药物治疗，仍难以维持，病情反复发作。某医院心电图示：左室扩大，三尖瓣低流量并开口，左室功能正常范围，二尖瓣关闭不全。症见心慌，气喘，胸闷，小便量少，汗多，恶心呕吐，不欲饮食，大便少行，口干，舌淡紫，苔薄黄，中部光，脉细数。

中医诊断：心悸（气阴两虚，宗气不足，心脉瘀阻）。

西医诊断：心功能不全。

治法：益气养阴，活血利水。

处方：制附子10g，党参20g，太子参15g，黄芪20g，玉竹10g，麦冬10g，苏木10g，葶苈子15g，石菖蒲10g，炙甘草10g，丹参15g，泽兰15g，泽泻15g，全瓜蒌15g，砂仁10g（后下），白檀香10g。10剂，水煎，日1剂，早晚分服。

二诊：心慌、胸闷、气喘明显减轻，精神明显改善，呕恶未作，纳可，尿量正常，舌光减轻，苔少，质暗紫，脉细数。治守原意，上方去瓜蒌，加煅龙骨20g（先煎），煅牡蛎20g（先煎）。10剂，水煎，日1剂，早晚分服。

三诊：近来精神振作，食纳转佳，有时稍感胸闷，剧烈活动后气喘，汗多，口干减轻，二便正常，舌暗红，苔薄，脉细略数。当益阴助阳，养心通脉，降气化痰。

上方改制附子为15g，葶苈子20g，黄芪30g，加茯苓15g。10剂，水煎，日1剂，早晚分服。

四诊：药后诸症好转明显，守方加减1月余，症状得到有效控制。

按语： 本案原发病为扩张性心肌病，后演变为心功能不全。其病机根本在于心肺气（阳）阴亏虚，以致脉络瘀阻、水饮凌心而发为心悸。病变脏腑重在心、肺。肺朝百脉，为相傅之官，与心相通，辅心行血。若邪气犯肺，

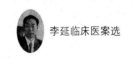

肺失通调，水饮痰湿内生，凌心犯肺；或心病日久，气（阳）阴不足，瘀浊血结，水停心脉，血脉鼓动无力，令肺失肃降，均可见心悸不宁、胸闷气喘之心肺同病证。本案原发病变在心，日久及肺，为本虚标实。虚者在于宗气不足，气阴两虚；实者在于瘀阻水停，故治以标本兼顾，益气养阴，活血利水。重用生黄芪、太子参甘温益气；玉竹、麦冬养阴；苏木、丹参、泽兰活血化瘀通脉；葶苈子、泽泻泻肺利水；砂仁、檀香行气和中。病程中出现尿少、呕恶、动则气喘，为阳虚水泛，故加用制附子，既温补阳气，又温化蒸腾水气。

益气健脾、温补脾阳、温经通阳法治疗胸痹（冠心病心绞痛）

谭某，男，51岁。2014年6月23日初诊。

1个月前经 ECG、血脂、心肌酶谱等确诊为冠心病心肌梗死，经住院治疗1个月，病情好转出院。出院两周后反复发生心绞痛，多次调整药物，交替服用阿替洛尔、消心痛、心痛定、硝酸甘油、鲁南欣康等药效差，心外科医生劝其做冠状动脉搭桥手术未果。今因疼痛剧烈前来求治，拒绝住院治疗。当时心电图结果：Ⅱ、Ⅲ、aVF 导联 ST 段水平下移达 0.1mV，V5、V6、V7、T 波倒置，提示下壁、局限前壁心肌缺血。症见面色晦暗，形体消瘦，神疲乏力，厚衣棉帽，少气懒言，语声低微，四末不温，心痛彻背，背痛彻心（胸骨中段压榨疼痛窒息感，向左肩背放射），疼痛时面唇爪甲青紫，汗出湿衣，持续2～3分钟，服硝酸甘油暂时缓解，但胸痹缓急，每日发作3～5次，伴心悸短气，动则尤甚，头痛失眠，恶风汗出，口淡喜热饮（饮水不多），饮食少思，食已即满，畏寒肢冷，喜近衣被，大便稀溏；舌胖色淡有齿痕，苔白，脉细弱。

中医诊断：胸痹（脾气虚弱，脾阳虚衰，阳虚寒凝）。

西医诊断：冠心病心绞痛。

治法：益气健脾，温补脾阳，温经通阳。

处方：广木香15g，砂仁15g，红参15g，炒白术30g，云苓15g，陈皮

15g，法半夏15g，炮姜15g，当归15g，桂枝15g，赤芍30g，北细辛5g，木通10g，大枣30g，全瓜蒌30g，薤白15g，炙甘草10g。6剂，水煎，日1剂，早晚分服。

二诊：心痛症状明显减轻，发作次数减少（每日1～2次），心悸、短气、头痛好转，睡眠时间1天增加2小时，四肢转暖，自行减阿替洛尔、消心痛；心电图示：肢体导联ST段下移约0.05mm，胸前导联T波直立。病情好转，阳气回复。目前时而心痛、恶风、汗出湿衣，食已即满。此乃脾失健运，气血亏虚，营卫失和。

上方炮姜改为生姜15g，意为去理中汤加桂枝汤调和营卫气血。10剂。

三诊：药后心痛缓解，骑自行车缓行达3公里，劳累后胸闷、心悸短气，休息后好转；头痛消失，睡眠正常，微恶风微汗出，食欲增加（每餐进食约一两），时感食已即满，舌淡苔薄白，脉缓。心电图恢复正常。患者自停所有抗心绞痛药物，观察1周，未出现不适（不愿再服西药）。此时病位仍在脾，脾虚失运而腹满，气血失和而心悸短气，营卫失调而恶风汗出，拟香砂六君子汤合桂枝汤继服至病愈。

按语：患者患病3个月，正气亏虚，累及脏腑，伤及于脾。脾主运化，脾气虚弱，健运失职，则饮食少思。脾主四肢肌肉，为气血生化之源，脾虚化源不足，不能充达四肢肌肉，故形体消瘦；面部失荣，故面色萎黄；脾气虚，水谷精气化生不足，宗气亦虚，故少气懒言，神疲乏力，语声低微，短气，动则尤甚；气虚卫外不固，故见恶风汗出，汗出湿衣；脾阳虚衰，水谷熟腐不及，运化失权，故见大便稀溏，食已即满；阳虚温煦失职，故见四末不温，畏寒肢冷，喜近衣被；气虚则血无以化生，血必因之而虚少，心主血，血虚则心脉失养，故见心悸；心神不守，故见失眠；诸阳受于胸而转行于背，阳虚寒凝内侵致阳气不运，心脉痹阻不通，则心痛彻背，背痛彻心；阳虚寒凝，血行不畅，故见面唇爪甲青紫；舌胖、色淡有齿痕、苔白、脉细弱均为阳虚水寒之气内盛之征。本案说明"凡治病之道，必确知为寒，则竟散其寒；确知为热，则竟散其热，一拔其本，证尽除矣"（《景岳全书·传忠录上》）。其中之要领在于辨识寒热真假，虚实真假，方可辨明方向。分清病性是取得疗效之根本。

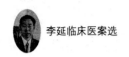
补益气血、调和营卫法治疗心痛（冠心病心绞痛）

关某，女，70岁。2014年11月13日初诊。

两周前外院确诊为冠心病，反复发生剑突下疼痛（心窝部），因对西药过敏而转来我院。心电图示：下间壁心肌缺血。症见面色萎黄，形体正常，神情倦怠，心痛则汗出不止，痛苦呻吟，语声低微断续；胸痹不得卧，心痛彻背，每日发作1～2次，持续2～3分钟，心悸短气，恶风汗出，汗出湿衣，动则尤甚，头晕眼花，心烦口渴，渴喜热饮，身热喜近衣被，长期饮食少思，食入即满，皮肤瘙痒难忍，小便短少，大便干结，腹满喜揉按。舌淡有齿痕，苔白，脉沉细。

中医诊断：心痛（气血两虚，营卫失和）。

西医诊断：冠心病心绞痛。

治法：补益气血，调和营卫。

处方：炙黄芪30g，桂枝15g，红参15g，炒白术30g，茯苓15g，当归15g，熟地黄30g，赤芍30g，川芎15g，生姜15g，大枣30g，炙甘草10g，生麦芽30g。5剂，水煎，日1剂，早晚分服。

二诊：心痛每日发作1～2次，程度减轻，持续时间缩短1～2分；恶风汗出湿衣，皮肤瘙痒好转；食欲增加至每餐一两；小便正常，大便通畅成形，心烦身热缓解。仍心悸短气，动则尤甚，头昏眼花，微恶风微汗出，口渴喜热饮，喜近衣被，食入即满（程度减轻），此乃气血调理得当，阳气回复之象，守上方再服。

三诊：心痛基本缓解，偶发心痛（较轻微）；恶风汗出，皮肤瘙痒消失；饮食每餐一两。目前倦怠乏力，少气懒言，心悸短气，头昏眼花（程度减轻），腹满矢气，大便稀溏（日1～2次），口淡无味，渴喜热饮，饮水不多，喜近衣被，舌淡，苔白黄腻，脉细。此乃脾虚湿甚，拟参苓白术散合香砂六君子汤，服6剂后病情缓解。

按语：就表里而言，对于胸痹心痛无表可言，临床病例无一仅表证，但符合景岳之理论。即"以表里言之，则风寒暑湿火燥感于外者是也；以里言之，则七情、劳欲、饮食伤于内者是也""虚者正气不足也，内出之病多不足；实者，邪气有余也，外入之病多有余"（《景岳全书·传忠录上》）之理论。换言之，胸痹心痛为七情、劳倦、饮食所致，是内生之病，故病在里而不在表。本案虽未施以活血化瘀之品，但可缓解心绞痛，其原因在于应用藏象学说分析病机，重在治病求本。标根于本，病本能除，标也随之而解。犹如《素问·标本病传论》曰："先病而后逆者，治其本。先逆而后病者，治其本……必且调之，乃治其他病。"

疏肝理气、活血通络法治疗胸痹（冠状动脉粥样硬化性心脏病）

孟某，女，55岁。2015年1月18日初诊。

有冠心病－不稳定型心绞痛病史两年，平素偶感胸闷、胸痛，多于情绪激动时发作，服用速效救心丸症状缓解。近9天因生气后感胸闷胸痛加重，为刺痛。心率62次/分钟，律齐。血压126/76mmHg；心电图示：窦性心律，肢体导联ST段压低，T波低平。心脏彩超示：左室壁节段性运动异常。症见食少纳呆，嗳气，情志抑郁，舌暗有瘀点，苔薄白，脉细弦。

中医诊断：胸痹（气滞血瘀）。

西医诊断：冠状动脉粥样硬化性心脏病；不稳定型心绞痛。

治法：疏肝理气，活血通络。

处方：柴胡15g，川芎15g，赤芍20g，丹参20g，郁金15g，延胡索15g，砂仁10g，炙甘草10g。10剂，水煎，日1剂，早晚分服。

二诊：胸闷、胸痛等症状好转，效不更方，上方继服10剂，症状完全消失。

按语：本患者因忧思郁怒，肝失条达，气机不畅，气滞则血行瘀阻，故见胸闷胸痛；气机失调，脾失健运，故见食少纳呆，嗳气，情志抑郁；舌脉俱为气滞血瘀之征。故用柴胡疏肝散加减以疏肝理气，活血通络止痛。方中柴胡味苦，性微寒，归肝、胆经，功能疏散退热，升阳疏肝。现代研究表

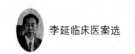

明，柴胡可以显著降低小鼠血清总胆固醇、甘油三酯、低密度脂蛋白胆固醇的实验性升高，作用程度优于已知的降脂药物；川芎味辛，性温，归肝、胆、心包经，功能活血祛瘀，行气开郁，祛风止痛。其有效成分川芎嗪具有正性肌力作用，能扩张血管，改善微循环，降低血液黏度和血管阻力，减轻心脏的前后负荷，有利于提高心脏排血指数，改善心脏功能及临床症状，对冠心病具有良好的疗效；赤芍味苦，性微寒，主归肝经，功能散瘀止痛，为治疗血瘀之要药。西医学认为，血瘀与血液循环、血液流变性异常密切相关，赤芍包含的赤芍总苷大剂量能有效改善血流速度，有效预防血栓的形成，抗血小板凝集作用，对心肌缺血损伤有明显保护作用；丹参苦，微寒，归心、肝经，功能活血调经，祛瘀止痛，且具有很好的抗血脂及抗凝作用；郁金味辛、苦，性寒，归肝、心、肺经，功能行气化瘀，清心解郁，且可降低血脂，抗动脉粥样硬化；延胡索辛散、苦泄、温通，既入血分，又入气分，既能行血中之气，又能行气中之血，气畅血行，通则不痛，为治疗胸痹心痛之良药；砂仁化湿行气，温脾开胃，可改善食少纳呆症状，且能明显抑制血小板聚集；炙甘草调和诸药，且能补脾和胃，益气复脉。由此可见，胸痹虽病位在心，却与肝有密切的联系，故调肝理气亦为治疗胸痹的重要方法，病位在心，其本在肝，即为治病求本。

滋补肾阴、宣痹通脉法治疗胸痹（冠心病）

邵某，女，63 岁。2014 年 10 月 19 日初诊。

患者自述冠心病心绞痛病史 7 余年，近两周心痛发作频繁，隐痛、闷痛交替发作，时而心悸、气短，活动后及入夜尤甚，五心烦热，少寐，多梦，晨起口干，腰膝酸痛，偶有腰部灼热，小便短赤。心电图示 ST-T 改变，提示心肌缺血。尿常规示正常。症见面色潮红，唇色暗红，舌质淡暗，边有齿痕，苔淡黄，脉细弱。

中医诊断：胸痹（肾阴亏虚，心脉痹阻）。

西医诊断：冠心病；不稳定型心绞痛。

治法：滋补肾阴，宣痹通脉。

处方：西洋参10g（包煎），黄芪30g，川黄连10g，半夏15g，瓜蒌15g，薤白15g，熟地黄15g，山药30g，丹皮10g，泽泻15g，山茱萸10g，牛膝20g，炒枣仁25g，远志15g，夜交藤30g，白茅根15g，赤芍20g，生龙骨30g（先煎），生甘草10g。7剂，水煎，日1剂，早晚分服。嘱其适饮食，勿劳累，畅情志。

二诊：患者步入诊室，自述近日活动后气短，腰部灼热不适，小便短赤，余症均较前有所减轻。舌淡暗，边有齿痕，苔淡黄，脉细弱。上方加升麻10g，柴胡15g，桔梗10g。7剂，服法同前。

三诊：自述气短症状明显缓解，偶有腰部不适，望其舌红，苔淡黄，脉细弱。继服上方，并嘱患者7日后自服六味地黄丸1个月以巩固，病变随诊。

按语：此病例属肾阴虚型胸痹，施以滋补肾阴、宣痹通脉之法。以六味地黄丸合瓜蒌薤白半夏汤加减。首诊患者晨起口干，腰酸腰痛，腰部灼热，小便短赤，面色潮红，为一派肾阴虚之象。肾阴虚则阴虚火扰，煎熬津液，炼液为痰；肾阴虚生血乏源，脉道空虚涩滞成瘀，痰瘀互结胸中，故患者出现心前隐痛、闷痛交替发作之症状。予六味地黄丸以滋补肾阴乃治本之法，其中熟地黄与山茱萸相配可肾、肝、脾三阴并补，而且以滋肾阴为主，又佐以泽泻泻肾浊，丹皮泻肝火，茯苓泻脾湿、健脾以助恢复肾、肝、脾三脏的功能。《金匮要略》谓："胸痹，不得卧，心痛彻背者，瓜蒌薤白半夏汤主之。"用瓜蒌薤白半夏汤行气宽胸，化痰散结，且加入川黄连苦寒之品泻心火，并配伍丹皮、赤芍活血祛瘀止痛。《本草分经》言牛膝："入肝肾，能引诸药下行。"故临证时遇腰酸腰痛者，可用牛膝以引诸药下行，以补肾强筋壮骨。患者为老年女性，肾阴虚则生血乏源，心血不足，心神失养，故出现少寐多梦症状，予炒枣仁、远志、夜交藤养心血，安神；生龙骨重镇安神；白茅根有"清肺胃而利膀胱"之称，清热利尿，治疗小便短赤。二诊症状有所缓解，然气短明显，实为胸中大气下陷、心气不足所致，故加入升麻、柴胡、桔梗升阳举陷，补益心气。三诊时诸症基本消失，虑其属中老年患者，又属肾阴虚体质，故嘱自服六味地黄丸滋补肾阴，调节自身阴阳平衡。

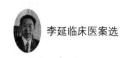

温补肾阳、宣痹通脉法治疗胸痹（冠心病）

时某，男，59岁。2015年1月13日初诊。

自述1月前无明显诱因出现心悸、胸闷，动则尤甚，头晕沉，畏寒肢冷，腰部冷痛，尿频尿急。心电图示：①窦性心动过缓；②ST-T改变。尿常规示：PRO（尿蛋白质）:（±），BLD（隐血）:（++），RBC（红细胞）:54.00U/L，RBC-IN（红细胞信息）:肾性红细胞，SG-RBC（镜检红细胞）:8～10/HP。面色㿠白，唇色紫暗，舌淡暗胖大，边有齿痕，苔白，脉弦滑。下肢浮肿。

中医诊断：胸痹（肾阳不足，心脉瘀阻）。

西医诊断：冠心病；不稳定型心绞痛。

治法：温补肾阳，宣痹通脉。

处方：大蓟30g，小蓟30g，三七粉10g，茜草15g，白参10g（包煎），黄芪30g，川黄连15g，半夏15g，瓜蒌15g，薤白15g，茯苓15g，白花蛇舌草30g，萆薢15g，仙茅10g，仙灵脾10g，泽泻15g，炒白术15g，生龙骨30g（先煎），生甘草10g。7剂，水煎，日1剂，早晚分服。嘱其慎起居，勿熬夜，勿过食肥甘厚味，戒烟限酒，复查尿常规。

二诊：自述首诊症状略有缓解，但排便日二行，粪质稀溏，胃脘部寒凉不适，喜温喜按。望其舌淡暗，胖大，边有齿痕，苔白，脉弦滑。下肢浮肿基本消失。复查尿常规示：PRO（-），BLD:（+），RBC:30.00U/L，SG-RBC:5～6/HP。遵首方去三七粉、茜草、萆薢，加山药30g，薏苡仁30g，高良姜15g，煎服方法及注意事项同前。7剂，服法同前。

三诊：自述前两诊症状明显缓解，但自觉夜尿频多。望舌淡暗，胖大，边有齿痕，苔白，脉弦滑。复查尿常规示正常。上方去大蓟、小蓟，加乌药10g，益智仁10g，继服7剂，后随脉证调之，诸症获愈。

按语： 本病案属肾阳虚型胸痹。肾阳亏虚，气化失司则水液输布运化失常，聚湿成痰。肾阳亏虚，温煦失职，则血液运行迟缓而成瘀。肾阳亏虚则阴寒内盛，故肾阳亏虚为致病之本，痰、瘀、寒为致病之标。治以温补肾阳，宣痹通脉。处以瓜蒌薤白半夏汤合二仙汤加减。瓜蒌薤白半夏汤行气宽胸，化痰散结；二仙汤之仙茅、仙灵脾补肾助阳以治本。尿常规见大量红细胞和尿蛋白，施大蓟、小蓟、茜草凉血止血，三七粉有"止血不留瘀，化瘀不伤正"的特点，故用这四味药降尿中红细胞。尿中蛋白乃水谷精微未循常道，下注膀胱所致，故用白花蛇舌草、萆薢清热利湿，分清化浊，以消除尿蛋白。《金匮要略》云："心下有支饮，其人苦冒眩，泽泻汤主之。"头晕沉乃肾阳虚衰、气化失职、水停心下、清阳不升、浊阴上犯所致，故用泽泻汤温阳化饮，清利头目；患者畏寒肢冷、阳虚症状较明显，然未用偏凉之西洋参，而是选用白参，其性微温以大补元气，加生龙骨补肾健骨，生甘草调和诸药。

该患者虽以痰、瘀、寒为致病之标，且方中配有化痰散结、温阳散寒之药，唯不见活血化瘀之品，因活血化瘀药易耗血动血，尿中有大量红细胞，故予禁用。二诊尿中红细胞明显减少，故去三七粉、茜草，保留大蓟、小蓟以凉血止血；尿中蛋白消失，故去萆薢，而留白花蛇舌草以巩固治疗。患者素体肾阳虚，而肾阳又为诸阳之本，故日久则脾胃阳虚，运化失常，而见胃凉不适、便溏之症，故用高良姜温胃散寒，山药、薏苡仁补脾缓泻治疗便溏。三诊复查尿常规正常，症状明显缓解，唯尿频尿急，夜尿频多，乃肾阳亏虚、水不暖土、脾肾虚寒、肠道不固所致，故加用缩泉丸（乌药、益智仁）温肾祛寒，缩尿止遗。

滋阴疏肝、宣通心脉法治疗胸痹（冠心病不稳定型心绞痛）

金某，女，52岁。2015年2月6日初诊。

近1个月心前窜痛，时引肩背部，胸闷，颈项不适，胁肋胀痛，食后心下胃脘部胀闷不适，善太息，口干口苦，五心烦热，愁容满面，心绪不宁。舌暗红，苔淡黄干，脉弦滑。心电图示正常。

中医诊断：胸痹（肾阴亏虚，气滞血瘀）。

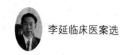

西医诊断：冠心病不稳定型心绞痛。

治法：滋阴疏肝，宣通心脉。

处方：西洋参10g（包煎），黄芪30g，川黄连15g，半夏15g，瓜蒌15g，薤白15g，生地黄10g，沙参15g，当归10g，枸杞子15g，麦冬10g，川楝子15g，延胡索10g，郁金15g，葛根20g，厚朴15g，枳实15g，生龙骨30g（先煎），生甘草10g。7剂，水煎，日1剂，早晚分服。并嘱其适劳逸，畅情志，调饮食。

二诊：自觉胸中舒畅，两胁不胀，食后心下胃脘部胀满减轻，余症均有所减轻，只是自觉两目干涩，视物不清。舌暗红，苔淡黄，脉弦滑。上方加菊花30g。7剂，服法同前。

三诊：心情舒畅，无明显不适，偶尔口干，五心烦热。舌淡红，苔淡黄，脉弦滑。嘱自服知柏地黄丸1个月巩固，继续调畅情志，病变随诊。

按语：此患者属肾阴亏虚、气滞血瘀型胸痹，施以滋阴疏肝、宣通心脉之法。肾阴不足，水不涵木，易致肝阳上亢，而出现肝郁失于条达之气滞。治以一贯煎合瓜蒌薤白半夏汤加减。其中生地黄为一贯煎中的君药，益肾养肝；枸杞子补肝肾，益精血；当归养血补肝；沙参养阴补肺，以资水之上源；麦冬清金益胃；川楝子独取其行气疏肝之功。诸药相合，共同发挥"滋水涵木""清金制木""培土抑木"之效。患者心前痛连及背部，颈项不适，加延胡索、郁金行气活血止痛，并施用葛根为引；用厚朴、枳实行气散结，消痞除满，治疗食后心下胃脘部胀满不适。二诊诸症好转，但两目干涩，视物不清，是肾阴亏虚、水不涵木致肝肾阴虚；又"肝开窍于目"，故两目失于滋养，加菊花养肝明目。三诊时首诊症状明显缓解，仅肾阴虚症状存在，故予六味地黄丸滋阴补肾巩固。

补益心脾法治疗胸痹（冠状动脉粥样硬化性心脏病）

孙某，女，50岁。2014年10月14日初诊。

有冠心病、胃窦炎病史，3年来时而胸闷胸痛，动则眩晕，乏力，视物模糊，四肢不温，腰膝疼痛，胃纳欠佳，二便平。苔薄，舌淡红，脉沉细。

中医诊断：胸痹（心脾两虚）。

西医诊断：冠状动脉粥样硬化性心脏病。

治法：补益心脾。

处方：生黄芪30g，当归15g，党参15g，麦冬10g，五味子9g，茯苓15g，白术10g，白芍10g，炙甘草10g，木香15g，丹参15g，檀香10g，白蔻仁10g，生麦芽15g，葛根15g，枸杞子15g，怀牛膝15g，淫羊藿10g，狗脊10g，细辛5g，小茴香10g。7剂，水煎，日1剂，早晚分服。

二诊：胸闷胸痛减轻，眩晕好转，颈背板滞，舌红，苔薄，脉细。前方去小茴香、木香，加鸡血藤30g。14剂，服法同前。

三诊：药后诸症缓解，方用归脾汤随症加减，服用近3个月而愈。

按语：《灵枢·邪客》云："宗气积于胸中，出于喉咙，以贯心脉，而行呼吸。"心主血脉，宗气是血脉运行的主要动力，宗气的生成与脾的运化功能密切相关。脾气旺则宗气盛，宗气盛则心血运行通畅；脾虚气陷则宗气衰，鼓动无力，心肌失养则胸闷胸痛等。心脾不足，气血不能濡养全身，则见眩晕乏力、目眩、四肢不温、腰膝疼痛等。方用归脾汤补益心脾，生脉饮益气养心，丹参饮行气活血止痛，砂仁易为白蔻仁作用上中二焦，枸杞子、怀牛膝、淫羊藿、狗脊补益肝肾，细辛、小茴香温阳行气止痛。全方补益心脾，行气活血，佐少量补肝肾、温阳止痛之品，使全身气血平和，药证相应而效佳。

疏肝健脾法治疗胸痹（冠状动脉粥样硬化性心脏病）

齐某，女，37岁。初诊时间：2015年1月26日。

半年来胸闷，时而胸痛，喜叹息，痛经，纳可，大便欠畅，小便可。舌暗，苔薄，脉弦细。心电示：窦性心律不齐，早期复极。

中医诊断：胸痹（肝郁脾虚）。

西医诊断：冠状动脉粥样硬化性心脏病。

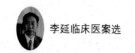
治法：疏肝健脾。

处方：生黄芪 30g，郁金 15g，柴胡 15g，全瓜蒌 15g，生麦芽 15g，当归 10g，牡丹皮 10g，赤芍 10g，白芍 10g，茯苓 15g，白术 10g，玫瑰花 10g，生蒲黄 10g（包煎），决明子 10g，佛手 10g，枳壳 10g，桔梗 10g，檀香 10g。7 剂，水煎，日 1 剂，早晚分服。

二诊：胸闷缓解，心情舒畅，前法加减巩固疗效。

按语：胸痹心痛产生的根源在于心。人是个有机整体，五脏相互协调。肝主疏泄，心之运血靠肝疏泄之助。脾为后天之本，心之气血生化在于脾，脾虚则气血生化不足。肝郁脾虚，则心主血脉功能异常，而见胸痛胸闷，喜叹息，痛经。舌胖质淡、脉弦细为肝郁脾虚之象，故取逍遥散。方中柴胡、玫瑰花、佛手、郁金、瓜蒌、枳壳、桔梗疏肝行气宽胸，黄芪、茯苓、白术益气健脾，当归、牡丹皮、赤芍、生蒲黄活血，白芍养肝，决明子通便。全方共奏疏肝健脾、养血活血之效。

益气活血法治疗胸痹（冠状动脉粥样硬化性心脏病）

时某，女，64 岁。2014 年 7 月 20 日初诊。

10 余年来胸闷不舒，时有胸痛，下肢变细无力，大便欠畅，既往有冠心病、室早、房早、颈腰椎退行性病变、脑梗、肌萎缩病史。舌痛，舌胖质紫，苔薄腻，脉细滑。

中医诊断：胸痹（气虚血瘀）。

西医诊断：冠状动脉粥样硬化性心脏病；心律失常；室性早搏；房性早搏。

治法：益气活血。

处方：苍术 10g，白术 10g，生黄芪 30g，赤芍 10g，白芍 10g，川芎 15g，当归 15g，地龙 10g，桃仁 10g，酸枣仁 10g，红花 10g，生蒲黄 15g（包煎），海藻 10g，广郁金 10g，瓜蒌皮 15g，丹参 15g，檀香 10g，砂仁 10g（后下），怀牛膝 10g，竹叶 10g。7 剂，水煎，日 1 剂，早晚分服。

二诊：症情有减，继服上方两月余，诸症悉减，神清气爽。

按语： 本患者既往史较多，从症状及舌脉可辨为气虚血瘀证。气虚见下肢痿软无力，大便欠畅，舌胖，脉细；血瘀则舌紫；气虚血瘀见胸闷胸痛；气虚失固，阴火上冲，故见舌痛。临床上气虚与血瘀多同见。《医林改错》有"元气既虚，必不能达于血管，血管无气，必停留而瘀"之论，常用补阳还五汤或血瘀逐瘀汤加黄芪治之。此病案以补阳还五汤合丹参饮加生蒲黄益气活血止痛；苍术、白术运脾补脾助运化；海藻软坚，化无形之痰；郁金、瓜蒌皮调畅胸中气机；怀牛膝、竹叶引火下行。标本同治，故能获得良效。

温补心阳、除湿利水法治疗胸痹（心律失常）

李某，男，45岁。2014年6月12日初诊。

近两年来心跳缓慢，胸闷，时而胸痛，眩晕，偶尔头痛，说话乏力，咳嗽痰多色白，肺动脉狭窄术后7年。舌淡红，苔薄白，脉弦滑而迟。

中医诊断：胸痹（心阳虚衰，水湿上泛）。

西医诊断：心律失常；窦性心动过缓。

治法：温补心阳，除湿利水。

处方：炙麻黄10g，淡附子10g，细辛5g，丹参15g，黛蛤散10g（包煎），川芎10g，石楠叶10g，苍术10g，白术10g，延胡索10g，苏木10g，檀香10g，砂仁10g（后下），防风10g，橘红10g，香附10g，茯苓15g，炒酸枣仁10g，葛根10g，茶树根30g。7剂，水煎，日1剂，早晚分服。

二诊：胸闷、眩晕症缓，服药开始咳痰较多，现已减少，喜饮温水，怠惰，便平，舌红，苔薄，脉缓。前法出入。

处方：桂枝10g，赤芍15g，白芍15g，炙甘草10g，干姜10g，丹参15g，红花10g，当归10g，郁金10g，瓜蒌皮10g，黄芪30g，三棱10g，川芎10g，羌活10g，炒酸枣仁10g，茶树根30g，葛根10g。14剂，服法同前。

后复诊，病证明显改善。

按语： 心居阳位，诸阳受气于胸中。若心阳不振，则血脉失畅，胸痹、心痛之症即发；头为"诸阳之会""清阳之府"，又为髓海所在，心阳不振，

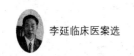

水湿上犯颠顶，阻抑清阳，脑失所养，故见头晕；肺为娇脏，水之上源，水湿上留于肺，肺失宣肃，故见咳嗽痰多。苔薄白、舌淡红、脉弦滑而迟均为心阳不振、水湿内泛之象。方取麻黄附子细辛汤温补心阳；黛蛤散化痰，兼制麻黄附子细辛汤之燥；丹参饮合川芎、延胡索、苏木、橘红、香附行气活血，祛瘀止痛；苍术、白术、茯苓、葛根健脾利水通阳；茶树根强心利尿，活血止痛；头为诸阳之会，唯风药可到，故用防风祛风止痛，且风药升阳，可助肝胆升发少阳之气，以利气血条达，使血脉挛急得舒，心痛头痛可愈。1周后，患者症状明显减轻，考虑麻黄附子细辛汤为大辛大热之剂，宜中病即止，故二诊换桂枝汤合活血调气药治之。

化痰活血祛瘀法治疗胸痹（冠状动脉粥样硬化性心脏病）

周某，男，68岁。2015年3月4日初诊。

10年前胸闷胸痛反复发作，活动后心悸神疲，面红，痰白，纳可，便调，既往原发性高血压、胆囊炎病史，冠心病、PTCA术后、心绞痛、心功能Ⅲ级。舌淡红，苔薄黄，脉弦滑。

中医诊断：胸痹（本虚标实，痰瘀内蕴）。

西医诊断：冠状动脉粥样硬化性心脏病；心绞痛。

治法：化痰活血祛瘀。

处方：生黄芪15g，黄连10g，牡丹皮10g，丹参15g，延胡索10g，生蒲黄10g（包煎），当归15g，赤芍10g，白芍10g，甘草10g，桃仁15g，酸枣仁10g，葛根15g，地龙10g，半夏10g，枳壳10g，桔梗10g，海藻10g，苍术10g，白术15g，郁金10g，茶树根30g。7剂，水煎，日1剂，早晚分服。

二诊：症减未已，入夜咳嗽，痰白，苔薄黄，舌红，脉弦滑数，前法主之。上方去甘草，加葶苈子15g（包煎）。14剂，服法同前。

三诊：胸痛明显好转，咳嗽减轻，后续用前法服药3月余，得愈。

按语：心血管系统疾病的病理特点是本虚标实。本患者痰浊内阻、气滞血瘀为标，心气不足为本。痰浊阻滞，气血运行不畅，心失所养，故见胸闷胸痛心悸；痰瘀内蕴化热，故见面红苔黄，脉弦滑。方用牡丹皮、丹参、生蒲黄、当归、赤芍、白芍、桃仁、地龙活血凉血；苍术、白术、半夏、海藻化痰；枳壳、桔梗、郁金、瓜蒌皮、葛根宣畅气机，升清降浊；黄芪、茶树根补益心气；酸枣仁养心安神；黄连引药入心；甘草调和诸药。二诊症减，入夜咳嗽，加葶苈子泻肺化痰止咳。全方痰瘀同治，气血同调，药证相应，见效明显。

活血化瘀清热法治疗胸痹（冠状动脉粥样硬化性心脏病）

冯某，女，73岁。2014年10月28日初诊。

高脂血症，冠心病病史，心电示 ST 段改变，胸闷，偶有胸痛，肢肿，小便淋沥不尽，尿常规示白细胞（++），便平，口干，口苦，牙痛。舌紫黯，苔薄少，脉弦数。

中医诊断：胸痹；淋病（瘀热内蕴）。

西医诊断：冠状动脉粥样硬化性心脏病；泌尿系感染。

治法：活血化瘀清热。

处方：生地黄 15g，赤芍 10g，白芍 10g，当归 10g，红花 10g，川芎 15g，桃仁 10g，酸枣仁 15g，牡丹皮 15g，丹参 10g，生黄芪 30g，泽兰 10g，细辛 5g，蒲公英 15g，葛根 10g，生山楂 15g，决明子 15g，生升麻 10g，川牛膝 15g，怀牛膝 15g，蔷薇花 15g，三七 15g。

7剂，水煎，日1剂，早晚分服。

二诊：诸症缓解，前方稍作加减，续服两周后，诸症平。

按语： 本案患者为冠心病、高脂血症。胸闷胸痛、舌紫黯为瘀血所致；口干苦、牙痛、小便淋沥不尽、尿白细胞异常为有热之象。根据"一元论"思想，其病机为瘀热内蕴之证，故投以桃红四物汤，加牡丹皮、丹参凉血活血，黄芪、泽兰益气行水，葛根、升麻升清，生山楂、决明子泻浊，川芎、怀牛膝引热下行，蒲公英、蔷薇花清热解毒利湿，三七清热活血消肿。本方

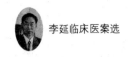

活血化瘀与清热解毒同用，配以升清降浊，有上下兼顾之妙。诸药配伍，使血得以行，热得以清。

疏肝理脾、逐瘀通络、养心宁神 法治疗胸痹（冠心病不稳定型心绞痛）

顾某，男，51 岁。2014 年 12 月 9 日初诊。

两年来反复胸部憋闷不适，偶尔刺痛持续数秒至数分钟，频繁不断，加重两周，含硝酸甘油缓解。两年前因暴怒伤肝，随即昏倒，目合口噤数分钟，急查心电图示：急性心肌缺血、一过性脑供血不全。头颅 CT 正常，住院治疗半月缓解，但胸胁满闷终未除。症见精神委顿，面色不荣，形体丰腴，唇舌紫黯，脉弦细涩。

中医诊断：胸痹（肝郁脾虚，心血瘀阻）。

西医诊断：冠心病不稳定型心绞痛。

治法：疏肝理脾，逐瘀通络，养心宁神。

处方：柴胡 15g，白芍 15g，枳实 15g，丹参 15g，佛手 15g，檀香 10g，炙甘草 10g，当归 15g，茯苓 15g，合欢花 20g，百合 20g。6 剂，水煎，日 1 剂，早晚分服。

二诊：胸宽膈畅，胸痛未作，纳香眠可，唇舌渐润，药中病机，大法不移，上方加人参 10g，桂圆 8g，以益气养血，祛瘀生新求其本。20 剂，服法同前。

三诊：心电图复查示：缺血性心肌已改变，予柏子养心丸、复方丹参片善后。

随访，胸痹未发。

按语：心主血脉，血液在脉中周流不息主要靠心气的推动。反之，心脏本身有病或劳欲过度，情志所伤，饮食不节及外感贼邪均能致体内阴阳失衡，气机不畅，关窍闭塞，心失所养，病症丛生。其病机复杂多端，不外乎虚、痰、瘀及本虚标实。本虚由来已久，临床抢救既要审因视果，分秒必

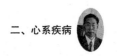

争，还要纵观全局，灵活辨治。如气阴两虚便秘而致腑气不降、气机枢机不利，诱发心病者，应在治疗虚实的同时助增水行舟之力，即"釜底抽薪"，水足舟自行；若肾阳虚致水气上凌诱发胸痹者，应在调节阴阳的同时采取"釜底加薪"，即温阳利水之法，"使气化则能出矣"，阴平阳秘，诸症自愈。

疏肝理脾、调整阴阳法治疗胸痹（冠心病）

邹某，男，35岁。2015年2月3日初诊。

患者阵发性右下腹疼痛，随即胸闷心慌，按肠痈治疗终未根除，时缓时发。两年间数家医院均按慢性肠痈治疗，效果不佳。2天前因外出奔波半月劳累过度，用餐期间突感右下腹胀痛难忍20分钟左右，随即胸憋闷，心慌汗出，面色苍白。症见精神疲惫，恐惧病容，含硝酸甘油缓解，伴心烦易怒，口苦咽干，右下腹喜按，便秘。唇青舌黯，脉弦细涩。

中医诊断：胸痹（肝郁脾虚，心脉闭阻）。

西医诊断：冠心病。

治法：疏肝理脾，调整阴阳。

处方：柴胡20g，枳实20g，丹参20g，生龙牡各20g（先煎），枣仁20g，炒白芍30g，川厚朴10g，桂枝10g，山楂10g，制附子10g，吴茱萸15g，乌药10g，炙甘草10g，大黄15g（后下）。7剂，水煎，日1剂，早晚分服。

二诊：腹痛大便急如厕，便水并下秽臭难嗅，夹杂数个似枣大小便块。药毕，诸症立减，四肢转温，独纳减乏力，舌脉如往。上方减大黄、附子，加党参、当归、白术、山药各15g，薄荷10g，以增强益气健脾、消食调郁之力。6剂，服法同前。

药后病愈，追访，身康体健，诸症未再复发。

按语： 冠心病好发于40岁以上人群，随着人们生活水平的提高，嗜食肥甘厚味，生活不规律，工作压力大，其发病及死亡率呈逐年上升趋势，且症状表现亦不相同。本案病机乃寒热错杂，经气不振，阴阳失疏。部分患者

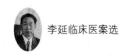

除胸憋短气及胸痛彻背外，有胃腹痛、胸胁痛及牙痛者，亦有突然耳鸣等，故临床辨证一定要知常达变，灵活变通，勿酿成千里之谬。

宣肺化痰宁心、通便益气养阴法治疗胸痹（冠心病）

苏某，男，61岁。2014年4月16日初诊。

1周前因感冒发热恶寒，伴咳吐稠痰，胸闷不适，经服中西药虽然热退身凉，但胸闷咳痰如故。两天来因天气寒凉，胸闷加重，伴紧缩感，汗出气短，大便3日未解。心电图示："心肌下壁缺血"，思忖病机良久，乃外感风热之邪未尽，又见入里耗气伤阴之候，症见神疲面憔，心悸汗出，咳黄白稠痰，口臭，时而气喘。舌淡红，苔薄黄，脉浮弦细。

中医诊断：胸痹（痰浊壅盛，气阴两虚）。

西医诊断：冠心病。

治法：宣肺化痰宁心，通便益气养阴。

处方：桑叶25g，杏仁15g，瓜蒌15g，桔梗15g，射干15g，王不留行15g，大黄10g（后下），石膏15g，党参15g，沙参15g，远志15g，龙骨15g（先煎）。6剂，水煎，日1剂，早晚分服。

二诊：药后解下先干后溏之便，药尽便解4次，气畅肺宣，胸闷顿解，卫固汗止，独纳差乏力，口干夜甚，舌尖红，脉弦细，为表解气阴待复，予党参、沙参、当归、麦冬、五味子各10g，玉竹、石斛、百合、丹参、焦三仙各15g，生龙牡20g，守法增损，调理两月余，诸症向愈。心电图示："大致正常"。随访至今，面色红润，康复如往。

按语：胸痹虽主脏在心，但与其他四脏相互生克制化，休戚相关，五脏之病均能相互影响而发病。早在古代就有"肝心痛""胃心痛""脾心痛"等之称。如肺失宣肃之气塞，外感六淫诱发胸痹时，多见咳嗽、吐痰等，临床应责之于肺，表解肺宣，胸痹立瘥。肝胆失疏引发胸痹者，伴两胁刺痛、口苦咽干或心烦喜呕等，采取调和肝胆、疏达少阳之法，诸病渐愈。脾虚不运，散精无权，浊气不降，涉发胸痹者，有腹胀纳呆、食后尤重、舌淡或胖

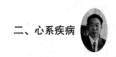

大、苔腻等，应培补脾土。肾乃水火之宅，肾阳虚水湿上犯，侵犯胸阳，以及肾阴久虚致心阴匮乏，阴阳失调，酿成胸痹，应思忖于肾脏，采取急则治标或标本同治的方法，如心肺同治、心肝同治、心脾同治、心肾同治等。

通阳豁痰、养心安神法治疗胸痹（冠心病）

武某，男，62 岁。2014 年 9 月 26 日初诊。

胸闷气短，心悸不宁半年，当地医院给心得安、复方丹参片、中药汤剂医治两个月，时缓时发，终未根除。心电图示：窦性心律不齐。症见神疲乏力，面色失荣，畏寒肢冷，正值炎热夏季，亦穿厚衣，唇舌淡，苔白腻，脉结代。

中医诊断：胸痹（阴寒凝滞，胸阳失布，痰浊入络）。

西医诊断：冠心病。

治法：通阳豁痰，养心安神。

处方：瓜蒌 15g，薤白 15g，半夏 10g，桂枝 10g，白豆蔻 10g，檀香 10g，茯神 15g，夜交藤 15g，合欢花 20g。5 剂，水煎，日 1 剂，早晚分服。

二诊：胸闷顿减，心宁神悦，纳增眠安，腻苔始化，药中病机，守法增损，调理 3 周而愈。心电图示：心电图正常范围，随访身体健康。

按语： 痰是体内水湿津液代谢异常形成的病理产物，有广义、狭义之分。广义之痰亦称无形之痰，指体内水湿津液代谢功能失常，水湿凝聚变化而成；狭义之痰又称有形之痰，指整个肺系分泌物。总之，痰既是病理产物，又作为导致脏腑功能失调、形成恶性循环的病因。

水液代谢正常与输布是多脏器功能活动协调的结果。若某一脏器功能活动失常，水湿津液立凝，久羁酿痰为患，特别与脾、肺、肾三脏关系尤为密切。肺主气而布津，通调水道，位居上焦，称为水之上源，若肺失通调宣降，则津留为湿，凝滞为痰；脾主运化水湿津液，喜燥恶湿，位居中焦，若脾失健运，水湿久聚则为痰；肾主五液，蒸化水津，权衡体内水液代谢，位居下焦，肾虚时水津失化，水泛为痰为湿。总之，由痰为患可出现一系列病证。

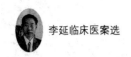

温补心肾、活血祛瘀法治疗胸痹（冠心病）

王某，女，58岁。2015年1月23日初诊。

自觉剑突上有气向咽喉升腾，气到喉部，有濒死感。后背怕冷，似有凉物10余年。畏寒，腰部酸痛，耳中蝉鸣，两目干涩，夜尿频数，动则头晕，面色黄白，口唇发绀，大便秘结两周一行。舌体胖大，质紫暗有瘀斑，苔腻，舌底静脉曲张，脉沉迟结代、两尺脉伏。

中医诊断：胸痹（心肾阳虚，气滞血瘀）。

西医诊断：冠心病。

治法：温补心肾，活血祛瘀。

处方：制附子20g，西洋参10g，黄芪30g，党参30g，丹参20g，赤芍15g，郁金15g，柴胡15g，全瓜蒌20g，薤白10g，茯苓20g，白术15g，延胡索10g，细辛5g，肉桂10g。

6剂，水煎，日1剂，早晚分服。

二诊：胸部豁然轻松，胸痛胸闷减轻，后背冰凉感变轻，畏寒明显好转。原方药物不变，温阳益气药减量，继服6剂，服法同前。

三诊：恶寒、后背冰凉感及气冲咽喉感消失，便秘愈。唯胸骨下段及左侧肩胛骨与脊柱间时而刺痛，疼痛时间1～20分钟不等，发作较频。疲乏无力，夜寐不安，两膝关节至脚畏寒。舌体不大，质紫暗，苔薄白，舌底静脉曲张，脉沉弦，尺脉轻按可得，脉稍长。证属阳虚血瘀，气血亏虚。治以益气助阳，活血祛瘀。

处方：制附子6g，黄芪30g，党参30g，黄精20g，赤芍15g，郁金10g，川芎10g，丹参20g，檀香10g，砂仁10g，延胡索10g，细辛5g，桂枝10g。15剂，服法同前。

上方加减治疗半年余而告愈。

按语：此病虽主脏在心，病位在胸，但与其他脏器紧密相关。西医学认为，冠心病是一种心肌缺血、缺氧引起的以阵发性胸痛或胸憋闷不适为主要表现的临床综合征，其诱因多，病急危笃，病程长，极易复发，目前尚无统一的治疗规范。结合临床实践，对其病因病机证治要点要进行体会，机械套用通阳、豁痰、活血或以病定药等往往收效甚微，甚至会延误病情，临证需审因辨治，标本兼顾，综合治疗，如此方可事半功倍。对急重患者视其病情及时采取中西医结合对症处理，方可由危转安。心肾阳虚型胸痹心痛，多见于久病高龄之人。高龄之人肾阳虚衰，而肾阳是人体五脏六腑功能活动最根本的动力，具有推动人体脏腑生理活动的作用，肾阳虚衰则五脏为之虚损。故临床遇心肾阳虚型胸痹，无论是肾阳虚后而心肾阳虚，还是心阳虚日久及肾而发病，都要考虑他脏功能同时存在虚损的问题，治疗时标本兼治非常重要。

疏肝理气、活血化瘀、补肾健脾法治疗胸痹（冠心病）

王某，女，62岁。2014年12月3日初诊。

近来因生活、工作原因，身体疲惫，情绪波动较大，3天前晚上突然出现左胸前区闷痛，呈压榨样感觉，伴心慌、心悸、汗出等症状，自行服用速效救心丸后症状改善。今5小时前又因情志不畅出现胸闷痛，遂来诊。心电图示：S-T段改变。症见胸闷，左胸前区痛，伴心慌不适，口干，不欲食，头晕，失眠多梦，二便调。舌红偏胖，苔薄黄，脉细弦，尺脉沉。

中医诊断：胸痹；心痛（气滞血瘀，脾肾亏虚）。

西医诊断：冠心病；心绞痛。

治法：疏肝理气，活血化瘀，补肾健脾。

处方：当归15g，柴胡15g，茯苓30g，白术15g，香附10g，炙甘草10g，丹皮15g，枳壳10g，陈皮10g，赤芍、白芍各30g，川芎15g。7剂，水煎，日1剂，早晚分服。

二诊：胸闷痛症状稍改善，但仍心慌心悸，夜里梦多，失眠，口干，食欲差，且出现腰酸、乏力、气短等症。舌红、边有齿痕，苔薄黄，脉左寸沉、双关略弦、尺脉沉细。改补肾健脾、益气活血之法。

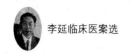

处方：熟地黄20g，丹参20g，仙灵脾15g，黄芪30g，桂枝10g，山茱萸15g，山药15g，丹皮15g，茯苓30g，泽泻10g，水蛭10g，酸枣仁20g，红景天10g。15剂，服法同前。

三诊：诉服药后至今未发。

按语：《杂病源流犀烛·心病源流》曰："喜之气能外，余皆能令心气郁结而为痛也……总之七情之由作心痛。"费伯雄《医醇賸义》曰"：七情之伤，虽分五脏，而必归本于心。"患者由于情志不遂，郁怒伤肝，肝气郁滞，导致气滞血瘀。加之素体脾胃虚弱，肝气盛则克脾土，脾失健运，气机不畅，心脉痹阻，故致胸痹心痛。二诊时虽肝脾健运，升降枢机运转，但患者年老肾虚，《素问·脏气法时论》云"肾病者……虚则胸中痛"，故行气化瘀之后，治以补肾健脾，益气活血，加入酸枣仁以安神宁心。肾虚之症改善，则精血充裕，心阳振奋，气行血行，胸痹之症自减。

益气补肾、活血行瘀法治疗胸痹（冠心病）

王某，男，76岁。2014年7月19日初诊。

近7日出现胸痛、心慌、怕冷，伴口干不欲饮，失眠，腰膝酸软，下肢静脉曲张显露，小便夜频达4～5次，大便质软、日1～2次。既往有冠心病、房性早搏史，近来因天气转凉，外出伤风后感冒，自行服用连花清瘟胶囊，外感虽减，但复出现心慌、胸痛等症。舌红，舌下络脉青粗，苔薄白微腻，脉左寸细稍短、关弦、尺脉沉细略紧。

中医诊断：胸痹（心阳不足，脾肾亏虚，寒凝心脉）。

西医诊断：冠心病。

治法：益气补肾，活血行瘀。

处方：生黄芪30g，桂枝15g，白术20g，丹参20g，熟地黄15g，淮山药15g，枣皮15g，茯苓30g，丹皮10g，泽泻15g，水蛭10g，杜仲20g，当归15g，仙灵脾15g，红景天10g。10剂，水煎，日1剂，早晚分服。

二诊：心慌、怕冷明显减轻，但仍偶有胸痛，以夜间明显，睡眠差，口干，小便夜 3～4 次，大便平。舌红，苔薄白，舌下络脉迂曲稍减，脉细弦、尺沉。上方去泽泻、丹皮，加远志 10g、酸枣仁 30g。15 剂，服法同前。

三诊：患者诉服药后胸痛、睡眠均改善。

按语：张景岳云："善补阳者，必于阴中求阳，则阳得阴助而生化无穷；善补阴者，必于阳中求阴，阴得阳助则泉源不竭。"患者年老体弱，肾阴、肾阳、肾气均亏虚，加之外感风寒受凉致寒凝胸中，瘀滞血脉，形成胸痹心痛。治疗上以六味地黄汤补肾为主，兼以益气温煦心阳。肾阴肾阳得养，则心血得充；心阳温煦，胸痛、心慌症减。方中水蛭、丹参活血行瘀；黄芪补气；桂枝通阳化气，助心行血。后期加入远志、酸枣仁安神宁心，敛阴助阳。全方共奏补肾活血、安神止痛之功。

温化痰湿、活血化瘀安神法治疗胸痹（冠心病）

冯某，女，66 岁。2014 年 12 月 6 日初诊。

1 个月前不明诱因出现心前区疼痛，胸闷，气短，动则较甚，夜间时而胸部刺痛，固定不移，心悸不宁，时口干、涩苦。有心前区疼痛病史两年，每次发作时均服消心痛、心痛定、冠心苏合香丸等，症状有所缓解。症见食后腹胀，胃纳欠佳，眠差，大便正常，舌质偏黯，苔黄白略腻，边齿痕，脉沉稍滑。查心电图示：前侧壁心肌供血不足，aVR、V3、V4、V5、V6、S-T 段下移 0.2mV；动态心电图诊断：冠心病、心绞痛，广泛性心肌缺血。

中医诊断：胸痹（痰湿血瘀）。

西医诊断：冠心病；心绞痛。

治法：温化痰湿，活血化瘀安神。

处方：全瓜蒌 15g，薤白头 15g，姜半夏 10g，全当归 20g，赤芍 20g，丹参 30g，川芎片 15g，炒枳壳 12g，郁金 12g，黄连 10g，炒枣仁 30g。4 剂，水煎，日 1 剂，早晚分服。

二诊：药后心前区疼痛稍缓解，胸闷，气短，略有减轻。效不更方，再进 6 剂，服法同前。

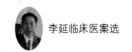

三诊：药后诸症明显减轻。上方加南北沙参各30g，生黄芪20g，又服10剂。查心电图：前侧壁心肌供血不足，aVR、V3、V4、V5、V6、S-T段下移0.15mV，自觉诸症大减。应患者要求配中成药，以巩固疗效。处方：西洋参30g，郁金12g，砂仁6g，红花10g，三七15g，焦大白10g；研面装胶囊，每日3次，每次3粒，连服40天。并嘱患者调情志，勿劳累，少食辛辣生冷食品，忌肥甘油腻之品，保持心情舒畅。

四诊：两个月后，患者自述症状皆无，未诉特殊不适。查心电图大致正常，前侧壁心肌供血不足，aVR、V3、V4、V5、V6、S-T段下移0.05mV，缺血程度得到改善，照方又配1料，服法同前。

半年后随访，病情得到控制，未再复发。

按语：本方药物具有良好的温阳活血化瘀作用，方中全瓜蒌甘寒滑润，既能荡胸涤痰，又善利气散结，使肺气清肃，以行治节之令，助心行血，涤痰散结；薤白头辛温而润，通阳最捷，兼有行气活血之能，通心阳，阳气振奋，则阴霾自散，胸阳得复，气化有力；姜半夏燥湿化痰，使湿邪难以停聚，既可断生痰之源，又可旺盛血液运行，使气机畅通，共为君药；辅以全当归补血活血，减少心肌耗氧量，增强心脏的缺氧耐受性；丹参、川芎片、赤芍等活血通瘀之品，现代研究证实具有增加冠状动脉血流量、减少血管张力、改善微循环、改善血液黏稠度、降低血小板聚集、增强纤维蛋白溶解的作用，可助气血运行，缓解疼痛，共为臣药；炒枳壳、沉香、郁金行气止痛，鼓舞肾气，使气行血行，行则痛减；怀牛膝既活血祛瘀又引血下行，祛痰理气为佐药；粉甘草缓急止痛，调和诸药为使药。诸药合用，共奏温化痰瘀、散结止痛之效。临证时，瘀血与痰浊大多并见，治疗用药时，活血通阳、化瘀豁痰常并用，但必须根据两者的偏盛而有所侧重。

疏肝理气、活血通络法治疗胸痹（冠状动脉粥样硬化性心脏病）

元某，女，56岁。2014年3月5日初诊。

患者有冠心病不稳定型心绞痛病史两年，平素偶感胸闷胸痛，多于情绪激动时发作，服速效救心丸症状缓解。近 4 天，因生气后感胸闷胸痛加重，为刺痛，查体：HR 48 次 / 分钟，律齐，血压 126/76mmHg，心电图示：窦性心律，Ⅱ、Ⅲ、aVF 导联示：ST 段压低 ≥ 0.05mV，T 波低平。心脏彩超示：左室壁节段性运动异常。症见食少纳呆，嗳气，情志抑郁，舌暗有瘀点，苔薄白，脉细弦。

中医诊断：胸痹（气滞血瘀）。

西医诊断：冠状动脉粥样硬化性心脏病；不稳定型心绞痛。

治法：疏肝理气，活血通络。

处方：柴胡 15g，川芎 15g，赤芍 20g，丹参 20g，郁金 20g，延胡索 20g，砂仁 15g，炙甘草 10g。3 剂，水煎，日 1 剂，早晚分服。

二诊：胸闷、胸痛等症状好转，效不更方。继服 3 剂。

药后症状完全消失。

按语：心肝两脏生理功能密切相关，肝主藏血、藏魂，主疏泄；心主血脉，藏神。心气推动血液运行于脉中，以流注全身，血行于脉亦赖于肝之疏泄。《素问·五脏生成》说："肝藏血，心行之。"心血充盈，心气旺盛，则血行正常，肝有所藏；肝藏血充足亦有助于心行血。由此可见，肝除藏血外，亦有调节外周血量的功能。肝藏魂，心藏神，心主宰人体一切精神思维活动，但亦与肝的疏泄功能密切相关。肝之疏泄功能正常，则气机调畅，气血和调，心情亦开朗。五行学说中，肝属木，心属火，木生火，故肝为母脏，心为子脏。五行传变过程中，若心火太旺，势必耗木过多，从而致木之不足，即子病及母；若肝木不足，生火无力，致火势衰微，即母病及子。现代研究证实，长期恼怒、忧思和精神紧张可造成高级神经活动紊乱，引起垂体－交感－肾上腺系统调控异常，使儿茶酚胺分泌量明显升高，引起血液系统高黏倾向，血小板聚集增加。另外，高级神经活动紊乱可使交感特异性通路调节异常，从而引起血管运动功能紊乱，血管紧张性升高，微循环障碍，使心肌缺血缺氧而致心痛。情志失调是导致胸痹心痛的主要原因之一。忧思郁怒，肝失条达，则气机郁滞，气滞则血行不畅，导致心肝血瘀，阻痹脉络；肝郁日久致疏泄失常，木不疏土，则脾运不健，聚湿生痰，痰停胸中，阻滞心络而致心痛；若肝郁日久，生热化火，肝热与痰浊互结，阻闭心脉而

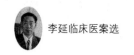

致胸痹心痛；若肝血不足，肝木不荣，无以生火，心脉失养，而致胸痹心痛。由此可见，从肝论治胸痹的基本病机为肝心失调。

疏肝解郁法治疗心悸（心律失常）

何某，女，59 岁。2015 年 1 月 5 日初诊。

1 年前无明显诱因出现胸闷，胁肋疼痛，心慌心烦，头晕头胀，头疼耳鸣，视物模糊，纳可眠可，大小便可，血压 100/70mmHg。既往否认高血压病、糖尿病史，否认肝炎、结核病史。查心电图：V5、S-T 段稍下移，频发房早。舌淡，苔薄，脉弦。

中医诊断：心悸（肝郁气滞）。

西医诊断：心律失常；频发房性早搏。

治法：疏肝解郁。

处方：柴胡 10g，白芍 15g，川芎 9g，泽泻 30g，当归 9g，郁金 15g，合欢皮 30g，香橼 15g，焦三仙 30g，莪术 10g，炒枣仁 15g，柏子仁 15g，蝉蜕 15g，地龙 15g，黄精 15g。

7 剂，水煎，日 1 剂，早晚分服。

二诊：心慌较前明显减轻，无耳鸣，无胸闷及胁肋痛，无头晕头疼，视物模糊好转，纳可眠可，大便成形 1 天 1 次，小便调，舌淡，苔薄白，血压 104/70mmHg。心电图示：正常。上方去柏子仁、炒枣仁，加菊花 10g。继服两月余，症状缓解，无明显不适。

按语： 本证属肝气郁结，采用疏肝解郁之法，方用柴胡疏肝散。肝气郁结，不得疏泄，故见头晕，头胀，心烦；气郁导致血滞，不通则痛，故见胁肋疼痛。治以疏肝行气，活血止痛。方中柴胡入肝胆经，升发阳气，疏肝解郁，透邪外出；白芍敛阴养血柔肝，与柴胡合用，补养肝血，条达肝气；香橼增强理气之效；气滞则血瘀，故用川芎、当归、地龙活血化瘀，改善胸痛症状；加用莪术破血行气止痛；郁金、合欢皮加强疏肝解郁功效；焦三仙和胃；炒枣仁、柏子仁安神，改善心慌症状；蝉蜕明目，改善视物模糊。因患者为

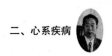

老年女性，从舌脉辨为本虚证，故加黄精滋肾润肺，补脾益气；大枣、生姜顾护脾胃。辨证后积极治疗主症，又顾及全面，综合调理不适症状，故症状明显改善，虫类药的应用有事半功倍之效。

益气补血、健脾养心法治疗心悸（心律失常）

梁某，女，43 岁。2014 年 9 月 13 日初诊。

1 年前无明显诱因偶尔自觉心跳异常，胸闷胸痛，头晕心烦，余无明显不适，纳、眠可，二便可，月经可，血压 110/79mmHg。舌红，苔薄白，脉结代。心电图：①室性早搏；②电轴左偏。心脏彩超：无明显异常。

中医诊断：心悸（心脾两虚）。

西医诊断：心律失常；室性早搏。

治法：益气补血，健脾养心。

处方：党参 15g，生黄芪 30g，茯苓 30g，远志 12g，炒枣仁 30g，柏子仁 15g，神曲 30g，香附 15g，生甘草 10g，川芎 10g，郁金 15g，合欢花 30g，丹参 30g，仙鹤草 10g，清半夏 10g，莪术 10g，大枣 6 枚，生姜 3 片。6 剂，水煎，日 1 剂，早晚分服。

二诊：药后无明显不适，无心慌头晕，饮食可，睡眠可，大小便可。动态心电图：频发室早，最小心率 42 次 / 分钟，最大心率 115 次 / 分钟，室早 1046 次 /24 小时。上药去川芎、神曲；生甘草改 15g，生黄芪改 45g；加当归 15g，天麻 10g。6 剂，服法同前。

三诊：反复调方 1 月余，症状缓解。

按语：本案证属心脾两虚，采用益气补血、健脾养心法，方用归脾汤加减。患者心跳异常、胸闷胸痛、头晕、舌红、苔薄白、脉结代为气阴两虚，故用黄芪、党参益气健脾，以资气血生化之源；远志、茯苓、酸枣仁、柏子仁宁心安神；郁金、合欢花、香附理气解郁，改善心烦症状；气滞血瘀，气虚血瘀，故加用活血化瘀之川芎、丹参、莪术；因脾虚不能化痰，故运用健脾药还须加用清半夏燥湿化痰，体现了中医"治未病"的特色。

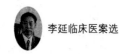

调理气机、活血和络、清心化痰法治疗心悸（冠心病）

纪某，男，64 岁。2015 年 3 月 12 日初诊。

外院诊断为冠心病，时有房早、房颤，近 1 个月频发房颤，服用多种药物无效，神情焦虑，烦躁失眠，自汗盗汗，神疲乏力，对周围事物缺乏兴趣，整日愁眉不展，时胸闷如窒。症见舌暗红，苔白厚腻，脉细。

中医诊断：心悸（肝失疏泄，气滞心络，兼有痰浊）。

西医诊断：冠心病；心律失常。

治法：调理气机，活血和络，清心化痰。

处方：柴胡 10g，甘草 10g，黄连 10g，白芍 15g，枳壳 15g，姜半夏 15g，陈皮 10g，丹参 15g，檀香 10g，小麦 30g。14 剂，水煎，日 1 剂，早晚分服。

二诊：患者已有兴趣看报及电视，睡眠稍安，偶尔烦躁，无自汗盗汗，舌暗红，苔薄白，脉细无结象。上方减小麦继服。

三诊：服药近 3 个月后，胸闷基本消失，未发房颤，精神振作，情绪乐观，每晚睡眠时间延长。

按语：患者素有心系疾病，心系疾病常与心虚胆怯、心血不足、心阳衰弱、水饮内停、瘀血阻络等因素有关。临床辨证时要详辨虚实。肝主疏泄，可疏通血管。长期精神刺激，可致肝气郁结，脉络失养，气血运行不畅；气滞血瘀，痰浊内阻心脉而发生心悸。这与西医学认为的高级神经系统活动障碍和体液内分泌紊乱导致脂质代谢及血管壁运动障碍的看法相似，故辨证审因，投以疏肝之剂，往往能收到意想不到的效果。

益气温阳、化痰除湿法治疗胸痹（冠心病）

李某，男，50 岁。2015 年 2 月 2 日初诊。

1 个月前因劳累后时时心悸，且夜间尤甚，加之经常胸闷，发作性胸痛，活动则气短，上楼时明显，神疲乏力而住院治疗。经检查：Holter 试验显示室早 1546 次 /24 小时，ECG 示室早二联律，偶发房早，多道 S-T 改变，诊断为冠心病；心绞痛；心律失常。出院后继续服用西药，心绞痛发作较少较轻，但未消失，心悸气短依然如故。心率 80 次 / 分钟，律不齐，有停搏，每分钟 2 次，舌色正常，血压 106/70mmHg。慢支 10 余年。时当秋令，轻咳痰白。年轻时有胃病，近年偶尔胃脘不适。症见面容消瘦，面色淡白，语声低，神气怯，苔厚腻微黄，脉弦、来盛去衰，重按力不足。

中医诊断：胸痹（脾肾阳虚，痰浊内阻）。

西医诊断：冠心病；心绞痛；心律失常。

治法：益气温阳，化痰除湿。

处方：全瓜蒌 30g，桂枝 18g，炙甘草 10g，枳壳 10g，川厚朴 10g，熟附块 10g，川、湘贝母各 10g，法半夏 10g，党参 20g，生牡蛎 30g，明玳瑁 10g，远志 15g，炒枣仁 30g，柏子仁 10g。7 剂，水煎，日 1 剂，早晚分服。

二诊：西药停用，精神较前振作，咳痰均减，胸闷隐痛如前，仍心悸和早搏，与 1 周前相似，加茜草 15g，沉香粉 3g，分两次吞服，再服 14 剂，服法同前。

三诊：病情明显好转，心电图示：偶发早搏，S-T 段下移。适当增加扶正化痰散结药，巩固 1 个月，基本痊愈。

按语： 本案为 10 年的慢性支气管炎导致脾肺两虚，痰湿蕴肺。痰瘀充斥百脉，脉弦为肝郁。肝气郁结，痰瘀停聚，结于胸中，阻碍心气运行，故见心悸、胸痛之胸痹证。痰瘀蒙蔽心阳，上实而下虚，上热而下寒。上实者，痰瘀互结于胸中，湿浊阻于上焦而不降也；下虚者，心火不暖肾水，亦不能暖脾土，脾肾阳虚。上热者，肾水不能上济心火，心火无制，夹湿热上熏于舌，故苔厚腻微黄；下寒者，心火不能下暖脾肾，中下焦虚寒是也，久之气血生化无源，气血亦不足，故见神疲气短、脉弱之气虚证，又见面容消瘦、面色淡白之血虚证，脉弦乃肝气郁结、肝络痰瘀是也。治法首当宣通胸痹，痰瘀同治，辅以交通心肾，益气养血。方中全瓜蒌涤痰散结，开胸通痹；枳壳宽胸理气；法半夏、厚朴燥湿化痰，降气除满；川贝母化痰；象贝

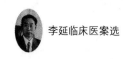

母散结；生牡蛎软坚散结，坠降痰瘀；玳瑁入肝、心二经，性质重降，意在坠降心、肝二经痰瘀；柏子仁、远志养心安神；炒枣仁养心安神兼滋养肝血；党参益气养血；桂枝通肝阳，温心阳散寒，降逆平冲；熟附块阴中求阳，引阳入阴；痰瘀湿浊阻隔上焦，故枳实薤白桂枝汤去薤白。

行气活血、宽胸祛痰法治疗胸痹（冠心病）

郭某，女，72岁。2015年1月30日初诊。

患冠心病10多年。两个月前开始胸闷心痛，每日皆发，每次发作持续约40分钟。休息或含服硝酸甘油后可缓解。心电示：S-T段下移。症见纳差，食后胃胀，嗳气，舌紫暗，苔黄腻，脉弦数、有歇止。

中医诊断：胸痹；心痛（气滞血瘀痰阻）。

西医诊断：冠心病。

治法：行气活血，宽胸祛痰。

处方：丹参10g，檀香10g，砂仁10g，延胡索10g，法半夏10g，瓜蒌皮10g，薤白10g，西洋参10g，苏木0g。7剂，水煎，日1剂，早晚分服。

二诊：胸闷减轻，服药期间心痛只发作1次，持续约1小时，可忍受。舌下有瘀斑，舌紫暗，苔黄腻，脉弦细数。舌脉示仍气滞血瘀，苔黄腻提示仍有痰热。守原法治疗。

处方：丹参10g，檀香10g，砂仁10g，延胡索15g，陈皮10g，茯神15g，竹茹10g，僵蚕10g，蝉蜕10g，珍珠母10g，田三七10g。7剂，服法同前。

服上方后，诸症基本缓解。

按语： 丹参活血化瘀，能治血瘀作痛；檀香温中理气，兼治心腹诸痛；砂仁温胃畅中，能疏散胸中郁闷；气郁日久，胸阳不振，阳不化阴，津液不得输布，凝聚为痰，血瘀痰阻则胸中痛，故初诊以丹参饮合瓜蒌薤白半夏汤为主，行气活血，宽胸祛痰，并加入延胡索、西洋参、苏木行气化瘀止痛。二诊以丹参饮为主方，加入僵蚕、田三七，助丹参活血化瘀。因舌苔仍黄腻，痰热未除，《古今名医方论》谓"（竹茹）其甘寒而恰入胆胃经，既可清胆热，又可化痰热，一药而照顾全面"，故加竹茹清热化痰；并加茯神、陈皮健脾渗湿，行气化痰，助竹茹清化热痰之力；稍用蝉蜕清肝热；茯神、珍珠母镇静安神。诸药合用，共收行气活血、清热祛痰之功。

温阳通脉、理气止痛法治疗胸痹（冠心病心绞痛）

郑某，男，61岁。2014年9月6日初诊。

5年前无明显诱因出现间断性胸痛胸闷，某医院诊断为冠心病心绞痛。3天前胸痛再次发作，自服丹参滴丸症状未见缓解。现胸闷，气短汗出，四肢发凉，舌暗淡，苔白，脉沉弦。

中医诊断：胸痹（阴寒凝滞，心脉痹阻）。

西医诊断：冠心病心绞痛。

治法：温阳通脉，理气止痛。

处方：瓜蒌15g，薤白10g，桂枝10g，延胡索10g，檀香10g（后下），丹参20g，砂仁10g（后下），细辛5g。7剂，水煎，日1剂，早晚分服。

二诊：3剂后症状大减，7剂服完胸痛胸闷消失。原方又取7剂，服法同前。

三诊：药后诸症均失，脉弦减。又取14剂，服法同前。

药后半年回访，未见复发。

按语：《诸病源候论·胸痹候》曰："寒气客于五脏六腑，因虚而发，上冲胸间则胸痹。"《类证治裁·胸痹》曰："喻嘉言曰：胸中阳气，如离照当空，旷然无外。设地气一上，则窒塞有加。故知胸痹者，阳气不用，阴气上逆之候也。"以上两说阐明了胸痹成因乃胸阳先衰，而后寒邪乘之。所以温阳通脉为治疗胸痹心痛的重要治法之一。此案患者胸闷胸痛，气短汗出，四肢发凉，加之舌暗淡，苔白，脉沉弦，故诊为阴寒凝滞、心脉痹阻证，治疗以温阳通脉为主。方中薤白、桂枝、细辛温通心阳；瓜蒌涤痰散结；延胡索、砂仁、檀香理气止痛，延胡索还有活血之功；丹参补心养血。全方有温阳通

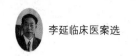

脉、理气止痛之功。辨证准确，用药恰当，故患者服药近 30 剂而病愈。

宣痹通阳、养心健脾、化痰祛浊法治疗胸痹（冠心病心绞痛）

孙某，女，61 岁。2014 年 12 月 3 日初诊。

因胸闷心悸 1 年来诊。1 年前某院诊断冠心病心绞痛。平素偶尔胸闷，活动后有心悸表现。近 1 周来因操劳出现胸闷心悸加重。症见汗出，气短，畏寒，纳食欠佳，面色淡暗，口唇亦暗。舌淡暗，苔白，脉细。

中医诊断：胸痹（胸阳不振，心脾两虚，痰浊中阻）。

西医诊断：冠心病心绞痛。

治法：宣痹通阳，养心健脾，化痰祛浊。

处方：瓜蒌 15g，半夏 10g，薤白 10g，党参 20g，麦冬 15g，五味子 5g，桂枝 10g，丹参 20g，砂仁 10g，茯苓 15g，石菖蒲 20g，炙甘草 15g。7 剂，水煎，日 1 剂，早晚分服。

二诊：胸闷心悸减轻，汗已止。原方又取 7 剂，服法同前。

三诊：无胸闷气短，偶尔便溏。上方加炒白术 15g，7 剂，服法同前。

四诊：诸症皆失，轻度活动后无明显症状。上方不变，7 剂，服法同前。

五诊：药后无胸闷心悸症状，轻度活动亦可。又取 7 剂巩固疗效。

后随访 1 年未见复发。

按语：胸阳不振，温通无力，故胸闷；气虚，心脉推动无力，故心悸、气短、汗出；阳虚则畏寒；脾虚则纳食欠佳；舌淡暗、苔白、脉细亦为胸阳不足、心脾两虚之征象。治以温阳通痹，养心健脾，化痰祛浊。方中瓜蒌、薤白、桂枝、半夏通阳宣痹化浊；党参、麦冬、五味子、炙甘草益心气，养心阴；丹参养血活血；砂仁、茯苓健脾；菖蒲化痰祛浊。方药对证，故二诊时症状减轻。三诊见便溏，乃脾虚所致，故加炒白术加强健脾之力。患者共服药 30 余剂，病证得以控制。

活血化瘀、理气止痛法治疗胸痹（冠心病心绞痛）

明某，男，65 岁。2014 年 8 月 24 日初诊。

10 年前无明显诱因出现间断性胸痛。早期因胸痛症状不重未予重视，近 1 年胸痛较前加重，在心前区部位，有时胸前如压重物，夜梦多。近 10 余日症状更为明显。查心电图：窦性心律，Ⅱ、Ⅲ、AVF 导联 T 波倒置，诊为冠心病心绞痛。症见胸痛胸闷，烦躁不安，气短。舌暗，苔薄黄，脉弦细。

中医诊断：胸痹（气滞血瘀，心脉痹阻）。

西医诊断：冠心病心绞痛。

治法：活血化瘀，理气止痛。

处方：当归 10g，川芎 10g，赤芍 10g，桃仁 10g，红花 10g，柴胡 10g，枳壳 10g，牛膝 10g，瓜蒌 15g，薤白 10g，延胡索 10g，党参 15g，桂枝 10g。7 剂，水煎，日 1 剂，早晚分服。

二诊：胸闷胸痛症状减轻，已不烦躁。效不更方，14 剂，服法同前。

三诊：偶尔胸痛，无胸闷，舌苔转黄。上方去桂枝，余不变。30 剂，服法同前。

四诊：无明显症状，舌暗渐减。上方加丹参 15g，30 剂，服法同前。

后随访两年，未再复发。

按语： 间断胸痛多年，加之胸闷、胸前如压重物为瘀阻心脉所致。瘀血阻络，心脉失养，故夜梦多；瘀阻则气滞，故烦躁不安；气短、脉细为心气不足所致；舌暗、脉弦乃血瘀之征。采用王清任血府逐瘀汤加减治疗。方中当归、川芎、赤芍、桃仁、红花活血化瘀；柴胡、枳壳疏肝理气，调畅气机；延胡索理气止痛；党参、桂枝、薤白益心气，温心阳；瓜蒌可消心脉之痰瘀；配伍牛膝取"血化下行不作劳"之意。全方紧扣病机而设，故可取效。三诊时考虑桂枝易动阳动风助火，故去之。四诊加丹参以补血养血。患者共服药80 余剂，诸症渐平。

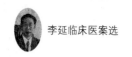

一般而言，胸痹有血瘀重证者，非三五剂可建功，具体取效时间与患者血瘀程度有关。临证时需仔细观察疗效，细究病因病机，不可一见无效便易方，这样反而会耽误病情。

滋阴养血、补气温阳、宁心复脉法治疗心悸（心律失常）

谭某，女，65 岁。2014 年 6 月 23 日初诊。

患者有心肌炎病史 5 年，经常心律不齐，时时发作心动过速，超过 150 次 / 分钟，心慌明显，患者形容像揣个兔子一样，在胸中蹦跳得难受，心动过速发作时恶心呕吐，大便易干结，后背怕冷。舌淡红，苔薄白，脉弦结。心电图示：频发房早。

中医诊断：心悸（阴阳两虚）。

西医诊断：心律失常；房性早搏。

治法：滋阴养血，补气温阳，宁心复脉。

处方：炙甘草 15g，生姜 10g，桂枝 10g，人参 10g，生地黄 30g，阿胶 10g，麦门冬 10g，麻子仁 10g，大枣 4 枚，五味子 20g，龙骨 30g（先煎），牡蛎 30g（先煎）。7 剂，水煎，日 1 剂，早晚分服。

二诊：药后诸症缓解明显，前后调补两个多月，症状消失。

按语： 对于阴阳俱虚病证的治疗，如果补阳就会伤阴、补阴又会伤阳，这时最好使用甘味药物调和。因为补阳的药物多为辛味，辛味与甘味相合就会产生阳气，中医叫"辛甘化阳"；而补阴的药物多为酸味，酸味与甘味相合就会产生阴津，中医称"酸甘化阴"。正如《黄帝内经》所说："阴阳俱不足，补阳则阴竭，泻阴则阳脱，如是者，可将以甘药，不可饮以至剂。"所以在补阳、补阴的同时，可重用炙甘草、大枣等甘味药物以调补阴阳。心血管疾病是危害身体健康的主要杀手之一，发病率越来越高。各种心脏病都会导致心律不齐，然相当一部分心律不齐的患者找不到发病的原因。因心脏出现间歇，或心动过速，患者会有明显的心慌、胸闷感，甚至坐卧不宁。从中医的角度认识，慢性心律不齐既有心脏阳气的不足，也有心脏阴血的不足，

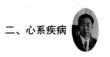

往往表现为心的阴阳两虚证，故临证时需加以注意。

益气化瘀、养阴清热兼祛风除湿宣痹法治疗胸痹（风湿性心脏病）

周某，男，33岁。2015年1月20日初诊。

1个月前无明显诱因出现心悸，阵阵发作，入夜尤甚。经检查确诊为风湿性心脏病，彩超示：主动脉瓣狭窄伴反流；二尖瓣狭窄。因自觉精神负担加重而就诊。偶尔可见少量鼻出血，大便略稀，食欲尚佳，关节不痛。既往身体状况良好，无相关风湿热等病史。心律齐，甘油三酯略高，抗"O"无异常，心功能尚可。症见体胖，面色红润，唇红，舌尖略红，苔薄黄，脉滑数。

中医诊断：胸痹（气阴两虚，风湿痹阻，瘀热阻滞）。

西医诊断：风湿性心脏病。

治法：益气化瘀，养阴清热兼祛风除湿宣痹。

处方：太子参30g，麦冬30g，五味子10g，炒杜仲20g，桑寄生30g，独活15g，合欢皮30g，酸枣仁20g，夜交藤50g，丹参20g，生地黄15g，谷芽30g，石斛20g。5剂，水煎，日1剂，早晚分服。嘱低盐饮食，稳定情绪，保持睡眠，适当活动。

二诊：心悸明显减轻，仅安静时偶有心悸感。偶见少量鼻血。舌略淡红，苔薄腻，脉滑数。气阴两虚同前，但瘀热阻滞，风湿不明显。治以益气养阴，养血宁心，兼化瘀清热。

处方：太子参30g，麦冬30g，五味子10g，炒杜仲20g，桑寄生30g，合欢皮30g，酸枣仁20g，丹参20g，生地黄15g，谷芽30g，黄连10g，乌梅15g，柏子仁15g，黄芪30g，茯苓20g。5剂，服法同前。

三诊：心悸不明显，睡眠易醒，精神状态可，舌略红，苔薄，脉滑数。

处方：太子参30g，麦冬30g，合欢皮30g，酸枣仁20g，丹参20g，生地黄15g，谷芽30g，黄芪30g，茯苓20g，玄参15g，瓜壳15g，丹皮10g。5剂，服法同前。

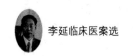
药后风心病瓣膜损害症状基本消失，病情稳定。

按语： 本例患者治疗初在益气化瘀、养阴清热的基础上兼祛风除湿宣痹，用生脉散加炒杜仲、桑寄生、独活、丹参、生地黄、合欢皮、酸枣仁、夜交藤等；后着力于益气养阴，养血宁心，兼化瘀清热以治本，以截断本病发展。本案治疗始终坚持益气养阴，以保少阴心肾，并辨证加减，终使病情稳定。

祛风化湿、理气活血法治疗胸痹（风湿性心脏病）

王某，女，38岁。2015年3月2日初诊。

5年前患风湿性关节炎，半年后发热、心悸，被诊断为风湿性心脏病。两年前育有一子，产后体质明显下降，心前区疼痛，上楼疼痛加重，并伴气短，肘膝关节酸痛，后脑及手指麻木疼痛，腰部酸楚。症见头晕目眩，耳鸣，心悸气短，后脑发麻，手指麻木疼痛，腰部酸胀，大便溏薄，神疲乏力。舌淡，苔薄腻，脉弦细。

中医诊断：胸痹（风湿痹阻，气滞血瘀）。

西医诊断：风湿性心脏病；心功能二级。

治法：祛风除湿，理气活血。

处方：熟附块10g，生地黄20g，生蒲黄15g（包），黄芩15g，羌活10g，独活10g，威灵仙10g，鬼箭羽15g，降香10g，香附10g，煅磁石30g，汉防己15g，丹参15g，桂枝10g。

10剂，水煎，日1剂，早晚分服。

二诊：心前区疼痛缓解，自觉后脑及手指麻木明显减轻，腰痛不明显。

处方：上方去降香，加豨莶草10g、秦艽10g。15剂，服法同前。

三诊：抗"O"、血沉均降低，心前区疼痛消失，唯耳鸣、气短仍见。上方继服15剂。

药后症状明显好转。

按语： 风湿性心脏病又称风湿性心瓣膜病。该病是急性风湿热心脏炎后遗留下来的以瓣膜病变为主的心脏病，主要侵犯主动脉瓣和二尖瓣。因风湿热具有反复发作的特性，故风湿热心瓣膜病形成后，活动性心脏病仍可继续存在和发作，并进一步加重瓣膜的损害和心脏负担，出现心功能不全、心律失常等。

胸痛主要由两个原因造成：一是风湿，即风寒湿邪留滞经络；二是风湿引起心脏瓣膜的病变，而致血脉瘀阻。因此，治疗上既要祛风散寒化湿以止胸痛，又要活血化瘀以强心止痛。本案所用药物以附子为君药，温补阳气，散风寒湿邪，既为通痹圣药，又有强心作用；配生地黄增强强心作用；配蒲黄、丹参活血祛瘀；威灵仙走而不守，通经止痛；羌活增强祛风除湿之力，针对上身痛；降香祛风散瘀，止关节酸痛、腰脊背痛；香附、延胡索活血行气，散瘀止痛；鬼箭羽活血通络，善治胸痹心痛；桂枝一温通，一活血，既治胸痹心痛，又可通脉调经；防己祛风止痛；磁石镇浮阳，益肾阳，镇静安神；另加黄芩，既取其消炎止痛之功，又因苦寒与辛温药相配起相反相助之效，以提高疗效。

温肾利水、泻肺平喘法治疗胸痹（风湿性心脏病）

颜某，女，52岁。2014年5月30日初诊。

10年前因双下肢轻度水肿、乏力，在外院诊为风湿性心脏病、二尖瓣狭窄合并关闭不全、二度心力衰竭，给予强心利尿等治疗，病情好转。近4年来病情日趋加重，每遇冬季寒冷天气可诱发加重，渐至全身水肿，咳喘气促，不能平卧，动则喘甚。每年需住院治疗半月余方可缓解。患者1月前因受寒病情再次加重，高度水肿，呼吸困难，咳吐大量泡沫样痰，不能平卧。外院诊断为风湿性心脏病、心力衰竭、心房纤颤、肾功能不全、瘀血性肝硬化。症见呼吸困难，张口抬肩，语声低微，畏寒肢冷，腹大如鼓，唇甲发绀。舌淡紫，苔白滑，脉沉细欲绝。

中医诊断：胸痹（肾阳虚衰，水凌心肺）。

西医诊断：风湿性心脏病；心力衰竭；心房纤颤；肾功能不全。

治法：温肾利水，泻肺平喘。

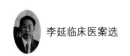

处方：制附子 10g（先煎），茯苓 20g，生白术 15g，白芍 15g，炒葶苈子 15g（包），干姜 10g，杏仁 10g，人参 15g，五味子 15g，桂枝 10g，炙甘草 10g，大枣 5 枚。5 剂，水煎，日 1 剂，分 3 次服。

二诊：小便量增多，水肿稍减，手足较前温暖，无汗出。舌淡紫暗，苔白滑，脉沉细。守法继服。干姜易生姜，加麦冬 10g，益母草 20g。5 剂，服法同前。

三诊：诸症悉减，休息时喘基本消失，动则仍喘，小便量多，继续加减，共服 20 余剂。水肿大减，腹水已销，已能平卧。

1 年后随访，期间仍以上方加减反复服用，病情一直稳定，患者已能做轻微家务劳动。

按语：本例患者病情较重，初因感受寒邪而患病，失治误治，日积月累，久病及肾。肾主水液，肾阳衰微，不能蒸腾气化，水液泛滥则为水肿；水凌心肺则为喘咳；阳虚水阻，四肢失于温煦，故四末寒凉至肘膝；寒水阻滞，气血运行不畅，故面唇甲发绀；肾阳衰微，故额上汗出。本例患者从肺肾入手，标本兼顾，方用真武汤合葶苈大枣泻肺汤加减，温阳利水，泻肺平喘，加干姜、桂枝、人参以回阳固脱。

益气养阴、化痰活血法治疗心衰（高血压性心脏病）

李某，男，73 岁。2014 年 11 月 13 日初诊。

10 年前无明显诱因出现头晕，天旋地转，休息后缓解。此后发现血压升高，但未系统治疗。两年前出现胸闷气促，平躺或稍运动后加重，无胸痛、心慌等不适，遂到医院就诊，测血压 210/100mmHg，查体：双肺可闻及干湿性啰音，心率 110 次 / 分钟。胸片提示：心脏增大，符合高血压性心脏病。1 周前再次出现胸闷气促，不能平卧，慢走即可发作，时有夜间阵发性呼吸困难，伴咳少量白色黏液痰，无胸痛、心慌、发热等不适症状，诊断为高血压性心脏病、慢性心功能不全。症见气促，时而胸闷，脚肿，咳嗽，痰多，尿少，纳差，口唇发绀。舌嫩暗淡，有瘀斑，苔薄白，脉细涩。

中医诊断：心衰（气阴两虚，痰瘀内阻）。

西医诊断：高血压性心脏病；高血压 3 级、极高危组；心功能 3 级。

治法：益气养阴，化痰活血。

处方：太子参 20g，麦冬 15g，法半夏 15g，茯苓 20g，橘红 10g，桃仁 10g，枳壳 10g，豨莶草 15g，石斛 15g，薏苡仁 20g，葶苈子 10g，白术 15g，泽泻 15g，大枣 3 枚。7 剂，水煎，日 1 剂，早晚分服。

二诊：胸闷气促好转，可平卧，无夜间阵发性呼吸困难，咳痰减少。上方加丹参 20g，牛膝 15g，桔梗 10g。7 剂，服法同前。

三诊：诸症进一步好转，正常活动后无明显喘促，继续服上方 7 剂巩固。随诊无明显反复。

按语：五脏皆可致心衰，非独心也。患者年高久病，脏腑精气衰，气阴两虚，痰瘀互结，闭阻脉络，枢机不利，而致心衰。脉涩主瘀，舌暗淡、苔薄少主虚主瘀。治疗上标本兼治，祛痰瘀之标，以助于心阳恢复。气促伴咳嗽咳痰，病由火传金故予泻肺，心肺同治。

清热除湿、化痰通络、调养气阴法治疗心衰（风心病）

武某，男，58 岁。2015 年 3 月 15 日初诊。

1 个月前无明显诱因突发胸闷不适，进行性加重，经查诊为风心病、主动脉瓣关闭不全、左心衰，经治疗后略有缓解。现胸闷不舒，腹胀，伴心前区刺痛，口干口苦，夜间汗多，微咳痰少，二便尚可。精神萎靡，语声低微。舌略淡，苔黄干厚，脉细滑数。心率、血压均正常。

中医诊断：心衰（气阴两虚，痰瘀阻络，余热未尽）。

西医诊断：风心病；左心衰。

治法：清热除湿，化痰通络，调养气阴。

处方：黄芪 40g，红参 15g，麦冬 30g，五味子 10g，生地黄 15g，丹参 15g，藿香 15g，黄连 10g，法半夏 15g，瓜蒌 15g，茯苓 20g，茵陈 20g，谷芽 30g。7 剂，水煎，日 1 剂，早晚分服。嘱其适寒温，防感冒，注意休息。

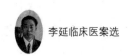

二诊：胸闷缓解，汗出明显减少。精神好转，偶有轻微刺痛，微咳痰少，略有怕冷，睡眠欠佳，仍守前法。

处方：黄芪 40g，红参 15g，麦冬 30g，五味子 10g，生地黄 15g，丹参 15g，瓜蒌 15g，茯苓 20g，谷芽 30g，黄精 15g，黄柏 15g，苍术 15g，薏苡仁 30g，海桐皮 20g，白豆蔻 10g，酸枣仁 25g。10 剂，服法同前。

三诊：胸闷基本消失，仅上楼时略加重。诸症皆缓解明显，守法继续服药。

处方：黄芪 40g，红参 15g，麦冬 30g，五味子 10g，生地黄 15g，丹参 15g，瓜蒌 15g，茯苓 20g，谷芽 30g，黄精 15g，酸枣仁 25g，玉竹 15g，薤白 20g，浮小麦 40g。7 剂，服法同前。

随访，病情一直稳定。

按语：本病总属心脾肾虚损，气化无力，气机阻滞，则瘀血、痰浊、水饮内生，病久则郁滞化热，阴亦不足，本虚标实突出。考虑病机当以少阴心肾为中心，因而治疗中始终以振奋少阴阳气为本。治疗之初清热除湿，化痰通络，调养气阴，标本同治。治疗收效后，以益气养阴合温补心肾之品偏重治本。方中黄芪、红参、麦冬、五味子、玉竹、黄精等益气养阴；黄连、瓜蒌、法半夏、薤白等清热涤痰；丹参化瘀；生地黄、酸枣仁、浮小麦养心安神敛汗；藿香、白豆蔻、茵陈、谷芽等化湿利尿醒脾而保胃气。诸药随证之标本缓急而用，效果显著。

益肺补肾纳气、化痰止咳平喘法治疗喘证（肺心病）

隋某，女，62 岁。2015 年 1 月 10 日初诊。

自述患肺心病多年，常于外感后咳喘发作。1 个月前再次因外感诱发咳喘，西药治疗效果不佳，逐日加重，伴心慌气短，不能平卧。症见气短懒言，咳喘，痰多呈泡沫状，面色无华，唇色紫暗。舌胖暗红，苔白腻，脉细数无力。

中医诊断：喘证（肺肾气虚，痰饮内停）。

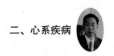

西医诊断：肺心病。

治法：益肺补肾纳气，化痰止咳平喘。

处方：北沙参 15g，麦冬 10g，射干 10g，炙麻黄 10g，生石膏 20g，杏仁 10g，熟地黄 15g，细辛 5g，前胡 10g，海浮石 15g，法半夏 10g，茯苓 15g，马兜铃 15g，甘草 10g。5 剂，水煎，日 1 剂，分 3 次服。

二诊：咳喘减轻，余症缓解不明显。

处方：北沙参 15g，麦冬 10g，炙麻黄 10g，生石膏 20g，熟地黄 15g，前胡 10g，海浮石 15g，法半夏 10g，茯苓 15g，马兜铃 15g，甘草 10g，紫石英 15g，柏子仁 15g，桑白皮 10g。5 剂，服法同前。

三诊：咳喘明显好转，可平卧。

处方：北沙参 15g，麦冬 10g，炙麻黄 10g，生石膏 20g，熟地黄 15g，前胡 10g，茯苓 15g，马兜铃 15g，甘草 10g，紫石英 15g，柏子仁 15g，桑白皮 10g，五味子 10g，苏子 10g，款冬花 15g，海蛤壳 15g，山茱萸 15g。5 剂，服法同前。

四诊：初诊症状基本控制，精神、饮食尚可，已不咳喘，嘱继续服用巩固疗效，并加服蛤蚧、冬虫夏草粉。

按语：《黄帝内经·素问》曰："诸气膹郁，皆属于肺。"肺以肃降为顺，肺气上逆则喘，日久肺肾两虚，肾虚不纳气，则喘息加重。病程日久，肺肾气虚，痰饮内停致喘咳日久不愈；痰湿郁久化热，痰火交阻于肺则咳喘日重。治疗上，初诊用麻杏石甘汤加味，宣肺清热，平喘止咳，兼以益气；咳喘平后以治本为主，补益肺肾，兼以化痰止咳；后期用蛤蚧、冬虫夏草打粉服用。冬虫夏草、蛤蚧均入肺、肾二经，有滋补肺肾、止咳定喘的功用，并补益阴血，助精扶羸，入冬服用可预防和减少咳喘的复发，具有"上工治未病"之意。

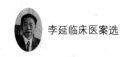

三、肝胆疾病

疏肝理气、健脾利湿法治疗胁痛（非酒精性脂肪肝）

李某，男，32岁。2014年9月1日初诊。

半个月前因工作劳累出现右上腹疼痛不适症状，彩超示：重度脂肪肝；肝功提示：丙氨酸氨基转移酶（ALT）88U/L，天门冬氨酸氨基转移酶（AST）90U/L，GGT 47U/L，TP 68g/L；否认肝病史，无大量饮酒史。症见胁痛，伴纳差，乏力，腹胀，厌油腻，睡眠差，大便溏薄，1日2～3次。舌暗淡，舌体胖大，边有齿痕，苔厚腻，脉弦细滑。

中医诊断：胁痛（肝郁脾虚兼湿热）。

西医诊断：非酒精性脂肪肝。

治法：疏肝理气，健脾利湿。

处方：柴胡20g，茯苓15g，焦白术15g，陈皮15g，姜黄15g，白芷15g，焦三仙各15g，苍术15g，薏苡仁15g，泽泻15g，黄芪15g，党参30g，夜交藤35g，合欢花35g。10剂，水煎，日1剂，早晚分服。服药期间忌辛辣生冷，注意调整饮食结构，以低糖、低脂肪、高蛋白质、高纤维素为原则，适当进行体育锻炼。

二诊：自觉乏力消失，余症虽减轻但诸症仍在，上方再服10剂。

三诊：诸症减轻，胁痛消失，腹胀仍在。上方加厚朴15g，以增行气之功。再服20剂。

四诊：上方加减 1 个月，诸症消失，纳食正常，睡眠佳。复查肝功正常，彩超示：轻度脂肪肝。

按语：本例患者是典型的非酒精性脂肪肝，根据临床症状和舌脉，辨证为肝郁脾虚兼湿热型胁痛。痰湿内生为非酒精性脂肪肝的最主要变化。脾虚失运是导致非酒精性脂肪肝的病理机制。随着病情发展，土虚木乘，肝脾失调，痰湿内生，形成新的病例产物，造成恶性循环。方中柴胡、茯苓、焦白术疏肝健脾；姜黄、白芷有降血脂之功效；因纳差、腹胀，故加陈皮、焦三仙理气消食除胀；薏苡仁、苍术、泽泻、夜交藤、合欢花有调节睡眠的作用，全方体现了疏肝理气、健脾利湿的治疗原则。

清热化湿、理气通络法治疗胁痛（酒精性脂肪肝）

林某，男，42 岁。2013 年 4 月 23 日初诊。

反复肝区胀痛，时轻时重，自服护肝片、维生素 C 片等药，缓解不明显，伴倦怠乏力，纳呆，溺黄。有嗜酒史，形体肥胖。舌红，苔黄腻，脉弦滑。腹部隆起，肝脾未触及。生化：谷丙转氨酶 74U，余正常范围内；血脂：总胆固醇 9.1mmol/L，甘油三酯 2.5mmol/L；彩超示：肝大，肝脏光点亮点增强，诊断为脂肪肝。肝炎系列检查：未见异常。

中医诊断：胁痛（湿热蕴结）。

西医诊断：酒精性脂肪肝。

治法：清热化湿，理气通络。

处方：龙胆草 30g，栀子 10g，夏枯草 15g，柴胡 15g，郁金 15g，大腹皮 15g，通草 15g，车前子 15g，泽泻 20g，生地黄 20g，当归 20g，枳椇子 15g，葛花 30g。7 剂，水煎，日 1 剂，早晚分服，嘱忌膏粱厚味，戒酒。

二诊：症状缓解，疼痛减轻，嗜睡易疲劳。上方加苍术 15g，滑石 10g，茯苓 20g，以增清利湿热之效，再服 7 剂。

三诊：诸症减轻，去滑石、车前子，加丹参 20g，何首乌 20g，以增消脂保肝作用，再服 7 剂。

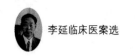

四诊：症状缓解，略乏力，去通草、苍术，加黄芪 20g，焦术 15g。再服 10 剂。

五诊：自觉症状好转明显，去枳椇子、葛花。守方再服 20 剂。

加减治疗 3 个月，症状皆无，体重下降。彩超复查示：肝脏未见异常，血脂在正常范围。

按语：肝体阴而用阳，若为酒毒所伤，可致肝气内变，津液不能正常敷布，化为脂膏沉积于肝，需保肝降酶，活血化瘀，防止传变。方中龙胆草、栀子、夏枯草清肝火，祛湿热；柴胡、郁金、大腹皮疏肝理气止痛；通草、车前子、泽泻清利湿热；生地黄、当归养血清热益肝；枳椇子、葛花解酒毒。二诊见嗜睡，易疲劳，辨为湿热盛，故用苍术、滑石、茯苓清热利湿。三诊加丹参、何首乌以增消脂保肝之功；去滑石、车前子以防清利过度伤阴。四诊略乏力，故去通草、苍术，加补益健脾之黄芪、焦术。五诊后诸症大减，故去解酒毒之枳椇子、葛花。治疗过程中，嘱患者合理饮食，加强锻炼，这也是酒精性脂肪肝治疗中的重要组成部分。

疏肝健脾化湿、理气活血解毒法治疗胁痛（病毒性肝炎）

刘某，男，27 岁。2014 年 5 月 15 日初诊。

纳差、乏力、胁痛隐隐、脘腹胀闷不舒，伴嗳气频作，偶恶心欲吐，大便微溏 1 个月。皮肤、巩膜无黄染，未见蜘蛛痣及肝掌，肝脾肋下未触及，无压痛，实验室检查：ALT 92U/L，AST 76U/L，白球比值（A/G）1.04∶1，HBsAg、HBeAg、HBcAg（+），HBV-DNA 定量：2.84×10^5。舌稍淡而暗，边有齿痕，苔白腻，脉弦细。

中医诊断：胁痛（肝郁脾虚夹湿，兼气滞血瘀）。

西医诊断：病毒性肝炎。

治法：疏肝健脾化湿，理气活血解毒。

处方：柴胡 15g，垂盆草 30g，黄芪 30g，党参 20g，茯苓 20g，焦术 15g，焦山楂 15g，焦神曲 15g，焦麦芽 10g，连翘 10g，板蓝根 20g，佛手

10g，砂仁 15g（后下），藿香 10g，佩兰 15g，制半夏 15g，枳实 15g，槟榔片 15g，苏叶 15g，半枝莲 35g，虎杖 15g，贯众 15g，丹参 20g，川芎 15g，当归 15g。14 剂，水煎，日 1 剂，早晚分服。嘱服药期间禁食辛辣肥腻之品，注意充分休息。

二诊：乏力、纳差改善，脘腹胀闷减轻，胁肋仍隐痛，嗳气偶作，恶心呕吐症状消失，便可，寐安，舌暗淡，边齿痕，苔白微腻，脉弦细。

处方：柴胡 15g，垂盆草 30g，黄芪 30g，党参 20g，茯苓 20g，焦术 15g，焦山楂 15g，焦神曲 15g，焦麦芽 10g，连翘 10g，板蓝根 20g，佛手 10g，砂仁 15g（后下），枳实 15g，槟榔片 15g，苏叶 15g，半枝莲 35g，虎杖 15g，贯众 15g，丹参 20g，川芎 15g，当归 15g。14 剂，服法同前。

三诊：自觉精神好转，纳可，加之重视正常作息，除偶有胁肋隐痛之外无其他不适，舌暗，边齿痕，苔白，脉弦细。实验室检查：肝功 ALT 86U/L，AST 57U/L，A/G 比值 1.04：1.4。上方去虎杖，加白花蛇舌草，余同前方，嘱服两个月后复查。

处方：柴胡 15g，垂盆草 30g，黄芪 30g，党参 20g，茯苓 20g，焦术 15g，焦山楂 15g，焦神曲 15g，焦麦芽 10g，连翘 10g，板蓝根 20g，佛手 10g，砂仁 15g（后下），枳实 15g，槟榔片 15g，苏叶 15g，半枝莲 35g，贯众 15g，丹参 20g，川芎 15g，当归 15g，白花蛇舌草 35g。

四诊：自觉无不适症状，纳可寐安，舌暗红，苔薄白，脉弦细。实验室检查：ALT 18U/L，AST 25U/L，HBeAg 转阴，HBsAg、HBeAg、HBcAg 阳性，HBV-DNA 弱阳性。

嘱休息 1 周，继续服药一两个月以巩固疗效，定期检查肝功及相关病源测定。

按语：胁痛责之肝胆，疫毒湿热之邪侵犯肝胆使肝络失和，胆失疏泄，而致胁痛。湿热毒邪由肝及脾，升降失常，则脘腹满闷，呕恶，便溏。肝为藏血之脏，故湿热毒邪易深入血分，瘀滞肝络。肝郁脾虚，气滞及血，血瘀阻气，故虚实同见，治以攻补兼施。本案中所用方剂，柴胡为君，疏肝解郁；垂盆草、半枝莲、虎杖、贯众、连翘、板蓝根清热解毒；黄芪、党参补中益气；茯苓、焦术、焦三仙健脾利湿，助水谷运化；因湿邪困阻，故加藿

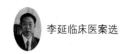

香、佩兰、砂仁加强化湿之功；佛手与柴胡合用，疏肝解郁；与砂仁合用，更能行气和中，调理脾胃；枳实、槟榔片、苏叶行气；丹参、川芎、当归活血，尤其是川芎与当归，川芎为血中气药，当归补血活血，且入肝脾经，配伍相得益彰，共奏活血行气之功。诸药相合，攻补兼施，祛邪不伤正，补血而不腻，补气而不滞，不仅气血双补，同时有调和之效。

温补脾肾法治疗胁痛（病毒性肝炎）

董某，男，42岁。2013年3月20日初诊。

病毒性乙型肝炎病史5年，使用过干扰素及拉米夫定等药物治疗，5年来病情一直反复。现因劳累，近两个月出现胁肋疼痛加重，巩膜无黄染，无黄疸，未见肝掌及蜘蛛痣，肝脾未及，无压痛、胁肋疼痛，伴腰膝酸软，腰背坠痛，自觉乏力，偶尔头晕目眩，便溏，舌体胖大有齿痕，色暗淡，苔白滑腻，脉弦细。ALT 90U/L，AST 44U/L，HBsAg、HBcAb、HBeAg均阳性，HBV-DNA 3.2×105。彩超示：肝实质弥漫性损伤。

中医诊断：胁痛（脾肾阳虚）。

西医诊断：病毒性肝炎。

治法：温补脾肾。

处方：菟丝子15g，山药35g，山茱萸15g，柴胡15g，茯苓15g，焦术15g，泽泻10g，猪苓10g，煅龙牡各35g，炒杜仲15g，丹参20g，薏苡仁25g，狗脊15g，续断15g，川芎15g，金樱子10g，益智仁10g。14剂，水煎，日1剂，早晚分服。嘱患者服药期间禁食辛辣肥腻之品，调情志，勿过劳。

二诊：乏力及头晕目眩症状减轻，胁肋及腰膝酸软疼痛减轻，大便质软，舌淡，苔白腻，脉弦细。为防止化燥伤阴，上方加沙参20g，白芍15g，女贞子10g。

三诊：1个月后复查转氨酶均明显下降，病毒含量减低，乙肝五项无改善。患者自觉偶有胁肋隐痛，无其他不适症状，舌黯红，苔薄白腻，脉弦

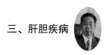

细，嘱其继续治疗。

按语：胁痛的发生除与肝胆有关外，尚与肾有关。肝藏血，肾藏精，精血互生，故肝肾不足常常是联系在一起的。对于肝肾不足的慢性乙型肝炎患者，通过滋补肝肾，可抑制患者过高的体液免疫和提高过低的细胞免疫，对免疫功能紊乱具有调控作用。肝、肾病及慢性乙型肝炎患者往往会有脾虚的存在，或有脾肾虚弱的症状。脾失运化，气血生化无源，肝血不足，肾无所养，最终致肝肾两亏。病至肝肾亏损阶段，病位较深，病情较重，此时的治疗当以扶正为主，祛邪为辅，但治疗中仍有许多矛盾之处。如滋补肝肾之精易阻滞脾胃，温阳不慎会加重伤阴，滋阴太过又会助湿、伤阳等，在此阶段扶正，首先仍需顾护后天之本。另外，在补肾时，应抓住矛盾的主要方面，分清阴阳亏虚，注重阴阳并补，避免阴阳失衡。

清肝泄热、补益脾胃法治疗腹痛（胆囊炎）

谢某，女，55 岁。2013 年 7 月 15 日初诊。

患慢性胆囊炎病史 5 年，彩超检查：胆囊壁毛糙，欠光滑，胆囊内泥沙样结石。1 天前因进食油腻热食引起右胁胀痛，胸部胀闷，嗳气，腹胀，厌油腻，口微干不欲饮，口苦，食欲不振，纳少，食多则胀，近几日大便偏干，素日不耐劳累，大便不成形，小便调。舌淡，苔薄黄腻，脉细滑。

中医诊断：腹痛（肝郁化热，脾胃虚弱）。

西医诊断：胆囊炎；胆石症。

治法：清肝泄热，补益脾胃。

处方：金钱草 60g，生大黄 10g，柴胡 20g，黄芩 15g，姜半夏 15g，川楝子 10g，郁金 25g，苍术 15g，云苓 15g，皂角刺 15g，薏苡仁 30g，甘草 15g。6 剂，水煎，分早晚空腹温服。

二诊：右胁疼痛明显减轻，食欲增，大便偏稀，日 1 次，仍腹胀，舌淡，苔薄黄，脉细滑。

处方：金钱草 30g，柴胡 20g，黄芩 15g，姜半夏 15g，川楝子 10g，郁

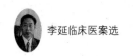

金 25g，苍术 15g，云苓 15g，皂角刺 15g，薏苡仁 30g，甘草 15g，白术 20g。6 剂，服法同前。

三诊：无明显右胁疼痛，腹胀减轻，大便软，乏力，不耐劳，给予参苓白术颗粒、胆石利通片口服，用药两个月脾虚诸症基本消失。

按语： 患者素食欲不振，食多腹胀，大便偏稀，不耐劳，舌淡，属脾胃虚弱。进食油腻，脾胃运化不足，故发生腹胀；胸胁胀痛，嗳气属肝气郁滞；胆汁排泄不畅，肝郁化热，表现为口干口苦。初诊疼痛明显，急则治其标，重用金钱草、郁金利胆止痛；生大黄通腑，柴胡疏肝清热，以缓解疼痛。脾虚，大量利胆药多戕伐脾胃正气，故加用苍术、薏米顾护脾胃。再诊时疼痛减轻，故缓则治其本，加用白术顾护脾胃正气。后期注重调整脾虚之体质，改用中成药补脾并结合利胆，如此病情稳定，长期未再发作。

育阴软坚、活血化瘀佐以理脾法治疗鼓胀（肝硬化）

齐某，男，41 岁。

1 年前感脘堵腹胀，两胁刺痛，食欲不振，便溏乏力，时而低热，经常齿衄或出现皮下瘀斑。在外院检查脾大两指，肝剑突下三指。肝功能检查：转氨酶均升高，诊为慢性肝炎（活动期）。后食道造影见中下段黏膜迂曲不整，有虫蛀样小缺损，轮廓不光滑，为"食道静脉曲张"。继之，患者恶心纳差明显，消瘦乏力，尿色如茶，大便溏泻，黄疸，瘀斑较多，下肢尤显，肝于肋下 3.5cm，剑突下 6cm，脾肋下 4cm，无腹水征。肝功能检查：转氨酶较前增高，临床诊为重症肝炎、肝硬化、亚急性肝坏死。住某院期间，经综合治疗，黄疸退，出血倾向明显好转，食纳增加，肝突下 3cm，脾肋下 3.5cm，肝功能接近正常，食道造影如故。患者因惧怕手术，故求治中医。平素有高血压病史。症见疲乏无力，腰痛腿软，脘胁痛，腹胀便溏，溲黄而少，齿衄，时有皮下瘀斑，夜寐不实，脉弦滑，苔薄白，肝脾如前。

中医诊断：鼓胀（肝肾不足，气滞血瘀，湿热余邪未尽）。

西医诊断：肝硬化；门静脉高压；脾功能亢进；食道静脉曲张；高血压病。

治法：育阴软坚，活血化瘀佐以理脾。

处方：鳖甲15g，红花10g，三棱10g，马鞭草10g，党参12g，焦术10g，黄精15g，女贞子25g，枸杞子12g，鸡血藤25g，桑寄生25g，狗脊12g，川续断15g，刘寄奴10g。20剂，水煎，日1剂，早晚分服。

二诊：腹胀乏力、齿衄。复查肝功能：转氨酶下降明显，脉弦滑，苔薄白。上法加益气之品。

处方：茵陈15g，板蓝根15g，金钱草20g，生黄芪25g，党参12g，青陈皮10g，腹皮子各10g，赤芍10g，白芍10g，红花15g，茅根15g，女贞子25g，鸡血藤15g，炙鳖甲15g。本方进退服数月。

三诊：齿衄、胁痛减少，腹胀尿黄，脾于肋下1cm许。复查食道造影：中下段静脉曲张消失，血压波动，最高150/100mmHg。脉弦滑缓，苔薄白。仍以益气养肝、清热渗湿、凉血解毒为法。

处方：女贞子25g，首乌12g，阿胶珠10g，杭芍25g，当归10g，炙鳖甲15g，生黄芪15g，党参15g，腹皮子各12g，茵陈15g，板蓝根15g，蒲公英30g，鸡血藤30g，茅根15g。

四诊：上方加减1月余，腰膝痛软改善，不觉腹胀，大便成形，齿衄基本止，肝功能复查数次正常。脉弦滑，苔白，舌见小块紫暗瘀斑。脾肋下将及，继拟上方进退以利巩固。

按语：本案为病邪较盛，湿热困脾及蕴郁肝胆不解，加之久病情怀不悦，肝阴暗耗，气滞血瘀日增，导致肝脏功能进行性恶化，黄疸低热，腹胀胁痛，腰痛乏力，鼻衄瘀斑，白细胞和血小板减少，转氨酶增高诸症相继出现，肝脾肿大及食道中下段静脉曲张。治以扶正祛邪。初起虽病情好转，但黄疸退后湿热余邪未清，气滞血瘀未复，阻碍了本病进一步恢复。之后用活血化瘀、育阴软坚、补气健脾、疏气行滞，配合清热渗湿、活血解毒为法调治，药后患者全身症状明显改善，出血倾向消失，肝脾显著缩小，肝功能正常，X线造影复查食道静脉曲张征消失。

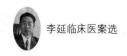

疏肝和胃法治疗胁痛

宋某，男，40岁。2014年6月25日初诊。

半个月前因气滞后出现胸胁胀满窜痛，甚则放射至背部，食欲不振，嗳气泛酸，烦躁易怒，夜寐不安，体倦乏力，小便黄，大便干，面色红。舌红，苔薄黄，脉弦涩。

中医诊断：胁痛（肝胃不和）。

西医诊断：胁痛。

治法：疏肝和胃。

处方：柴胡15g，薤白10g，丹参20g，白芍20g，瓜蒌20g，砂仁15g，枳壳10g，川芎15g，醋香附15g，陈皮15g，炙甘草10g，清半夏15g，神曲15g，旋覆花20g。7剂，水煎，日1剂，早晚分服。

二诊：胸胁胀满窜痛明显好转，无嗳气泛酸，但夜寐不安，便秘。上方加桃仁20g，厚朴15g，火麻仁15g。7剂，服法同前。

三诊：药后基本痊愈，无特殊不适感。嘱停药。

按语： 本案因气滞而致肝胃不和，导致清阳不升、浊阴不降发而为病。《金匮翼》云："肝郁胁痛者，悲哀恼怒，郁伤肝气。"故用疏肝和胃法治之。柴胡疏肝散以疏肝理气，丹参饮益气调气，瓜蒌薤白半夏汤通阴阳而和胃，加旋覆花、代赭石降逆止呕助消化。二诊时加桃仁、火麻仁、厚朴行气润肠通便，使阳明腑气得通，病方自愈。

疏肝解郁、和中开胃法治疗胁痛（肋间神经痛）

李某，男，45岁。2013年5月12日初诊。

1年前因气滞出现右胁胀痛，走窜不定，自服肝胃气痛片，病时发时止，伴嗳气，食少纳呆，失眠，面色晦暗。舌红，苔微黄腻，脉弦。

中医诊断：胁痛（肝胃不和）。

西医诊断：肋间神经痛。

治法：疏肝解郁，和中开胃。

处方：柴胡 15g，黄芩 10g，太子参 15g，清半夏 15g，赤芍 15g，枳实 15g，陈皮 15g，炙甘草 10g，川楝子 15g，白芍 30g。7 剂，水煎，日 1 剂，早晚分服。

二诊：胁痛症状好转，仍食少纳呆，失眠。

处方：柴胡 15g，黄芩 10g，太子参 15g，清半夏 15g，赤芍 15g，枳实 15g，陈皮 15g，炙甘草 10g，川楝子 15g，白芍 30g，炒枣仁 15g，夜交藤 20g，砂仁 20g。10 剂，服法同前。

三诊：胁痛基本消失，饮食尚可，睡眠有所好转。

处方：柴胡 15g，黄芩 10g，太子参 15g，清半夏 15g，赤芍 15g，陈皮 15g，炙甘草 10g，白芍 30g，炒枣仁 15g，夜交藤 20g，砂仁 20g，生龙骨 20g（先煎），牡蛎 20g（先煎）。7 剂，服法同前。

四诊：诸症消失，嘱停药。

按语：胁痛属肝气不疏，肝胃不和。胁为肝部，胃主纳谷，胁痛纳减，肝胃两病。故治以疏肝解郁、和中开胃为法，以柴胡为主药疏肝和胃；枳实、川楝子疏肝。一诊后胁痛减轻，二诊加砂仁醒脾，故食少纳呆诸症好转。三诊去枳实、川楝子，加龙骨、牡蛎失眠好转。全程治疗以疏肝为主，木郁达之，药到病除。

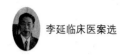

四、脾胃疾病

疏肝理气、和胃降逆法治疗腹痛（胃肠功能紊乱）

齐某，男，16岁。2014年4月24日初诊。

腹部近脐窝阵发性胀痛两日。因暴饮暴食，作息不规律，始发腹痛。现疼痛较剧，肠鸣音亢进，矢气后稍缓解，曾服四磨汤口服液无效，伴纳呆、口臭、嗳气，眠可，无发热，情绪易波动，小便调，大便干燥、二三日一行，查体无异常。舌边尖红，苔薄白，脉弦细。

中医诊断：腹痛（肝气犯胃，胃气上逆）。

西医诊断：胃肠功能紊乱。

治法：疏肝理气，和胃降逆。

处方：柴胡15g，白芍15g，茯苓15g，麦冬15g，枳壳10g，厚朴10g，旋覆花10g，郁金10g，延胡索10g，石斛10g，甘草10g。7剂，水煎，日1剂，早晚分服。

二诊：腹痛、嗳气消失，腹部不胀，纳呆，大便偏干，每日1次，余症皆改善。

处方：柴胡15g，白芍15g，茯苓15g，麦冬15g，枳壳10g，厚朴10g，郁金10g，石斛10g，甘草10g，丹参15g，神曲15g，鸡内金30g。7剂，服法同前。

药后大便调，余症皆愈。

按语：腹痛病因多样，临床常见外感寒邪或阳气虚衰所致腹痛。本案患者为饱胀疼痛，情志失调，肠鸣音亢进，嗳气，脉细弦，临证可从肝着手；大便干、口臭、舌边尖红等见症可排除因寒而痛。辨证属肝失疏泄，肝气犯胃，胃失和降，气机郁滞，郁久化热所致。方中柴胡、郁金、枳壳疏肝理气止痛；麦冬、石斛清热益胃生津；延胡索清热解毒，行气止痛；旋覆花、厚朴降逆和胃，行气消积；茯苓、白芍健脾和胃；丹参活血止痛；神曲、鸡内金消食健脾。诸药合用，以疏肝和胃、调理气机为主，清热止痛为辅。全方标本兼治，服之立验。

调理脾胃、疏肝理气、泻火解毒法治疗便秘

李某，女，42岁。2014年4月22日初诊。

两年来大便艰涩、四五日一行、量少干结、粪质呈细杆状或羊粪球状，服芦荟胶囊等药可缓解，停药复发。面愁易怒，纳谷不香，口臭，肠鸣矢气，时咽喉部有异物感，无吞咽困难。查体：腹胀，触之不硬。肠镜示无器质性病变，排除肠梗阻、阑尾炎等急腹症。舌红、边有齿印，苔白，脉弦细。

中医诊断：便秘（肝郁气滞，脾失健运）。

西医诊断：便秘。

治法：调理脾胃，疏肝理气，泻火解毒。

处方：白术40g，枳壳20g，白芍15g，厚朴15g，莱菔子15g，玄参15g，火麻仁15g，柴胡15g，佛手10g，甘草10g。7剂，日1剂，水煎。

二诊：腹胀和咽中异物感消失，大便两日一行、质不干结，但排便困难，舌黯淡，脉细数，余症改善。

处方：白术20g，枳壳20g，白芍15g，厚朴15g，玄参15g，火麻仁15g，柴胡15g，佛手10g，甘草10g，麦冬15g，何首乌15g。7剂，服法同前。

药后排便困难缓解，短气无力症状消失，守方继服3剂后愈。

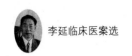

按语：本案患者证属肝郁气滞，失于疏泄，影响脾的运化功能；脾失健运，致大肠失润，无力推动肠中糟粕而便秘。《医学入门》曰："肝病宜疏通大肠，大肠病宜平肝。"强调了疏理肝气对治疗便秘等大肠疾病的重要性。再者，气机不畅，久郁化火，灼伤肠中津液，亦可加重便秘。习惯性便秘因病程长，多累及五脏，故不可一味补虚，也不可猛进攻伐之剂，而应以疏肝气、健脾胃为先。方用大剂量白术顾护脾胃中焦之气，润肠通便，可谓"塞因塞用"；白芍助白术健脾和胃；柴胡、佛手疏理肝气以调情志；火麻仁、麦冬滋阴清热，润肠通便；何首乌养血活血，精血同源，可助火麻仁"增水行舟"；厚朴、莱菔子、枳壳通腑行气；玄参解肠中之毒。治疗初期实证明显，可虚实并治；后期余邪未尽，正气虚弱，审时度势，在疏肝健脾的基础上，兼以滋阴活血，以防病情复发，临床取得良好疗效。

疏肝健脾、渗湿止泻法治疗泄泻（肠易激综合征）

方某，男，17岁。2014年5月30日初诊。

因高考前压力较大而症状加重，大便每日3～4次、质稀溏，无里急后重，腹部胀痛无定处、餐后更甚，痛时欲便，便后痛减，伴纳差，肠鸣，大便常规和肠镜检查无异常，曾服用甲硝唑、肠炎灵等药物，效不佳。舌淡红、体胖大，苔薄黄，脉弦。

中医诊断：泄泻（肝气不疏，横逆犯脾）。

西医诊断：肠易激综合征。

治法：疏肝健脾，渗湿止泻。

处方：郁金10g，佛手10g，枳壳15g，白芍15g，白芷8g（后下），乌药10g，茯苓20g，薏苡仁30g，石榴皮15g，葛根20g，甘草10g。5剂，日1剂，水煎，早晚分服。

二诊：泄泻每日次数减为2～3次、不成形，情志改善，腹痛基本消失，但纳眠仍差，舌淡红，脉细弦。

处方：郁金10g，佛手10g，白芍15g，茯苓20g，薏苡仁30g，石榴皮

15g，葛根 20g，甘草 10g，神曲 10g，合欢皮 15g，黄芪 20g。7 剂，服法同前。嘱平衡心态，合理作息、饮食。

三诊：每日排便次数减为 1～2 次、质已成形，余症皆明显好转，守方继服 7 剂后愈。

按语：《医宗必读》认为，"无湿不成泻"。泄泻的主要病理因素为湿浊。本案患者肝气失于濡养，横逆犯脾。脾虚不运而生湿，湿浊因肝脾不调而下走大肠，发生泄泻。方中郁金、佛手、枳壳疏肝理气；白芍养阴柔肝；白芷、乌药燥湿止痛；茯苓、薏苡仁健脾渗湿；石榴皮、葛根升阳涩肠止泻；神曲消食健脾；合欢皮和血宁心；黄芪健脾益气。全方疏肝理气，健脾燥湿，肝脾并治。同时运用心理疗法，减轻患者精神压力。

降逆和胃、平调寒热、散结除痞法治疗痞满（胃肠功能紊乱）

黎某，女，42 岁。2014 年 7 月 6 日初诊。

1 个月来，胃脘部嘈杂不适，反酸嗳气，心下胀满，多食及食冷后腹胀明显，睡眠多梦。舌淡，苔薄白，脉细濡。

中医诊断：痞满（寒热错杂）。

西医诊断：胃肠功能紊乱。

治法：降逆和胃，平调寒热，散结除痞。

处方：法半夏 10g，黄连 9g，黄芩 10g，干姜 10g，大枣 10g，党参10g，茯苓 15g，生姜 10g，紫苏梗 10g，炒枳壳 10g，炒麦芽 15g，蒲公英15g，甘草 10g。7 剂，日 1 剂，水煎，早晚分服。

二诊：药后诸症明显减轻。

按语：本案患者心下胀满，食后胀甚，为脾胃气虚不能运化，遇寒加重，食冷不舒；中焦气机不疏，郁而化热，故胃脘部嘈杂、吞酸；气机升降失常，故见嗳气、心下胀满。辨证为寒热错杂之痞证，治用半夏泻心汤加茯苓、生姜、紫苏梗、枳壳温中理气，达到标本兼治。

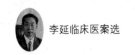

寒温并调、消积导滞法治疗泄泻（慢性溃疡性结肠炎）

马某，男，45 岁。2014 年 5 月 6 日。

两年前出现腹痛、腹泻，西医诊为慢性溃疡性结肠炎，大便每日 3 ～ 5 次、为黏液状稀便，胃脘胀痛，腹部畏寒明显，肠鸣，矢气痛缓，伴精神倦怠，形体消瘦，心中烦热，常自汗出。舌淡红，苔薄白，脉细数。

中医诊断：泄泻（上热下寒，寒热错杂）。

西医诊断：慢性溃疡性结肠炎。

治法：寒温并调，消积导滞。

处方：制乌梅 10g，炒党参 15g，炒白术 15g，炮姜炭 10g，细辛 5g，黄柏 10g，黄连 10g，制附片 10g，当归 10g，陈皮 10g，乌药 10g，炒防风 10g，诃子 10g，甘草 10g。14 剂，水煎，日 1 剂。

二诊：大便成形、每日 1 ～ 2 次，腹痛基本消失，稍有腹胀，继以参苓白术散加减巩固。

按语： 久泻者阳气亏耗较甚，临床虽寒热错杂，但阳虚寒湿尤应重视。对此，我常用乌梅丸治之。乌梅丸适用于寒热错杂、虚实相兼、肝脾（胃）失和、气机逆乱之证，寓寒温于一方，相反相成，以纠正寒热的两极变异，调畅气机，恢复冲和。乌梅丸为寒热并用、温清结合、敛肝固涩的代表方，与本案病机相符，故效果尚佳。

清热化痰、调畅气机法治疗胃痛（慢性浅表性胃炎）

王某，男，50 岁。2014 年 3 月 5 日。

胃脘疼痛两年余，反复发作，时轻时重，胃镜示慢性浅表性胃炎。近 3 日胃痛明显加重。现症见胃脘部灼热，饱满闷痛，两胁胀满不舒，口中腻浊，嗳气泛恶，每于饮食后疼痛加重，口苦咽干，大便干结。患者平素喜食

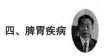

辛辣，嗜烟酒，性情急躁。舌红，苔黄腻，脉弦滑。

中医诊断：胃痛（痰湿互结，气机不畅）。

西医诊断：慢性浅表性胃炎。

治法：清热化痰，调畅气机。

处方：瓜蒌 15g，法半夏 10g，黄连 10g，吴茱萸 10g，枳实 10g，厚朴 10g，蒲公英 10g，川楝子 10g，茯苓 15g，紫苏梗 10g，竹茹 10g，莱菔子 10g，炙鸡内金 10g。14 剂，日 1 剂，水煎，早晚分服。

二诊：药后胃脘部疼痛消失，大便通畅。

按语：本案清热与化痰并施，仿小陷胸汤方意，用黄连、法半夏辛苦相合，清热化痰开结；患者胃脘饱满闷痛，嗳气泛恶，为痰热夹食，故以枳实、莱菔子、鸡内金消食化痰导滞。

降逆和胃、辛开苦泻法治疗胃痛（反流性食道炎）

郭某，女，64 岁。2014 年 5 月 26 日初诊。

10 年前反复出现胃脘胀痛，伴咽喉部烧灼感，时而嗳气反酸，口干苦，食纳一般，二便尚可，夜寐不安，性情急躁，身体下半部发凉。西医诊断为反流性食道炎，常用阿莫西林、甲氰咪胍、洛赛克等治疗，无明显好转，症状时轻时重。舌红，少苔，脉弦细。

中医诊断：胃痛（肝胃不和，郁而化热）。

西医诊断：反流性食道炎。

治法：降逆和胃，辛开苦泻。

处方：黄连 10g，吴茱萸 10g，法半夏 10g，陈皮 15g，茯苓 15g，佛手 10g，香橼皮 10g，旋覆花 10g（包煎），代赭石 15g（先煎），煅瓦楞粉 30g（包煎），紫苏梗 10g，制乌梅 15g，白芍 10g，蒲公英 15g，甘草 10g。7 剂，日 1 剂，水煎，早晚分服。

二诊：嗳气、反酸明显减少，仍食纳不香。

上方加炒谷芽 15g，炙鸡内金 10g。继服 14 剂。

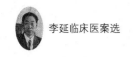

药后诸症改善。

按语：本案咽喉部烧灼伴口苦、反酸、嗳气，证属肝胃不和，郁而化热。方用黄连温胆汤合左金丸、旋覆代赭汤加减，又选佛手、香橼皮理气不伤阴。全方疏肝清热，降逆和胃，理气和胃。

疏肝健脾、清热化湿、和胃降逆法治疗胃痛（慢性浅表性胃炎）

滕某，女，68岁。2014年5月21日初诊。

4年前开始出现胃脘痛，每因饮食油腻而诱发，伴晨起恶心、口干口苦，口中黏腻，嗳气，心烦，大便不爽。检查：腹部平坦，触诊柔软，剑突下轻度压痛，莫菲征阴性，麦氏点无压痛、反跳痛。电子胃镜：慢性浅表性胃炎；十二指肠球部溃疡。胃幽门螺杆菌检查：阳性。舌淡红，苔黄腻，脉弦。

中医诊断：胃痛（肝郁脾虚，湿热内蕴，胃失和降）。

西医诊断：慢性浅表性胃炎；十二指肠溃疡。

治法：疏肝健脾，清热化湿，和胃降逆。

处方：柴胡10g，香附10g，川楝子10g，枳壳10g，厚朴10g，炒白术15g，姜半夏10g，陈皮10g，茯苓15g，炙甘草15g，木香10g，砂仁10g（后下），黄连10g，蒲公英15g，生杷叶15g，姜竹茹10g，丁香10g，柿蒂10g。7剂，日1剂，水煎，早晚饭后两小时温服。

二诊：口干口苦、恶心减，仍胃脘胀痛，口中黏腻，大便不爽。舌淡红，苔黄略腻，脉弦。

处方：柴胡10g，香附10g，川楝子10g，枳壳10g，厚朴10g，炒白术15g，姜半夏10g，陈皮10g，茯苓15g，炙甘草15g，木香10g，砂仁10g（后下），黄连10g，蒲公英15g，生杷叶15g，姜竹茹10g，丁香10g，柿蒂10g，紫苏梗10g，荷梗10g，藿香梗10g。14剂，服法同前。

三诊：恶心、嗳气消失，口干口苦，口中黏腻减轻，偶尔胃痛，大便较前通畅。舌淡红，苔黄，脉弦。

处方：柴胡 10g，香附 10g，川楝子 10g，枳壳 10g，厚朴 10g，炒白术 15g，姜半夏 10g，陈皮 10g，茯苓 15g，炙甘草 15g，木香 10g，砂仁 10g（后下），黄连 10g，蒲公英 15g，生杷叶 15g，姜竹茹 10g，紫苏梗 10g，荷梗 10g，藿香梗 10g，延胡索 15g。14 剂，服法同前。

四诊：腹胀、胃痛均减，大便通畅，舌淡红，苔黄白相间，脉弦。上方继服 14 剂。

五诊：诸症消失，大便通畅，1 日 1 次，舌淡红，苔白，脉略弦。服香砂养胃丸善后，并嘱饮食有节，少食油腻肥甘之物。

按语： 本例患者因饮食不当，损伤脾胃，脾失健运，胃失和降，故见胃脘胀痛，恶心嗳气；肝郁化火，则见口干口苦，心烦；湿热内蕴，故见口中黏腻，大便不爽；苔黄腻、脉弦为肝郁气滞、湿热蕴结之征。辨证属肝郁脾虚，湿热内蕴，胃失和降。治以疏肝健脾，和胃降逆；加木香、砂仁化湿醒脾；加生杷叶、姜竹茹、丁香、柿蒂和胃降逆；加黄连、蒲公英清热燥湿。黄连、蒲公英具有良好的抗幽门螺杆菌作用，通过清利湿热，可杀灭该细菌，祛除致病因素。慢性胃炎之调理气机，应着手于肝、脾、胃。肝主疏泄，肝气条达，则一通百通。肝气郁结，则百病丛生，尤其对肝胃不和之证，疏肝理气更为重要。脾气主升，胃气主降，一升一降，气机方可协调通达。若脾失健运，无论虚实，皆会导致胃失和降而发病。但具体到不同类型的慢性胃炎，临床表现也有寒热虚实之异，辨治用药亦有不同，临证应仔细分辨，灵活运用。

理气和胃、温中散寒法治疗痞满（十二指肠息肉）

孙某，女，67 岁。2014 年 5 月 30 日初诊。

3 年前因胃部胀满不适就诊，诊为多发性息肉（十二指肠）。现畏寒喜暖，烧心反酸，呃逆频作，出汗，乏力，饮食、睡眠可，二便尚调。舌淡红，苔薄白，脉弦。

中医诊断：痞满（胃寒气滞）。

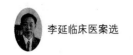
西医诊断：十二指肠息肉。

治法：理气和胃，温中散寒。

处方：苏梗10g，荷梗10g，青皮10g，陈皮10g，香附10g，木香10g，连翘15g，茯苓15g，炒白术10g，炒白扁豆10g，草豆蔻10g，砂仁15g，旋覆花10g（包煎），代赭石30g（先煎），姜半夏10g，高良姜10g，炒莱菔子10g，珍珠粉3g（冲服）。14剂，水煎，日1剂，早晚分服。

二诊：症状明显好转，反酸、呃逆减轻，舌暗红，苔薄白，脉弦。上方继服14剂。

三诊：症状进一步好转，胃脘胀满、反酸基本消失，唯觉脘腹部发凉、怕冷。舌脉同前。

处方：苏梗10g，荷梗10g，青皮10g，陈皮10g，香附10g，木香10g，茯苓15g，炒白术10g，炒白扁豆10g，草豆蔻10g，砂仁15g，旋覆花10g（包煎），姜半夏10g，高良姜10g，珍珠粉3g（冲服），桂枝10g，小茴香10g。6剂，服法同前。

药后脘腹部发凉感明显好转，治以健脾温中、理气和胃法为主，上方加减调治半月余，诸症消失。

按语：患者素体脾胃虚寒。脾为后天之本，气血生化之源。脾阳不足，失于温煦，故出现脘腹部畏寒喜暖等中焦虚寒表现；气血生化不足，故乏力；脾胃运化功能失调，升降失常，胃气阻滞，气机上逆，故脘腹胀满，反酸烧心，呃逆频作。初诊时以脾胃气滞、胃气不和之实证为主，故治以理气和胃、温中散寒为主，以香苏散合良附丸加减。患者多发性十二指肠息肉，病情顽固，故二诊时原方继服；至第三诊脘腹胀满及呃逆、反酸烧心等症状基本消失，唯觉胃脘部发凉。此时患者气滞之实证已除，虚寒之证外显，故原方减少理气消胀之品，加用温阳调中之品。

疏肝理脾法治疗痞满（胃肠功能紊乱）

刘某，女，55岁。2014年6月22日初诊。

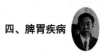

3年前无明显诱因出现脘腹痞胀不适，伴嗳气，失眠，大便偏干，做相关辅助检查均无明显阳性指标。舌暗红，苔薄白，脉细滑。

中医诊断：痞满（肝脾不调）。

西医诊断：胃肠功能紊乱。

治法：疏肝理脾。

处方：苍术10g，白术10g，厚朴12g，法半夏10g，茯苓15g，陈皮10g，苏叶10g，苏梗10g，枳壳10g，香附10g，连翘15g，佛手10g，香橼10g，太子参15g，焦三仙各15g，大腹皮10g，代赭石20g（先煎），旋覆花10g（包煎），甘松10g。7剂，水煎，日1次，分3次服。

二诊：脘腹痞胀不适、嗳气、失眠均减轻，舌苔根部薄黄，脉细滑。

处方：苍术10g，白术10g，厚朴12g，法半夏10g，茯苓15g，陈皮10g，苏叶10g，苏梗10g，枳壳10g，香附10g，连翘15g，佛手10g，香橼10g，太子参15g，焦三仙各15g，大腹皮10g，代赭石20g（先煎），旋覆花10g（包煎），茯神15g，炒枣仁15g，怀牛膝15g。7剂，服法同前。

三诊：脘腹痞胀继续减轻，但仍腰酸，舌脉同前。

处方：苍术10g，白术10g，厚朴12g，法半夏10g，茯苓15g，陈皮10g，苏叶10g，苏梗10g，枳壳10g，香附10g，连翘15g，佛手10g，香橼10g，焦三仙各15g，大腹皮10g，代赭石20g（先煎），旋覆花10g（包煎），炒莱菔子30g，合欢花皮各15g。7剂，服法同前。

因病程较久，病情复杂，后继续加减辨治，症状好转。

按语：木土失和是消化系统最常见的病机，其中肝胆脾胃的升降失运是关键。脾胃同居中焦，是一身气机升降之枢纽。脾主运化，胃主受纳，共司饮食水谷的消化吸收和输布，清升浊降则气机调畅。肝主疏泄，调畅脾胃气机，肝气条达则脾升胃降，气机顺畅。病理状态下，肝失疏泄，脾胃失和，中焦气机升降失常就会出现腹胀、痞满、嗳气、脘痛等表现。"治胃病不理气非其治也"，故疏肝理气是遣方的重要法则。肝失疏泄，疏泄不及，土失木疏，气壅而滞；肝之疏泄太过，横逆而犯脾胃，脾胃不和，均可引起脾胃系病证，故调肝可以安胃。本患者治疗用了一系列调理气机的药物，如厚朴、苏叶、苏梗、陈皮、枳壳、香附、佛手、香橼、大腹皮等。胃病日久，

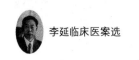

脾胃虚弱，气滞血瘀，日久可郁而化热，舌象反映最为明显，故清解郁热之法要灵活运用。患者舌暗红，显然有郁热之象，故用连翘清此郁热。对于痞满，健脾养胃时时刻刻都要牢记。本例用六君子汤补益脾气，焦三仙消食和胃，以补脾胃虚之本。诸药合用，标本兼治，故而收效。

和胃降逆、行气止痛法治疗胃痛（浅表性胃炎）

胡某，女，35 岁。2014 年 8 月 7 日初诊。

患者因饮食不慎，突发胃脘疼痛，牵及两胁疼痛，泛恶呕吐，呕吐物为胃内容物，既往外院诊为浅表性胃炎。舌白腻，脉沉弦紧。

中医诊断：胃痛（饮食伤胃，气滞胃痛）。

西医诊断：浅表性胃炎。

治法：和胃降逆，行气止痛。

处方：陈皮 10g，木香 10g，佩兰 15g，醋柴胡 10g，甘松 10g，炒神曲 15g，茯苓 10g，姜厚朴 10g，法半夏 10g，姜竹茹 10g，砂仁 10g，炒枳壳 15g，生姜 5 片。3 剂，水煎，日 1 剂，早晚分服。

二诊：诸症缓解，胃纳正常。继服两剂，诸症消失。

按语：患者素体虚弱，暴饮暴食，致饮食停滞于胃，使胃中气机阻滞，故胃脘胀满而痛。胃以通降为顺，食浊上逆，故恶心呕吐。方中以柴胡、木香、甘松理气疏肝止痛，以神曲、刀豆、佩兰、竹茹清热降逆消导助之。

清肝脾湿热、和胃安神法治疗泄泻（结肠炎）

陶某，男，57 岁。2014 年 4 月 3 日初诊。

素日胃肠消化不良，曾做肠镜提示结肠炎。连日食纳不佳，脘腹胀满，时或泛恶，大便清稀。舌偏燥，苔厚腻偏黄、根部较重，脉沉弦不匀。

中医诊断：泄泻（心脾肾俱虚，肝脾湿热，阻于中焦）。

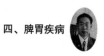

西医诊断：结肠炎。

治法：清肝脾湿热，和胃安神。

处方：陈皮 10g，茯苓 12g，佩兰 10g，香附 10g，姜厚朴 10g，茵陈 15g，郁金 10g，焦三仙 15g，桔梗 10g，枳壳 10g，石菖蒲 15g，首乌藤 15g，姜半夏 15g。7 剂，水煎，日 1 剂，分早晚服。

二诊：胃肠已化，湿热之邪退，仍脘闷、纳呆，两胁已舒，拟健脾疏肝、醒脾安神之剂。

处方：佩兰 10g，姜厚朴 15g，香附 10g，陈皮 15g，茯苓 20g，炒白术 15g，郁金 10g，醋柴胡 15g，焦三仙 15g，片姜黄 10g，炒枣仁 15g，紫苏梗 10g，炒枳壳 10g，败酱草 15g。7 剂，服法同前。

药后诸症悉除。

按语： 患者素体虚弱，湿热困于中焦，致气机不畅。湿郁不解，郁而化热，湿热互结，困扰脾胃，运化失司，而致脘腹胀满，气机走窜，上则恶心、嘈杂，下则大便不调。方以二陈汤合平胃散，和胃化湿健脾；方中茵陈、佩兰、郁金清肝胆湿热；焦三仙消食通便；佐以石菖蒲、首乌藤安神定志。服药 6 剂后，湿热已退，加用疏肝理气之柴胡疏肝散，服后脘胀、纳呆、腹痛即消。虽湿热困脾，但不宜久用，否则会伤及脾胃。

疏肝健脾、和胃止痛法治疗胃痛（消化性溃疡）

杜某，男，42 岁。2014 年 4 月 5 日初诊。

胃溃疡病史 10 余年，时轻时重，近 5 日来胃脘嘈杂、疼痛、烧心，胁肋胀痛，纳差。苔薄腻，脉沉弦缓。

中医诊断：胃痛（肝脾不和）。

西医诊断：消化性溃疡。

治法：疏肝健脾，和胃止痛。

处方：茯苓 15g，姜厚朴 10g，砂仁 10g，佛手 10g，佩兰 10g，醋柴胡 10g，延胡索 15g，川楝子 20g，炮姜炭 10g，焦三仙各 10g，荜茇 10g，吴

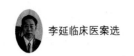
茱萸 10g，黄连 10g，花蕊石 12g，炒枳壳 10g。7 剂，水煎，日 1 剂，早晚分服。

二诊：苔腻减轻，胃痛减轻，治以前法。

处方：佛手 10g，沉香 10g，吴茱萸 9g，炒黄连 15g，花蕊石 10g，姜厚朴 10g，醋柴胡 10g，焦三仙各 10g，荜茇 10g，炒枳壳 10g，炮姜炭 10g，炒丹参 15g。7 剂，服法同前。

三诊：诸症减轻，胃脘痛消，大便日一行、黑便。治以前法，佐化瘀止血之剂。

处方：佛手 10g，沉香 10g，吴茱萸 10g，炒黄连 15g，花蕊石 12g，炒丹参 15g，姜厚朴 10g，醋柴胡 10g，焦三仙 10g，砂仁 15g，三七粉 10g，珍珠粉 10g（上药煎汁分 3 次冲服）。7 剂，服法同前。

药后大便正常，尚感脘胁胀满，再以前方加减服两月余，诸症均消，食纳恢复正常，体重增加近 5kg。胃镜复查：胃黏膜规整，未见充血及溃疡面。嘱以丸药巩固。

按语： 脾虚肝旺，肝乘脾土，故出现肝脾不和之证。肝郁日久，可见呕血、便血。治疗以疏肝健脾、和胃止痛、化瘀止血为主。方中以柴胡疏肝散为基础，温中利湿，化瘀止血。首诊有瘀热则用吴茱萸、黄连清热和胃；炮姜炭、花蕊石化瘀止血。服药半月后黑便已除，侧重用疏肝理气之品理气止痛。待病情缓解，则加用消炎止血修补溃疡之品，如三七粉、珍珠粉、白及等，缓以图之。前后加减服药两月余，病情好转，唯感腹胀，纳谷不馨，继用中成药巩固。对溃疡一症，理气药应根据病情轻重不同，选用疏肝理气之紫苏梗、香橼、香附、佛手、木香、厚朴、砂仁之类；对于肝郁重症，可选用血中气药，如延胡索、郁金、沉香、青皮等。

益气健脾、行气导滞法治疗便秘（功能性便秘）

谭某，女，48 岁。2014 年 5 月 21 日初诊。

平素大便三四日一行，便质干结，排出费力，伴腹部胀闷不适，乏力气

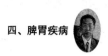

短，动则汗出，易感受风寒，纳可，夜寐欠安。舌淡，苔薄白，脉细弱。

中医诊断：便秘（脾虚气滞，腑气不通）。

西医诊断：功能性便秘。

治法：益气健脾，行气导滞。

处方：生白术 30g，大腹皮 10g，虎杖 15g，姜厚朴 10g，枳实 10g，瓜蒌 30g，炒杏仁 10g，桃仁 10g，生黄芪 20g，当归 10g，鸡内金 20g，牛膝 15g，煅龙骨 30g（先煎），煅牡蛎 30g（先煎），白芍 15g。14 剂，水煎，日 1 剂，早晚分服。嘱适当运动，注意避免劳累，清淡饮食。

二诊：大便两日一行、难解、质不干，腹胀、乏力、自汗等症状均较前明显缓解，纳食增加，夜寐安。

处方：生白术 30g，大腹皮 10g，虎杖 15g，姜厚朴 10g，枳实 10g，瓜蒌 30g，生黄芪 30g，当归 10g，鸡内金 20g，煅龙骨 30g（先煎），煅牡蛎 30g（先煎），白芍 15g，生白术 40g。14 剂，服法同前。

三诊：大便每日一行、质不干，腹胀等症状明显好转。

按语：此患者主要表现为大便干结，三四日一行，乏力气短，动则汗出，腹部胀满不适，考虑其病机为气虚肠燥便秘，治疗以补益脾气、润肠通便为法。二诊诸症好转，仍气虚，故将黄芪、白术加量，加大补气运脾力度，后诸症改善明显。全方补泻兼施，"补""润""通"相结合，气血同调，又无过用泻药之弊，可获整体调节、恢复胃肠健运之功。

温补脾肾、健脾化湿法治疗泄泻（肠易激综合征）

田某，男，55 岁。2014 年 4 月 25 日初诊。

十年前出现反复腹泻，时轻时重，常每日泻下三四次，严重时十余次，兼有腹痛和里急后重，粪便夹黏冻，稀薄甚至水样便，下腹不适，隐隐作痛，受凉后易加重。在外院曾行相关检查，大便常规未见红细胞、白细胞及黏液。肠镜检查未见明显异常。诊断为肠易激综合征。间断服双歧杆菌、复

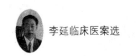

方地芬诺酯、马来酸曲美布汀片等药未见明显改善。舌暗红，苔白腻，脉沉滑。

中医诊断：泄泻（脾肾阳虚）。

西医诊断：肠易激综合征。

治法：温补脾肾，健脾化湿。

处方：黄芪30g，吴茱萸12g，甘草6g，白芍15g，黄连10g，肉桂10g，补骨脂15g，诃子15g，山药15g，白扁豆15g，芡实15g，薏苡仁20g，益智仁15g，防风15g。4剂，水煎，日1剂，早晚分服。

二诊：大便次数仍较多，下腹不适，四肢发凉。上方加肉桂15g，干姜10g。7剂，服法同前。

三诊：腹泻减轻，1日2～3次。二诊方加茯苓15g，白术15g。7剂，服法同前。

四诊：腹泻明显减轻，大便成形。三诊方再服7剂巩固。

后服中成药1个月。嘱养成良好的饮食习惯，合理适量进食，避免饮食过量，同时注意腹部保暖，避免受凉。随访1年，大便1日1～2次，基本成形，无腹痛。

按语： 泄泻之病因病机为感受外邪、饮食所伤、情志失调、脾胃虚弱、命门火衰等。泄泻年久不愈，中气渐虚。中气虚则泻不易止，泻不止则中气愈虚。久泻伤阳伤阴，致脾肾俱虚。肾阳虚衰则脾不得温煦，水湿不化而下泻。治宜温补肾阳，使肾气开阖有权，并能温煦中焦。同时益气健脾，使中阳恢复，水湿运化正常，泄泻即止。方中黄芪、山药、白扁豆、薏苡仁、芡实健脾益气；茯苓健脾渗湿；白术健脾燥湿；干姜温运脾阳，温中散寒；肉桂温补肾阳；白芍养阴柔肝，缓急止痛；防风祛风胜湿；吴茱萸缓肝急，止腹痛；黄连祛湿热，厚肠胃，与吴茱萸、干姜相配，辛开苦降并制其辛热；诃子涩肠止泻；补骨脂补肾助阳，温脾止泻；益智仁温脾暖肾，固气涩精；甘草益气和中，调和诸药。久泻致虚，重在调脾益肾。健脾益气、温补肾阳为先，分利水湿、健脾渗湿为要。泄泻反复发作，常因实致虚、因虚致实、寒热错杂，应急则治其标，缓则治其本。

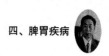

健脾益气、温中和胃法治疗胃痛（胃溃疡）

黄某，男，40岁。2014年5月1日初诊。

3年前因胃脘部着凉出现胃脘胀满，隐痛不适，嘈杂，时而隐痛，畏寒喜暖，晨起呃逆甚，餐后好转，食辛辣后腹痛，腹泻，便溏，泄后痛减，四肢发冷，手心汗出，寐可，曾做胃镜提示胃溃疡。舌暗淡，苔薄腻，有齿痕，脉细。

中医诊断：胃痛（中焦虚寒）。

西医诊断：胃溃疡。

治法：健脾益气，温中和胃。

处方：黄芪30g，桂枝10g，白芍15g，干姜10g，佛手10g，香橼10g，白术15g，茯苓15g，砂仁10g，甘草10g。7剂，日1剂，水煎，早晚分服。

二诊：胃脘胀满，晨起反酸，加枳壳6g行气消痞。7剂，服法同前。

三诊：舌淡、苔薄白改善。继服7剂。

药后而愈。

按语：此证患者有反复发作、久治不愈的特点，以脾虚为主症。脾胃为后天之本，全身的营养来源于脾胃的消化转输。脾胃一旦受病，会导致消化吸收功能下降，营养吸收不良，而造成体质虚弱。此外，患者自身不知调养，加之用药不规律也是胃病日久迁延不愈的重要因素。本案以黄芪建中汤加减化裁，以平为治。方中黄芪、白术、甘草补中益气，健脾和胃；佛手、香橼宽胸除胀，和胃止痛；茯苓、砂仁健脾化湿；桂枝、干姜温中；后加枳壳调节气机升降。脾胃虚弱者，用药时要"忌刚用柔"，避免香燥。处方中可重用黄芪，用量在30～60g，亦可配伍党参，益气健脾补中，使补中益气、健脾养胃的作用更强。

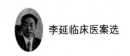

益气养阴、健脾养胃兼以化瘀法治疗胃痛（慢性萎缩性胃炎）

陈某，男，58岁。2014年7月22日初诊。

胃痛反复发作20余年，1周前食寒凉食物后加重。现胃脘胀满，每因饭后加重，食少嘈杂，消瘦，五心烦热，面色萎黄，动则气喘。胃镜示：胃大弯和胃小弯处以白为主，十二指肠球部变形，可见0.5cm×0.7cm溃疡。病理示：慢性萎缩性胃炎（CAG）；中度肠上皮化生。舌暗红，少苔，有瘀斑，脉细。

中医诊断：胃痛（气阴两虚，脾胃虚弱）。

西医诊断：慢性萎缩性胃炎；胃溃疡。

治法：益气养阴，健脾养胃，兼以化瘀。

处方：党参30g，生地黄15g，麦冬15g，赤芍15g，鸡内金10g，半夏10g，延胡索10g，荷叶10g，砂仁10g，柴胡10g，枳壳10g，白及10g。7剂，水煎，日1剂，早晚分服。

二诊：胀满略减，食欲增，大便溏，每日3次。

处方：党参30g，生地黄15g，麦冬15g，赤芍15g，鸡内金10g，半夏10g，延胡索10g，荷叶10g，砂仁10g，柴胡10g，枳壳10g，白及10g，山药20g，茯苓15g。日1剂，水煎。

三诊：服药至两个月，症状基本消失。舌暗，有瘀斑。复查胃镜：溃疡愈合。病理示：CAG中度肠上皮化生。上方去白及，加穿山甲5g，研末吞服。

四诊：服药半年后诸症消失，舌暗，散在小瘀点。复查胃镜示：浅表性胃炎；病理：慢性浅表性胃炎，无肠上皮化生。上方加刘寄奴15g，配成蜜丸，每服10g，1日2次，继服半年巩固疗效。

随访3年无复发。

按语：慢性萎缩性胃炎（CAG）是一种常见的以胃黏膜腺体萎缩为特征的消化系统疾病，现认为多灶性CAG和自身免疫性CAG均为癌前病变。

世界卫生组织将 CAG 伴肠上皮化生病列为癌前病变。CAG 病位在胃，脾胃均居中焦，生理病理关系密切。CAG 患者腺体萎缩，胃壁变薄，胃酸及胃蛋白酶分泌减少，与中医之胃阴、津液缺乏相似。脾胃为气血水谷之海，脾胃健运，气血充盈，生机旺盛，疾病无从侵入，所谓"正气存内，邪不可干"。中土清阳之气在人体病理变化中占有重要地位，故治疗本病当益气养阴，健脾和胃。补气养阴中药能促进胃黏膜血流量，增强胃肠蠕动，调节胃酸分泌，从而预防胃黏膜萎缩，修复胃黏膜。对于合并溃疡者，可用白及，其性苦味甘，入肺、胃经，入血分，富有黏性，不仅有止血消肿、敛疮生肌、通络缓痛之功，还能改善胃脘胀痛、嘈杂诸症，促进溃疡愈合。溃疡面大或多发溃疡者，可伍用云南白药 0.6g 口服，1 日 3 次，以止血止痛。CAG 病程迁延难愈，久病多瘀，尤其对合并不典型增生、肠上皮化生的患者，胃镜及病理结果可谓中医望诊的延续。CAG 合并不典型增生、肠上皮化生属瘀血内停、脉络不通之证，不典型增生、肠上皮化生颇似中医之癥瘕积聚。加之此类患者常见舌暗，甚则瘀斑瘀点、舌底脉络青紫迂曲等舌象，处方应用活血化瘀之品；对于不典型增生、肠上皮化生者可予刘寄奴 15g，以散瘀通经止痛；若瘀象明显，可加穿山甲 3～5g，研末吞服，以活血祛瘀，软坚散结。

清热化湿、理气和胃、活血止痛法治疗胃痛（慢性萎缩性胃炎）

王某，男，41 岁。2015 年 4 月 6 日初诊。

胃痛近 20 年，多次胃镜检查为浅表性胃炎；糜烂性胃炎；肠化。今日检查浅表萎缩性胃炎伴肠化生，HP（＋）。苔黄薄腻，质隐紫暗黑。

中医诊断：胃痛（湿热浊瘀中阻，胃失和降）。

西医诊断：慢性萎缩性胃炎。

治法：清热化湿，理气和胃，活血止痛。

处方：延胡索 10g，草果 5g，没药 12g，莪术 10g，黄芩 10g，厚朴 10g，九香虫 5g，半夏 10g，橘皮 10g，槟榔 10g，失笑散 10g（包煎）。7 剂，

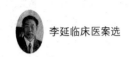

日 1 剂，水煎，早晚分服。

二诊：病减大半，痞胀缓解，背后牵引疼痛，痛时有刺感，嗳气间作，苔浊黄腻，质紫，脉细涩。

上方加白蔻仁 3g（后下）。此后守法调治月余，痛痞均解，舌质转红。

按语：本案根据胃脘闷塞疼痛、苔黄薄腻质隐紫暗黑、有瘀血阻滞之象，辨为湿热中阻，治以清热化湿，理气和胃，活血止痛。延胡索、草果、失笑散、没药四味乃古书《良方》之游山散，主治湿浊瘀血胃痛之证。

由于慢性萎缩性胃炎病程较长，随着正气日虚，邪气留恋，日久瘀而化毒，形成了虚、毒、瘀夹杂的病理状态。治疗原则为理气活血，解毒化瘀。药用黄芪、丹参、赤芍、益母草等补气活血，散瘀消滞。若以胸闷，喜叹息，两胁、胃、腹胀痛，嗳气，舌色暗，脉弦等为主症，并发局部刺痛或绞痛固定不移，或触及肿块，面部色素沉着，可用当归、川芎、郁金、延胡索等活血通络之品疏通血脉，祛瘀消滞。若以患处固定刺痛，痛处不移，入夜更甚，胁肋下痞块，或见紫斑，或出血色暗，舌紫或有斑点，脉涩等为主症，严重者伴吐血、黑便等重症，可用三棱、莪术等破血消癥。对于肠上皮化生或者不典型增生者，在辨证的基础上可适当选用具有一定防癌、抗癌作用的清热理气活血之品，如薏苡仁、半枝莲、蚤休、白花蛇舌草、山慈菇、蜂房等。

清热和胃、泻肝理气法治疗胃痛出血（十二指肠球部溃疡）

黄某，男，53 岁。2014 年 8 月 5 日初诊。

胃痛、胃胀三年，最近胃脘痛胀，发时痛甚，大便色黑、如柏油状，空腹痛显，得食痛减，失眠。去年胃镜示：十二指肠球部溃疡；慢性浅表性胃炎；HP（＋）。查：脂肪肝；高脂血症。症见胃脘痛胀，柏油便，空腹痛，得食痛减，烧心，泛酸，失眠甚则彻夜不眠，口干，舌暗，苔薄黄，脉细滑。

中医诊断：胃痛出血（湿热中阻，胃弱气滞，久病络伤）。

西医诊断：十二指肠球部溃疡；上消化道出血。

治法：清热和胃，泻肝理气。

处方：黄连 5g，吴茱萸 10g，半夏 10g，仙鹤草 15g，蒲公英 15g，大贝母 10g，延胡索 12g，合欢皮 15g，酸枣仁 25g，炒白芍 10g，香附 10g，藿香 10g，苏梗 10g，茜草炭 10g，秫米 15g，乌贼骨 20g，瓦楞子 20g，三七 3g（吞服）。7 剂，水煎，日 1 剂，早晚分服。

二诊：胃不痛，大便黄、不黑，寐差，夜晚口干苦，苔黄质红，脉小弦滑。

处方：黄连 5g，吴茱萸 10g，半夏 10g，仙鹤草 15g，蒲公英 15g，大贝母 10g，延胡索 12g，合欢皮 15g，酸枣仁 25g，炒白芍 10g，香附 10g，藿香 10g，苏梗 10g，秫米 15g，乌贼骨 20g，瓦楞子 20g，三七 3g（吞服），蒲黄 10g（包煎），夜交藤 20g。14 剂，服法同前。

三诊：胃痛未发，不胀，不嘈杂，口干，寐差，苔黄腻，质暗红，脉小滑。

上方加夜交藤 20g，百合 12g，麦冬 10g。14 剂，服法同前。

四诊：胃痛未发，但饮茶后则痛，睡眠仍差，苔黄，质暗红，脉小滑。

处方：黄连 5g，吴茱萸 10g，半夏 10g，仙鹤草 15g，蒲公英 15g，大贝母 10g，延胡索 12g，合欢皮 15g，酸枣仁 25g，炒白芍 10g，香附 10g，藿香 10g，苏梗 10g，秫米 15g，乌贼骨 20g，瓦楞子 20g，三七 3g（吞服），夜交藤 20g，川芎 10g。14 剂，服法同前。

药后诸症悉除。

按语：本例表现为湿热中阻，胃弱气滞，络伤血从内溢，同时又有失眠等胃气失和、心神不宁之证，治以清热和胃，泻肝理气，收敛制酸，宁心安神，药证相对，故取效速。本案表明，治胃总以通降为要，胃不和则卧不安，欲求寐安必先和胃气。

本案组方以左金丸为主，加白芍和里缓急，增强敛肝和胃之效；加乌贼骨、煅瓦楞子制酸止痛；加茜草炭、仙鹤草等收敛止血；加苏梗、延胡索、香附、半夏芳香化湿，理气降逆。清热与开郁并重，止血与安胃并调，苦辛通降，气血同治，从标入手，先缓其痛、止其血，再顾其本，继加麦冬、百

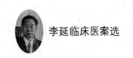

合等养胃柔肝，酸枣仁、合欢皮等安神宁心。本方中秫米取半夏秫米汤方意，健脾安神。

和胃理气、寒热平调法治疗痞满（慢性萎缩性胃炎）

朱某，男，41 岁。2014 年 6 月 7 日初诊。

胃痞三年，近来有时疼痛，泛酸明显，胃脘部怕冷，饮食喜温，受凉后嗳气不适，大便尚可。胃镜示：慢性重度萎缩性胃炎；重度浅表性胃炎伴肠化生；淋巴滤泡浸润。胃痞满，时疼痛，泛酸，胃恶寒，嗳气，苔中后部淡黄腻，质暗红，脉弱。

中医诊断：痞满（胃弱气滞，寒热互结）。

西医诊断：慢性萎缩性胃炎。

治法：和胃理气，寒热平调。

处方：党参 10g，黄连 10g，黄芩 10g，干姜 5g，半夏 10g，莪术 10g，香附 10g，苏梗 10g，枳壳 10g，延胡索 10g，吴茱萸 10g，肉桂 10g，煅瓦楞子 15g。7 剂，水煎，日 1 剂，早晚分服。

二诊：泻心开痞，温清并施，脘痞泛酸减轻，仍怕冷，口有酸感，饮食喜温，大便尚可，苔薄，质淡有紫气，脉细弦滑。

处方：党参 10g，黄连 10g，黄芩 10g，干姜 5g，半夏 10g，莪术 15g，香附 10g，苏梗 10g，枳壳 10g，吴茱萸 10g，肉桂 10g，煅瓦楞子 15g，木香 10g。7 剂，服法同前。

三诊：脘腹痞胀、疼痛明显减轻，右上腹仍有痛感，怕冷，吞酸减轻，苔薄淡黄，质紫，脉细。守原法再进。

处方：党参 10g，黄连 10g，黄芩 10g，干姜 5g，半夏 10g，莪术 15g，香附 10g，苏梗 10g，枳壳 10g，吴茱萸 10g，肉桂 10g，木香 10g，附子 10g。7 剂，服法同前。

四诊：脘痞明显减轻，痛平，仍怕冷，牙酸，耳鸣，苔薄，质淡，脉细

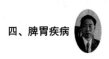

弦。守原法巩固。

处方：党参 10g，黄连 10g，黄芩 10g，干姜 5g，半夏 10g，莪术 10g，香附 10g，苏梗 10g，枳壳 10g，吴茱萸 10g，肉桂 10g，煅瓦楞子 15g，砂仁 10g。7 剂，服法同前。

五诊：脘痞隐痛基本缓解，但夜晚及上午有隐痛感，嗳气不多，已不泛酸，苔薄，质淡，脉小弦。脾胃虚寒，郁热中阻，上方加白蔻仁 10g。继服 7 剂。

此后守法进退调治月余，以巩固疗效。药后胃脘痞痛平，大便畅，但每遇气候寒冷、饮食失当而小发，患者每自行取原方服药数剂而平。

按语：此例寒热夹杂，以寒为主；虚实互见，以实为主，故温中调气胜过清泄补益。用药方面当从治疗大法入手，药物选择既能调整病理改变又能兼顾症状之品，如延胡索既调畅气机，又止痛；同时尽可能选用既解决主要症状又有兼顾次要症状的药物，如黄连、半夏既能泄痞满，又能止嗳气。

清利湿热、补虚行气法治疗痞满（慢性胃炎）

王某，女，62 岁。2014 年 5 月 8 日初诊。

今年 2 月莫名出现腹泻，日行 3～5 次，持续 1 个月后反见便秘、二三日一行，并出现食欲逐渐下降，食欲不振，纳谷量少。曾做胃镜示：慢性胃炎。多处求治，一直服中西药治疗无效。目前纳呆明显，胸脘痞闷，夜晚加重，腹部无胀痛，大便日行、呈糊状，形瘦，两个月体重下降 3.5kg，舌左边常痛，痛处有火辣感，苔薄黄微腻，质红，脉细弦。

中医诊断：痞满（胃虚气滞，湿阻热郁）。

西医诊断：慢性胃炎。

治法：清利湿热，补虚行气。

处方：太子参 10g，黄连 10g，半夏 10g，焦白术 10g，枳壳 10g，焦山楂 10g，焦神曲 10g，炒谷芽 10g，炒麦芽 10g，玫瑰花 10g，白残花 10g，

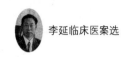

炮姜 10g，木香 10g，砂仁 10g（后下）。7 剂，水煎，日 1 剂，早晚分服。

二诊：胸闷好转，食纳复苏，食量有增，舌面仍疼痛，大便正常，唇干，苔黄，质红偏暗，脉细弦。上方加石斛 15g，厚朴花 10g。7 剂，服法同前。

三诊：纳谷基本复常，唯见胃中渗清液泛吐，嗳气不多，大便偏干。

处方：太子参 10g，黄连 10g，半夏 10g，焦白术 10g，枳壳 10g，焦山楂 10g，焦神曲 10g，炒谷芽 10g，炒麦芽 10g，玫瑰花 10g，白残花 10g，炮姜 10g，木香 10g，砂仁 10g（后下），厚朴花 15g，佩兰 10g。14 剂，以资巩固。

按语：胃痞满为临床常见之症，本病虽有气滞、热郁、湿阻、寒凝、中虚等多端，或夹痰、夹食，但基本病机总属胃气壅滞。从病理性质看，邪实可滞，正虚亦能为滞，治疗当以通降为基本原则。通则胃气才能和降，不会滞而为痞为胀为满。至于调气通降之法，临证之际须细细分之，寒热虚实并见者，宜温、清、通、补合法，但应分清主次。

本案患者便秘、腹泻交替，考虑病起夏季，恐与饮食不节有关。先有腹泻，再见便秘，其间出现纳呆，之后腹泻、便秘均无，而以纳呆、胃痞而闷为主症，大便糊状、形瘦为特点，辨其证机变化，属胃虚而气滞。根据苔薄黄腻、舌边常有火辣痛感，辨为湿阻热郁，故病机总属胃虚气滞，湿阻热郁，虚实并见，治当标本兼顾。

方选半夏泻心汤。方中参、夏、连、姜四味，辛开苦降之意俱备；并以太子参之柔缓易人参偏温之性；小量炮姜易干姜过于辛热，力求用药轻灵；又用枳术丸加玫瑰花、木香、砂仁、山楂、神曲、谷麦芽等理气运脾，和中醒脾；白残花助黄连清利湿热。全方力求量小而轻灵，主要考虑患者形瘦体弱的体质特征。临证处方用药，一定要针对患者不同的体质情况、仔细斟酌药量之轻重。二诊食量增加，痞闷减轻，说明药已中的，须乘胜再进。因现唇干、苔黄质红，当考虑护阴，故加石斛、厚朴花养阴不滞气，理气不伤阴。三诊时纳谷复常，胃痞消失，然口中渗液偏多，恐湿邪未尽，石斛能生津助湿故而弃之，加佩兰宣化湿邪，并增枳壳之量，再巩固 1 周，半年之病竟获佳效。

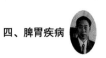

滋阴补气、和胃行气法治疗胃痞（慢性萎缩性胃炎伴肠上皮化生）

徐某，女，60岁。2014年9月8日初诊。

慢性胃炎病史十余年，多次查胃镜示：慢性胃炎伴肠上皮化生；不典型增生；HP（＋）。胃脘痞胀不舒、时轻时重，纳谷量少、不香，餐后如窒，嗳气则舒，喜热恶冷，吞酸，口干喜热，大便干结、数日一行，服药不通。苔薄黄，质偏红，脉细弱。

中医诊断：胃痞（胃弱气滞，津气两伤）。

西医诊断：慢性萎缩性胃炎伴肠上皮化生。

治法：滋阴补气，和胃行气。

处方：太子参10g，麦冬10g，炒白芍10g，枳实15g，生白术10g，半夏10g，黄连10g，吴茱萸10g，炒谷芽10g，炒麦芽10g，玫瑰花10g，鸡内金10g，砂仁10g。7剂，水煎，日1剂，早晚分服。

二诊：知饥欲食，食后则舒，大便偏薄，日行1次，余无所苦。苔少质暗红，脉细。上方加石斛10g，14剂，服法同前。

三诊：食少运迟，胀感较前减不能尽，嗳气不多，口干，大便偏干，无苔，质光红，脉细。

处方：太子参10g，麦冬10g，炒白芍10g，枳实15g，生白术10g，半夏10g，黄连10g，炒谷芽10g，炒麦芽10g，玫瑰花10g，鸡内金10g，砂仁10g，石斛10g，北沙参10g，蒲公英10g。14剂，服法同前。

四诊：胃胀减轻，烧心不显，口干，饮水不多，舌质光红，少苔，脉细兼滑。上方加神曲10g，14剂。

五诊：胃痞缓解，间有泛酸，食纳复苏，纳可，口干，大便略干，苔黄少，质红，脉细滑。

处方：太子参10g，麦冬10g，炒白芍10g，枳实15g，生白术10g，半夏10g，黄连10g，吴茱萸10g，炒谷芽10g，炒麦芽10g，玫瑰花10g，鸡内金10g，砂仁10g，全瓜蒌15g，北沙参10g，蒲公英10g，神曲10g。14

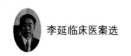

剂，服法同前。

嘱本病虽症状改善，但治疗仍须巩固，争取使胃的不良病理得以逆转。

按语： 本例胃痞以胃之津气两伤并有化热之象为特点。因虚失运而滞，故纳差、脘痞而胀，嗳气则舒，脉细弱；胃弱虚寒，则畏凉喜热饮；阴津久伤化热，故见口干喜热，大便干结、数日一行，苔薄黄，质偏红。本证寒、热、虚、实错杂，多症并呈，治疗颇为棘手。初诊时选参、麦、芍酸甘化阴；枳、术、夏、砂、玫瑰、鸡内金等健运脾胃，通利腑气；选少量黄连、吴茱萸组成左金丸，取黄连之苦寒清泻胃热、吴茱萸之辛热以开散郁结，全方酸、甘、辛、苦、寒、热并用，药仅7剂，腑气已通，胃气得顺，知饥便畅。三诊、四诊时寒象已去，津伤虚热更显，故去吴茱萸，加石斛、沙参、蒲公英养阴清热，使胃胀得以逐渐缓解。五诊时胃痞胀诸症基本消失，守法巩固，以求长效。本案五诊谨守病机，治随机转，步步为营，加减有据，体现出辨证论治的重要性与灵活性。

白术主要的功用为健脾益气，燥湿利水，止汗安胎，生用炒用，药性不同。炒白术重在健脾益气，生白术重在燥湿利水助运。本案患者不仅胃痞，还大便干结难行，究其病机均因脾失健运所致，故既要补虚，又要助运，选生白术配枳实即为此意，补而不滞，通利肠腑，药后大便得畅也证实了这个作用。

健胃行气、益气生津法治疗胃痞（慢性胃炎）

陈某，女，40岁。2014年4月5日初诊。

胃部自觉堵塞不通，隐痛不显，时而嗳气，口干苦，大便日行，2004年行子宫肌瘤手术。症见胃痞多年，隐痛，嗳气，口干苦，苔淡黄薄腻，质略暗，脉细弦。

中医诊断：胃痞（胃弱气滞，津气两伤）。

西医诊断：慢性胃炎。

治法：健胃行气，益气生津。

处方：太子参 10g，焦白术 10g，茯苓 10g，炙甘草 10g，炒白芍 10g，麦冬 10g，沙参 10g，仙鹤草 15g，丹参 15g，枸杞子 10g，香附 10g，枳壳 10g，绿萼梅 10g。14 剂，水煎，日 1 剂，早晚分服。

二诊：胃脘隐痛缓解，多食不舒，尿黄，面有褐斑，手心烫，口干，苔薄黄腻，质暗红，脉细滑。

处方：党参 10g，太子参 10g，丹参 15g，麦冬 10g，焦白术 10g，茯苓 10g，炙甘草 15g，炒白芍 10g，当归 10g，枸杞子 10g，潼蒺藜 10g，白蒺藜 10g，狗脊 15g，地骨皮 10g。14 剂，服法同前。

按语： 患者胃痞多年，素体脾胃虚弱，中焦运化无力，气机阻滞，以至于胃脘痞塞胀满不适。由于病程日久，津气有不同程度损伤，辨证属胃弱气滞，津气两伤，虚实夹杂之证，治拟虚实并顾。药用四君子汤补益脾胃，恐甘温补气助热伤阴。一诊以气阴双补之太子参易党参，麦冬、沙参仿一贯煎义，滋阴养胃；合白芍、枸杞子滋补肝肾，养阴生津，防理气药香燥太过；香附、枳壳疏肝理脾，合绿萼梅理气解郁，消除心腹痞满。全方以补虚为主，兼顾其实，补中寓通，补而不滞，通而不破。气滞日久，可导致血脉运行不畅，胃痞经年不愈，面部黄褐斑散发，提示当关注气血的相互作用，故在理气的同时酌加丹参、仙鹤草养血活血之品，增强理气药行气活血之功。

中医学强调辨证论治，既是指对患者证候病机的分析、论治，还包括治疗过程中根据病情的动态变化而不断变化治法、方药。此案二诊时胃痞诸症已去大半，但补益气血非一时之功可效，故加党参、当归气血双补，并予补益肝肾之品以求全效。当然在补益肝肾药物的选择上，须考虑胃痞方缓，胃气尚未修复，宜选药性平和之品，以求补而不滞，枸杞子、潼蒺藜、狗脊均属于此类。本案的治疗意义在于补而不滞，滋而不腻，理气不伤阴耗气，先调脾胃，后养肝肾。

益气养阴、活血解毒法治疗胃痞（慢性萎缩性胃炎）

王某，男，38 岁。2014 年 6 月 25 日初诊。

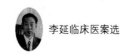

胃脘胀闷，面色萎黄，浅表淋巴结无肿大，心、肺查未见异常，上腹部轻压痛，无反跳痛及肌紧张。胃镜示：胃黏膜白多红少，黏液稀薄而多；HP（＋）。活检示：慢性萎缩性胃炎伴肠上皮化生。胃脘胀闷，平素倦怠乏力，气短，纳少，情志不遂或饮食不慎则呕吐或泄泻，口干，时有口苦，舌紫黯，苔黄腻，脉沉弦。

中医诊断：胃痞（气阴两虚）。

西医诊断：慢性萎缩性胃炎。

治法：益气养阴，活血解毒。

处方：麦冬 15g，党参 20g，沙参 15g，石斛 15g，黄芪 30g，白术 15g，黄连 20g，吴茱萸 10g，山慈菇 15g，半枝莲 35g，白花蛇舌草 30g，三棱 15g，莪术 15g，丹参 20g，焦三仙各 15g，鸡内金 15g，枳壳 10g，陈皮 15g。10 剂，水煎，日 1 剂，早晚分服。嘱服药期间忌食辛辣、过热、过冷、发物、黏腻之品。

二诊：食欲转佳，偶尔泛酸，食后甚，气短。

处方：麦冬 15g，沙参 15g，石斛 15g，黄芪 30g，白术 15g，黄连 20g，吴茱萸 10g，山慈菇 15g，半枝莲 35g，白花蛇舌草 30g，三棱 15g，莪术 15g，鸡内金 15g，枳壳 10g，陈皮 15g，煅瓦楞子 30g，海螵蛸 35g。20 剂，服法同前。

三诊：诸症明显好转。原方继服两月。复查胃镜及活检示：慢性浅表萎缩性胃炎，伴轻度肠上皮化生。

按语：《金匮要略》言"四季脾旺不受邪"，指出脾胃在抵抗外邪中的重要作用。凡外邪犯胃、饮食不节、脾胃虚弱、七情内伤、劳倦过度均可导致脾胃气滞、升降功能失常，日久致脾胃气虚。另外，《脾胃论》亦注意顾护阴津，提出了"胃之不足，惟湿物能滋养"的观点，为清代名医叶天士"养胃阴"学说的创立做了重要提示，这也是治疗中重视养阴法的重要原因。久病入络、阴亏血瘀为变，如《脾胃论》曰："脾胃不足，皆为血症，"故应益气养阴兼顾活血，同时结合辅助检查，立益气养血、活血解毒为治疗大法。平素倦怠乏力，气短，纳少，时而呕吐泄泻，且胃脘灼痛，口干，舌红少苔为脾胃虚弱、气阴不足之象；口苦、情志不遂亦发呕泄为土虚木乘；黏膜腺

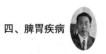

体萎缩之 CAG 伴肠上皮化生为内有瘀血；HP 阳性乃毒蕴之象。

方中以归脾经之党参益气生津；归胃经之麦冬、石斛益胃生津；黄芪、白术健脾胃，益元气，提高机体免疫功能；柴胡升举脾胃清阳之气；黄连、吴茱萸辛开苦降，肝胃同治；丹参、三棱、莪术活血祛瘀，对肿瘤的发生发展均有抑制作用，可改善胃黏膜血液循环，促进局部炎症吸收，使萎缩腺体再生和恢复，莪术还可兴奋胃肠平滑肌，增强胃动力；枳壳、陈皮行气，以消脘腹痞满，行气又助活血之力；山慈菇、半枝莲、白花蛇舌草清热解毒，能有效消除胃黏膜慢性炎症、肠化及不典型增生，且能抗癌。

理气活血、益气滋阴法治疗胃痞（慢性萎缩性胃炎）

张某，女，51 岁。2014 年 10 月 22 日初诊。

患者胃脘痞闷，面色萎黄，形体消瘦，浅表淋巴结无肿大，心、肺查未见异常，上腹部压痛（＋），无反跳痛及肌紧张。胃镜及病理活检示：慢性萎缩性胃炎。症见胃脘部痞胀，稍食则作胀疼痛，情志抑郁及紧张时胀甚，纳差，头晕乏力，口干不欲饮，便干，舌暗红，苔薄根部微黄，脉弦细数。

中医诊断：胃痞（气滞血瘀，气阴两虚）。

西医诊断：慢性萎缩性胃炎。

治法：理气活血，益气滋阴。

处方：沙参 15g，石斛 15g，太子参 15g，黄芪 20g，茯苓 20g，焦白术 15g，焦三仙各 15g，赤芍 10g，玄参 10g，延胡索 10g，佛手 15g，砂仁 10g，枳壳 10g，紫苏 10g，厚朴 10g，九香虫 10g，甘草 10g，7 剂，水煎，日 1 剂，早晚分服。嘱服药期间忌食辛辣、过热、过冷、发物、黏腻之品。

二诊：胃胀胃痛明显缓解，饮食增加，精神好转。上方减延胡索，7 剂，服法同前。

三诊：诸症好转，面色佳红，二便正常，食欲增加，偶尔呃逆。二诊方加代赭石 10g，降逆止呕。7 剂，服法同前。嘱饮食以软质为主，稀饭和面条较佳，忌粗硬辛辣之品。

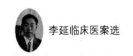

四诊：胃脘闷胀等症均减，上方继服两周，巩固疗效。

按语：本例患者面色萎黄、形体消瘦、头晕乏力为"久病必虚"之症；食少、食后胀甚属脾胃虚弱之证；稍食则胀痛、情志抑郁及紧张时胀甚为脾胃升降失宣、中焦气机阻滞之征；"久病必瘀"则时而腹痛；口干不欲饮乃气滞瘀阻之征。

本例患者病程较长，脾胃受损乃发病的前提和本质，继而出现气滞、瘀阻，因此补脾气、益胃阴为基本治则，同时兼顾疏肝理气，活血通络。脾胃是人体气机升降的枢纽，脾胃气机的升降为人体气机升降的关键。只有脾胃健运，才能维持清阳出上窍、浊阴出下窍，清阳实四肢、浊阴归六腑的正常功能。无论感受外邪还是内伤饮食，均可引起脾胃升降失常，导致气机不畅，运化失调。生理上木克土，助其运化之功，脾胃气机升降与肝之疏泄条达直接相关。肝气调畅，气机升降出入有序，则脾升胃降，中焦安和。若肝失疏泄，木气郁结，气机郁滞则脾气不升，胃气不降而壅滞为病。另一方面，若脾胃升降逆乱，气失调和，则可导致肝气郁结而终成肝胃不和，故立益气滋阴、理气活血为治疗大法。

方中沙参、石斛滋阴益胃生津；太子参、黄芪补益脾气，太子参亦可滋养胃阴；茯苓、焦白术补益脾胃，助其健运；玄参既可助沙参、石斛滋阴清虚热，配伍赤芍又可凉血散瘀；郁金、延胡索活血行气止痛，佐理气止痛之九香虫对肝木克土之胃脘疼痛有良效；厚朴行气消除胀满；枳壳、紫苏行气宽中消胀；砂仁理气和中；炙甘草调和诸药，又和中缓急止痛。

益气养阴、活血解毒法治疗胃痞（慢性萎缩性胃炎）

李某，女，58岁。2014年5月6日初诊。

胃脘胀痛反复发作5年，加重1个月，面色萎黄，形体消瘦，浅表淋巴结无肿大，心、肺查体未见异常，上腹部压痛，无反跳痛及肌紧张。症见胃脘胀闷疼痛，食后及夜间痛甚，食少，倦怠乏力，口干。胃镜及病理示：慢性萎缩性胃炎伴不典型增生。

中医诊断：胃痞（血瘀毒蕴，气阴两虚）。

西医诊断：慢性萎缩性胃炎。

治法：益气养阴，活血解毒。

处方：百合 15g，沙参 15g，石斛 15g，黄芪 25g，太子参 15g，半枝莲 35g，白花蛇舌草 35g，三棱 15g，莪术 15g，蚤休 10g，枳壳 15g，郁金 15g，白豆蔻 10g，厚朴 10g，焦三仙 15g。7 剂，水煎，日 1 剂，晨起和睡前温服。

二诊：诸症皆减，食纳渐增，但近日失眠多梦。上方加夜交藤 15g，合欢皮 15g。15 剂，服法同前。

三诊：共服药 3 个月，复查胃镜示：慢性萎缩性胃炎伴轻度不典型增生。

按语： 本例患者病程较长，症见面色萎黄，形体消瘦，平素倦怠无力，食少，且有胃脘疼痛，口干，舌红少苔为胃阴不足、脾气亏虚之象，伴不典型增生；加之胃脘疼痛，食后及夜间尤甚，且脉涩，辨为内有瘀血。本病病位主要在脾胃，病机属虚实夹杂，气血失调。脾气旺贵在运而不在补，益气应以运脾为先。因胃喜润恶燥，故辛香燥烈之品不宜多用，以免伤胃；胃络赖阴血津液濡养，养阴宜用甘甜滋润之品。气属阳，血属阴，补阴与补气同用，一阴一阳，刚柔相济，如《黄帝内经》言之"孤阳不生，孤阴不长，阳得阴助而生化无穷，阴得阳升而泉源不竭"。脾气旺、胃阴充则水谷化为气血而不滞，气充则血行，血行则瘀祛。气行则痰湿自消，无以化热。正气充盛，驱邪有力，可使胃腑不受贼风虚邪侵害，使病势趋缓而易愈。慢性萎缩性胃炎的胃黏膜上皮反复损伤可导致黏膜固有层萎缩，甚至消失，是一个由气及血的渐变过程。脾胃气阴亏虚、瘀血内阻、热毒内蕴是其重要的病理改变，且互为因果，即久病致虚，因虚致瘀，因瘀生毒，虚、瘀、毒合而为病。

方中以黄芪、太子参益气补中；百合、沙参、石斛滋养胃阴；三棱、莪术活血消癥，佐以郁金助活血之力的同时又可行气止痛；枳壳行气宽中；厚朴、白豆蔻善行中焦之气滞，合之以消胀；焦三仙消食和胃；半枝莲、白花蛇舌草、蚤休清热解毒，能有效消除胃黏膜慢性炎症、肠化生及不典型增生，且能抗癌。

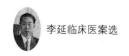

疏肝和胃、制酸止痛法治疗反酸（反流性食管炎）

张某，女，50岁。2015年5月4日初诊。

无明显诱因出现胸骨后烧灼感3年，加重两周，伴反酸烧心，心烦易怒，急躁，嗳气，两胁胀满，不思饮食，腹胀便秘，脉弦。胃镜示：反流性食管炎改变；慢性浅表性胃炎。

中医诊断：反酸（肝胃不和）。

西医诊断：反流性食管炎。

治法：疏肝和胃，制酸止痛。

处方：柴胡15g，佛手10g，砂仁10g，苏子15g，生大黄10g，枳壳15g，槟榔15g，黄连15g，吴茱萸15g，旋覆花15g，代赭石20g，浙贝母35g，煅瓦楞子25g，乌贼骨25g，茯苓10g，炒白术15g。7剂，日1剂，早晚分服。

二诊：大便通，反酸缓解，胸骨后烧灼感明显减轻。上方去生大黄。15剂，服法同前。

半月后复诊，病情明显缓解，随访至今，病情未见复发。

按语： 本病病位在胃及食管，也涉及肝、胆、脾，病机为气机升降失常。六腑以降为顺，"脾宜升则健，胃宜降则和"。升降相宜，则气化正常，运化气血津液，灌输脏腑经络、四肢百骸。脾胃气虚、清气不升、浊气不降、肺失清肃、胃失和降均可引起嗳气。肝胆属木，主疏泄；脾胃属土，主升降，人的消化功能离不开脾、胃、肝、胆。如果肝脏疏泄太过，或者肝疏泄不及，则克伐脾土，表现为腹胀、胁肋胀满、反酸、烧心等。所以治疗中以和胃降逆、通腑降气为基本大法，同时辅以疏肝理气，调和脾胃，使肝气得疏，脾胃健旺。治疗本病的基本药物有瓜蒌、决明子、当归、郁李仁、枳实、槟榔、大黄、黄连、旋覆花、代赭石、煅瓦楞子、枳壳等，临床可辨证加减。

本病易于反复发作，常因饮食不节、情志不舒等诱因加重，故为防复发

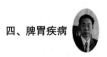

应重在调理保养。改变生活方式，包括限制饮酒和戒烟；减少或避免进食可能增加胃食管反流的食物，如高脂食物、巧克力、咖啡、浓茶等，避免过饱、餐后仰卧和睡前进食等；肥胖者减肥，有助于改善胃食管反流症状；生活规律、睡眠充足、情绪乐观都有助于预防本病的复发。

疏肝理脾、清利湿热法治疗泄泻（胆囊术后综合征）

刘某，女，58 岁。2014 年 5 月 25 日初诊。

两年前行胆囊切除手术，术后腹泻反复不愈至今两年。近 1 个月腹泻发作，大便日行 2～3 次，泻下稀便，大便急迫，肛门疼痛不显，但右上腹及背后疼痛明显。症见腹泻，大便急迫，右上腹及背后疼痛，伴口苦口干，纳食一般，厌油腻，舌红，苔薄黄腻，脉细弦。

中医诊断：泄泻（肝脾不调，湿热内蕴）。

西医诊断：胆囊术后综合征。

治法：疏肝理脾，清利湿热。

处方：柴胡 15g，赤芍 10g，白芍 10g，香附 10g，青皮 10g，陈皮 10g，姜黄 10g，九香虫 10g，延胡索 10g，苍耳草 15g，乌梅 10g，黄连 10g，吴茱萸 10g，炮姜 10g，焦三仙各 15g。7 剂，水煎，日 1 剂，早晚分服。

二诊：腹泻渐止，患者在当地药房自行配药 7 剂，腹泻完全停止而停药，但最近又感右侧腰背疼痛，查腹无胀痛，大便稀溏欠实、日行 1～2 次，夜晚口干，寐差多梦，苔薄黄腻质红，脉细弦。考虑药已中的，尚需乘胜再进。

处方：柴胡 20g，赤芍 10g，白芍 10g，香附 10g，青皮 10g，陈皮 10g，姜黄 10g，九香虫 10g，延胡索 10g，乌梅 10g，黄连 8g，吴茱萸 15g，川楝子 10g，炙甘草 10g。14 剂，服法同前。

患者后因其他病来诊，阅前次病历记录询问，诉二诊后腹泻、胁腹痛均愈，故停药未来复诊，至今未发。

按语： 本案乃肝脾不调、湿热内蕴所致。病久邪入血分，而有络瘀之象。

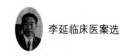
治疗当疏肝理脾，清热利湿，兼以活血。

泄泻之本在于脾胃，但不能忘记人体是一个有机的整体，五脏六腑的生理功能、病理变化是相互联系、相互影响的。肝主疏泄，既包括调理情志，还包括通过调节气机升降，协助脾胃的运化。本案腹泻起于胆囊术后，属胆囊术后综合征，是胆囊术后常见的并发症。其病机在于胆囊摘除后，胆汁的贮藏、排出状态发生了变化，肝胆之疏泄功能亦随之改变。若人体无法适应新的生理状态，肝胆疏泄失常，湿热内蕴，则可致肝木乘土，肝脾失调，表现为腹泻反复。因病理关键在于肝胆失于疏泄，故治病必求于本，当从疏利肝胆、清化湿热入手，兼顾脾胃。

柴胡疏肝散化裁疏肝理气，左金丸泻火开郁，加姜黄、九香虫、延胡索行气活血止痛，乌梅、炮姜合左金丸仿乌梅丸之意，寒热并用，安中理脾。本案病本于肝胆湿热内蕴，失于疏利，故二诊时腹泻不显著，而以胁痛为主症，并见口干。此乃寒去热留，故去炮姜，减少柴胡、黄连的用量，加川楝子以增强疏泄肝气的作用，并以甘草和中，再服14剂，两年的痼疾痊愈。左金丸中黄连与吴茱萸的比例是6∶1，常用于肝火犯胃证，但不必拘泥，当从证候的寒热之性考虑，灵活变换比例。

清热利湿、调和气血法治疗泄泻（溃疡性结肠炎）

邢某，男，70岁。2014年11月12日初诊。

慢性腹泻七八年，肠镜示：慢性非特异性溃疡性结肠炎。既往有高血压性心脏病史。大便少则每日一两次，多则每日七八次，夹有黄黏冻，间有脓血，小腹隐痛，无里急后重感，痛则下利，苔黄腻，质暗红，脉濡。

中医诊断：泄泻（肠腑湿热，气血失调）。

西医诊断：溃疡性结肠炎。

治法：清热利湿，调和气血。

处方：葛根20g，黄连10g，黄芩10g，生甘草10g，赤芍10g，白芍10g，苦参10g，木香10g，桔梗10g，椿根白皮15g。14剂，水煎，日1剂，

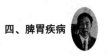

早晚分服。

二诊：上药连服两周，腹泻基本控制，大便成形，上周曾腹痛，近来减轻，舌红，苔黄，脉濡。

处方：葛根 20g，黄连 10g，黄芩 10g，生甘草 10g，赤芍 10g，白芍 10g，苦参 10g，木香 10g，桔梗 10g，椿根白皮 15g，延胡索 10g，苍耳草 15g，败酱草 15g，地榆 15g，凤尾草 15g，石榴皮 10g。30 剂，服法同前。

三诊：大便正常、日行 1 次，腹不痛，余无异常，舌暗红，苔黄，脉濡。嘱服香连丸每次 5g，日 2 次；参苓白术散每次 5g，每日 2 次。

按语：溃疡性结肠炎以腹痛、脓血便为主要特点，易反复发作，确诊有赖于肠镜及病理学检查。本案病机为肠腑湿热，气血失调，故以清热利湿、调和气血为法。葛根芩连汤加入苦参、败酱草、木香、桔梗、地榆、赤白芍、椿根白皮、石榴皮、延胡索、苍耳草等。泻止后以香连丸、参苓白术散标本兼顾，以求巩固。

桔梗味苦、辛，性微温，有宣肺利咽、祛痰排脓作用。其中宣肺、利咽之功临床常用，然祛痰、排脓之功亦不可不知，古法常于治痢剂中加入本品，散肺气之郁结，利肠腑之通降，祛痰排脓。苍耳草及子有散风邪、祛风湿之功，善于治各类风疾，一般多用于头痛、鼻渊，其应用范围很广。风邪为病，善行数变之患均可用之，但子有小毒，当慎用，故通常用草。

疏肝健脾法治疗泄泻（肠易激综合征）

张某，女，66 岁。2014 年 12 月 11 日初诊。

慢性腹泻五年，大便少则每日三四次，多则七八次，进食生冷油腻易于诱发或加重，经肠镜等检查未见明显异常，多方治疗效果不显。症见腹泻便溏，无脓血，每日 4 ～ 5 次，腹胀肠鸣，兼见下肢浮肿，口干欲饮，饮不解渴，偶尔鼻衄，舌紫红有裂纹，苔中不黄腐腻，脉细弦。

中医诊断：泄泻（久泻脾虚阴伤，肝气乘侮）。

西医诊断：肠易激综合征。

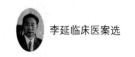
治法：疏肝健脾。

处方：山药 15g，苍耳草 15g，炒白芍 15g，炙甘草 10g，鸡内金 10g，乌梅 10g，石斛 10g，木瓜 10g，玫瑰花 10g，太子参 15g，南沙参 10g，白扁豆 10g。15 剂，水煎，日 1 剂，早晚分服。

二诊：大便基本正常，日 1 次，但腹中仍鸣响，腹胀、口干减轻，苔中腐腻已化，舌干红好转，脉仍细弦。上方加生麦芽 10g，14 剂。

药后竟收全功。

按语：本例久泻，从脾阴虚弱、肝气乘侮论治。禀赋虚弱或因病伤脾，脾阴不足，机体适应能力下降，则脾胃不耐重负，稍食油腻生冷则溏泻、腹胀。脾阴足，诸邪息，正是强调脾阴在机体防御功能方面的作用，处方以补脾阴、健脾运为主，佐以敛肝之品。

脾阴虚在肠易激综合征的表现多为大便溏泻，进食生冷油腻加重，不思饮食，食后腹胀，口干唇燥，或形体消瘦，五心烦热。治宜补脾阴，健脾运，尤应注意慎用香燥温热之品，常用药如太子参、山药、白扁豆、石斛、炒白芍、鸡内金、生麦芽，酸甘之品既可化阴，又能抑肝，可适当加入；肝气乘脾，可加玫瑰花、炒延胡索；兼肠腑湿热，可加败酱草、生薏苡仁等。

苍耳草有祛风湿作用，常用于过敏性鼻炎，表现为突发鼻痒，喷嚏连作，清涕不止。肠易激综合征胃肠道反应也有某种类似之象，因风能胜湿，方药中适当配伍该药常可获良效。

补脾利湿法治疗泄泻（肠易激综合征）

柳某，女，59 岁。2014 年 11 月 2 日初诊。

腹泻多年，反复发作，每因进食生冷而诱发，大便溏泻、每日两三次。便前腹痛、肠鸣、矢气较多，食欲不振，腹部畏寒，苔薄黄腻，脉弦。

中医诊断：泄泻（脾虚不健，肠腑湿热，肝木乘克）。

西医诊断：肠易激综合征。

治法：补脾利湿。

处方：党参 10g，炒白芍 10g，焦山楂 10g，焦神曲 10g，延胡索 10g，焦白术 10g，炮姜 10g，黄连 10g，炙甘草 10g，吴茱萸 15g，败酱草 15g，诃子 10g，玫瑰花 10g。14 剂，水煎，日 1 剂，早晚分服。

二诊：大便逐渐成形、日 1 次。近日因天气炎热，进食生冷，大便又溏、每日 2 次，腹痛、肠鸣不显著，腹部怕冷，舌红，苔右边黄腻，脉弦滑。

处方：党参 10g，炒白芍 10g，焦山楂 10g，焦神曲 10g，焦白术 10g，炮姜 10g，黄连 10g，炙甘草 10g，吴茱萸 15g，败酱草 15g，黄芩 15g，肉桂 15g，石榴皮 20g。7 剂，服法同前。

药后大便转常，诸症消失。随访至今未复发。

按语：慢性泄泻纯虚纯实者少，虚实夹杂者多。脾虚与湿盛是本病的两个主要方面。泄泻之本，皆在于脾胃。脾胃虚弱，清阳不升，运化失常则生飧泄，治疗可用参苓白术散、理中汤等加减。若脾虚生湿，或外邪内侵，引动内湿，虚中夹实，治当辨湿邪夹热与夹寒之不同而分别施治。临床一般以肠腑湿热最为常见，可用败酱草、红藤、黄柏、椿根白皮、凤尾草、猪苓、茯苓等；若寒湿偏重，则可用苍术、厚朴、肉桂、干姜等。该例患者脾虚木乘与肠腑湿热并存，寒热虚实错杂，治以理中清肠，寒热并投。前贤此类方剂并不少见，可结合临证再去读经典。个人常用寒热药物相配的药对，如黄芩与炮姜、黄连与吴茱萸等，取黄芩、黄连清热燥湿，炮姜、吴茱萸温中散寒，因合寒热错杂之病机，故寒热并行而不悖。

养阴润燥通便法治疗便秘

王某，女，59 岁。2014 年 11 月 21 日初诊。

便秘、两三日一行。口腔经常溃疡，寐差，头昏，舌暗红，苔黄，脉小滑。查血黏度高，乙肝表面抗原阳性。

中医诊断：便秘（阴虚肠燥）。

西医诊断：便秘。

治法：养阴润肠通便。

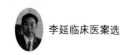
处方：生地黄 15g，玄参 10g，麦冬 10g，生首乌 15g，瓜蒌 15g，枳实 10g，柏子仁 10g，酸枣仁 15g，丹参 15g，白残花 15g，生大黄 10g（后下）。7 剂，水煎。日 1 剂，早晚分服。

二诊：大便尚通畅，腹有胀感，夜寐多梦，口不干，咽喉有痰，烦躁。舌暗，苔薄黄，脉细弦。B 超示：胆囊炎；胆囊有赘生物（胆固醇结晶）。

处方：生地黄 15g，玄参 10g，麦冬 10g，生首乌 15g，瓜蒌 15g，枳实 10g，柏子仁 10g，酸枣仁 20g，丹参 15g，白残花 15g，生大黄 10g（后下），半夏 10g，栀子 10g，姜黄 10g。7 剂，服法同前。

三诊：大便通畅、日 1～2 次。生化检查：LDH 350mmol/L，VLDL-C 0.42mmol/L，左目视物飞蚊，舌暗，苔黄，脉弦。原法再进。

处方：生地黄 15g，玄参 10g，麦冬 10g，生首乌 15g，瓜蒌 15g，枳实 10g，柏子仁 10g，酸枣仁 15g，丹参 15g，白残花 15g，生大黄 10g（后下），姜黄 10g，黄连 10g，半夏 15g。7 剂，服法同前。

四诊：背脊时痛，健忘、失眠加重，咳嗽咳痰色黄，痰多，口干稍苦，苔黄质暗。肝肾亏虚，津枯肠燥，风邪上受，肺气不清。

处方：生地黄 15g，玄参 15g，麦冬 10g，南沙参 15g，北沙参 15g，枳实 15g，瓜蒌 15g，桑寄生 15g，鸡血藤 15g，姜黄 10g，酸枣仁 25g，知母 10g，柏子仁 10g，桑椹子 10g，生首乌 15g，桑叶 10g，桑皮 10g。7 剂，服法同前。

五诊：大便通畅，近来咳嗽痰多色白，背痛，少有恶心，大便出血，情绪不稳，健忘，饮水多，苔黄质暗，脉小滑。上方 14 剂，服法同前。

药后大便通畅，咳痰均平。

按语： 本案乃肝肾不足，湿热内蕴，肠腑不利，治疗既要养阴润肠，又要清化湿热。药物配伍宜分清主次。本案论治的要点是兼顾主症与兼症的关系、肺与大肠的表里关系。

白残花学名蔷薇花，味微苦涩，性凉，功能清暑化湿，理气止血，主治感受暑热、胸闷口渴、不思饮食及郁结吐血等症，为理气之花朵中性凉之品，我常以本品合蒲黄、佩兰等用治口疮，每获良效。

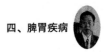

补气养血法治疗便秘

耿某，女，25 岁。2014 年 10 月 24 日初诊。

腰部外伤，先后手术 3 次，扁桃体经常反复感染发炎，长期便秘，须用开塞露导泻。面黄欠华，手足清冷，苔黄薄腻，脉细。

中医诊断：便秘（内伤外损夹杂，肝肾气血亏虚）。

西医诊断：便秘。

治法：补气养血。

处方：南沙参 15g，北沙参 15g，麦冬 10g，玄参 10g，太子参 15g，生白术 20g，枳实 20g，生黄芪 15g，当归 15g，火麻仁 15g，全瓜蒌 25g，土牛膝 15g，桔梗 10g，蚤休 15g，生甘草 10g，川续断 15g，一枝黄花 15g。14 剂，水煎，日 1 剂，早晚分服。

二诊：药后大便通畅、日一行，咽喉多痰，但不易咳出，口稍干，晨起口苦。上方加泽漆 12g，桔梗 5g，荔枝草 15g。35 剂，服法同前。

三诊：大便基本正常，每日或隔日一行，扁桃体肿大明显消退，但左侧较明显，肠鸣，腿酸，疲劳乏力，苔薄黄质暗，脉细。肺热肠燥，肝肾不足，气阴两虚。

处方：南沙参 12g，北沙参 12g，麦冬 10g，玄参 10g，太子参 12g，生白术 20g，枳实 20g，当归 10g，瓜蒌 25g，火麻仁 15g，桔梗 5g，生甘草 10g，荔枝草 15g，川续断 15g，黄芪 12g，牛膝 12g。14 剂，服法同前。

四诊：停药 1 个多月，大便又见干结、三四日一行，便质干结如粒，腹胀，腰酸痛，脉细弦，苔薄黄腻质暗。此乃肺热肠燥，气阴不足。

处方：南沙参 12g，北沙参 12g，麦冬 10g，玄参 10g，太子参 12g，生白术 20g，枳实 20g，当归 10g，瓜蒌 25g，火麻仁 15g，桔梗 5g，生甘草 10g，川续断 15g，黄芪 12g，牛膝 12g，桑椹子 10g，威灵仙 12g，生首乌 12g。14 剂，服法同前。

五诊：大便转畅、每日一行，腰痛明显，食纳良好，皮肤瘙痒，经潮正常，苔薄黄腻，脉细滑。

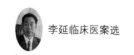

处方：南沙参 12g，北沙参 12g，麦冬 10g，玄参 10g，太子参 12g，生白术 20g，枳实 20g，当归 10g，瓜蒌 25g，火麻仁 15g，桔梗 5g，生甘草 10g，川续断 15g，黄芪 12g，牛膝 12g，制首乌 15g，桑椹子 10g，威灵仙 12g，苍耳草 12g。14 剂，服法同前。

六诊：便秘已愈，失眠，有时入睡困难，烦躁，面发痤疮，纳差，二便正常，苔黄薄腻质暗，脉细滑。此乃心肝火旺，阳不交阴。

处方：黄连 10g，酸枣仁 25g，夜交藤 25g，百合 12g，知母 10g，川芎 10g，丹参 15g，丹皮 10g，栀子 10g，玄参 12g，桑白皮 12g，黄芩 10g，火麻仁 12g，珍珠母 30g（先煎）。7 剂，服法同前。

按语：此案病情较为复杂，腰部外伤，经常腰痛是其一，长期便秘是其二，扁桃腺反复肿大、发炎是其三。对于这样的患者，必须发挥中医特色，整体兼顾，注意主次。分析病机属内伤外损夹杂，肝肾气血亏虚，虚体复易感邪，故治疗采用复法复方，益气养阴，利咽消肿，行气通腑，强肾壮腰。经治便秘、咽痛、腰痛诸症均缓，其间基本治法不变，主治各有侧重。后患者有失眠、痤疮之症，呈心肝火旺、阴阳失交之证，治随证转，治以清心凉肝，宁心安神，润肠通腑。

在所选的药物中有几味比较特殊。荔枝草俗称雪见草，味苦辛，性凉，有清热解毒、利尿消肿、凉血止血之功，主治咽喉肿痛、肾炎水肿、小便不利、咯血、尿血、痔血、崩漏、白浊及痈肿疮毒、湿疹瘙痒、蛇虫咬伤等，以此为主药与玄参、牛膝等配伍治疗咽痛、乳蛾肿大等。泽漆是一味较特殊的药，味辛苦、性微寒、有毒；擅行水消肿，消痰散结，杀虫止痒；主治水气肿满、痰饮喘咳等症，可单行亦可配伍他药同用。药证相符，利水消肿、化痰散结作用较强，对咽喉部慢性肿痛确有良效。医者可能因其小毒而慎于应用，使用时需配伍短期应用。

补脾行气、通腑化浊、交通心肾法治疗便秘

黄某，女，58 岁。2014 年 12 月 2 日初诊。

习惯性便秘多年，有高血压、高脂血症及痔疮，最近自食香蕉等水果及麻仁丸，大便基本日一行，先干后稀，腹不胀，但失眠严重，仅睡2～3小时。易疲劳，稍头昏，面黄不华，易汗，食纳尚可，苔中部淡黄厚腻，质暗紫，有齿印，脉细滑。

中医诊断：便秘（脾虚气滞，痰浊瘀阻，腑气不通，心肾不交）。

西医诊断：便秘。

治法：补脾行气，通腑化浊，交通心肾。

处方：党参15g，生白术25g，枳实25g，黑芝麻10g，生首乌15g，桑椹子15g，半夏10g，槟榔15g，生山楂15g，决明子15g，酸枣仁25g，夜交藤25g，熟大黄10g，火麻仁15g，莱菔子10g。7剂，水煎，日1剂，早晚分服。

二诊：仍腹胀，隐痛，有排便感，但便意难尽，苔黄腻，质暗紫，脉细滑。仍脾虚气滞，腑气不通。

处方：生黄芪20g，生白术25g，枳实25g，当归10g，瓜蒌25g，黑芝麻10g，火麻仁15g，生首乌15g，决明子15g，桑椹子15g，生山楂15g，夜交藤20g，大腹皮10g，刺猬皮15g。12剂，服法同前。

三诊：大便基本日行，有时稍软，痔疮好转，但肛门仍有坠胀感，口中黏腻不舒，寐差，苔中部黄腻，脉细。

处方：生黄芪20g，生白术25g，枳实25g，当归10g，瓜蒌25g，黑芝麻10g，火麻仁15g，生首乌15g，决明子15g，桑椹子15g，生山楂15g，夜交藤25g，刺猬皮15g，莱菔子10g，槟榔15g。14剂，服法同前。

四诊：精神改善，大便日行，无腹胀，食量平平，苔中部黄腻质暗，脉细。初诊方再进，以求巩固。

按语：本证的病机关键是气虚无力推动，因虚而滞，腑气不通，故治以补气行气，润肠通腑。同时兼顾痰浊瘀血阻脉，气血不和，心肾不交，可谓标本兼顾。刺猬皮凉血止血，降逆止痛。对于阴部诸疾，如肠风下血、遗精、痔疮及直肠癌有较好的消散效果。

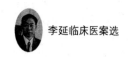

滋阴润燥、通腑行气法治疗便秘

汤某，女，22 岁。2014 年 5 月 22 日初诊。

便秘，频要蹲厕，欲排不畅，干结如栗，口干有异味，纳食不香，面有痤疮，苔薄质暗，脉细滑。

中医诊断：便秘（阴虚燥热，腑气不通）。

西医诊断：便秘。

治法：滋阴润燥，通腑行气。

处方：生首乌 15g，火麻仁 15g，决明子 15g，郁李仁 15g，枳实 15g，全瓜蒌 20g，生地黄 15g，玄参 15g，大麦冬 10g，槟榔 15，芒硝 5g（冲服）。7 剂，水煎，日 1 剂，早晚分服。

二诊：大便趋于通畅，一度排气较多，口干唇红，牙龈肿痛，苔黄，质暗，脉细弦滑。

处方：生首乌 15g，火麻仁 15g，郁李仁 15g，生地黄 15g，玄参 15g，麦冬 15g，石斛 10g，枳实 20g，瓜蒌 20g，槟榔 15g，番泻叶 15g（后下）。7 剂，服法同前。

药后大便通畅，牙龈肿痛消失，未再服药。此后因他病来诊，知其多年便秘二诊告愈。

按语：此证之要在于阴虚肠燥，故滋液润肠是关键，兼以行气软坚，多年顽疾半月而去。方中并未用大黄，然便通秘解，故并非所有的便秘均必用大黄。

便秘之为病总属大肠传导失司，究其病因，与饮食失节、起居失常、年老体虚、感受外邪有关，辨证首当分虚实。实有热秘、冷秘、气秘、食秘之分，虚有气虚、血虚、阴虚、阳虚之别。治疗当审证求机，分别治之，诸承气汤、六磨汤、枳实导滞汤、木香槟榔丸、枳术丸、麻仁丸、五仁丸、温脾汤、增液汤、逍遥丸等均可使用。详查病情，精于辨证，分清主次，灵活组方是有效的关键。

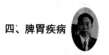

健康的生活方式对便秘的治疗十分重要。遇到便秘患者，医生应不厌其烦地耐心规劝，将良好的生活规律与有效的药物合理搭配，这样才能收到好的效果，好的依从性才能带来好的疗效。

和胃降气、化痰祛瘀、益气生津法治疗噎膈（食道癌）

黄某，男，74 岁。2013 年 5 月 22 初诊。

前年夏天饮食吞咽不顺，并进行性加重。今年 3 月 CT 示：食道中部占位。胃镜示：食道癌。病理示：中分化腺状细胞癌。已化疗 18 周期。目前吞咽梗阻，进干食明显，稀饭尚可咽下。胸膈痞闷，恶心欲呕，泛吐痰涎，口干，舌暗红，苔薄黄腻、中部少苔，脉细滑。

中医诊断：噎膈（痰气瘀阻，津气两伤，和降失司）。

西医诊断：食道癌。

治法：和胃降气，化痰祛瘀，益气生津。

处方：旋覆花 10g（包煎），代赭石 25g，半夏 10g，黄连 10g，吴茱萸 10g，失笑散（包煎）10g，肿节风 20g，桃仁 10g，南沙参 10g，北沙参 10g，麦冬 10g，太子参 10g，丹参 15g，公丁香 5g，威灵仙 15g，刺猬皮 15g，煅瓦楞子 20g，蜣螂 2 只，蜈蚣 3 条，白花蛇舌草 20g，石打穿 20g，红豆杉 14g。14 剂，水煎，日 1 剂，早晚分服。

二诊：吞咽阻塞感较前略有好转，进干食明显，胸膈闷痛不著，口干，苔淡黄薄腻，质淡紫，脉弦滑。上方加莪术 10g，半枝莲 20g。14 剂，服法同前。

三诊：饮食顺畅，无阻塞感，嗳气泛酸平，大便尚调，胸膈不痛，寐可。舌淡黄，苔薄腻，质淡紫，脉小滑。上方加山慈菇 12g，泽漆 15g。14 剂，服法同前。

按语：噎膈为胃与食管的病变，病机多为气郁、痰阻、血瘀三者互见，兼有津亏、阴伤等虚候。治疗以开郁理气、化痰祛瘀、滋阴润燥为基本原则。本患者病史 3 年，经多疗程化疗，致吞咽梗阻，恶心呕吐，胸膈痞闷，

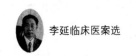

口干欲饮。辨证为痰气瘀阻、气津两伤、和降失司之证。治以和胃降气，化痰祛瘀，益气生津。药用旋覆代赭汤降逆化痰，和胃止呕；左金丸泻肝和胃。方中南北沙参、麦冬、太子参益气生津；失笑散、桃仁、丹参祛瘀通络；肿节风、红豆杉、蜣螂、蜈蚣、威灵仙、白花蛇舌草、石打穿、刺猬皮解毒抗癌。全方共起扶正抗癌之效。复诊症减，患者无明显不良反应，遂增加化痰、祛瘀解毒抗癌药物，以获得更好疗效。

胃为六腑之一，以通为用，以降为顺，本例患者症状特点表现为进食梗阻、胸膈痞闷、泛吐痰涎的痰气郁阻证；有嗳气泛酸、恶心呕吐等肝胃不和、胃气上逆证；有咽干口燥、苔中剥脱的津气两伤证。治疗当甘寒滋阴生津，以理气开郁、和胃降逆为主，再加虫类药通络，散结解毒，加强通降之效。需要注意的是，勿过用辛燥之品，以免重伤阴津。

服药方法宜少量多次，频频而服，不可操之过急，以免壅胃不运。患者本身进食困难，梗塞难下，故不可强求。

此例用意在于辨病与辨证并重，攻消之中寓以补益，虽以祛邪为先导，但攻不伤正，针对痰、郁、瘀、毒、阴伤气耗等多个环节综合治疗，故缓解了症状，稳定了病情。本案以通降之法贯穿始终，疏泄开郁，和胃降逆，化痰行瘀，配以虫类药加强通降，故见效明显。方中合以旋覆代赭汤降逆化痰，理气和胃，左金丸泻肝和胃，沙参麦冬汤养阴降逆和中。

消痰祛瘀、补气养阴法治疗食道癌

王某，男，69 岁。2014 年 2 月 21 日初诊。

近半年来，饮食吞咽困难，梗塞难下，胃镜、CT 查为食道癌，未进行手术及放化疗。目前进食干饭时梗阻明显，食半流及软食无妨，泛吐黏痰、量多，不吐酸，大便尚调，口稍干，偶尔咳嗽，寐差，体重下降 5kg 左右，时而心慌。体重减轻，舌暗隐紫，脉虚，脉来三五不调。

中医诊断：食道癌（痰气瘀阻，津气两伤）。

西医诊断：食道癌。

治法：消痰祛瘀，补气养阴。

处方：太子参 10g，南沙参 15g，北沙参 15g，麦冬 10g，半夏 15g，代赭石 25g，丹参 15g，藿香 10g，苏叶 10g，黄连 10g，石打穿 20g，丁香 5g，白花蛇舌草 20g，桃仁 10g，莪术 10g，蜈蚣 2 条，威灵仙 12g，急性子 10g，旋覆花 5g，蛸螂 2 只，刺猬皮 15g，煅瓦楞子 20g。7 剂，水煎，日 1 剂，早晚分服。

二诊：1 周来恶心呕吐黏痰 3 次，饮食有时梗塞难下，矢气增多，嗳气不多，大便日行，尿多，夜有心慌，左手臂麻，咽干，苔薄黄，质暗红，脉小滑兼数。上方加泽漆、八月札、肿节风。

处方：太子参 10g，南沙参 15g，北沙参 15g，麦冬 10g，半夏 15g，代赭石 25g，丹参 15g，藿香 10g，苏叶 10g，黄连 10g，石打穿 20g，丁香 5g，白花蛇舌草 20g，桃仁 10g，莪术 10g，蜈蚣 2 条，威灵仙 12g，急性子 10g，旋覆花 5g，蛸螂 2 只，刺猬皮 15g，煅瓦楞子 20g，泽漆 15g，八月札 15g，肿节风 20g。14 剂，服法同前。

另：朱砂 12g，西月石 18g，调匀分 20 份，每日早晚各服 1 份。

三诊：服药两周，食道梗塞感减轻，饮食通过较顺，黏痰减少，矢气多，咽干，咳嗽不多，寐差，苔薄黄腻，质暗红，舌下青筋显露，脉弦滑。

处方：太子参 10g，南沙参 15g，北沙参 15g，麦冬 10g，半夏 15g，代赭石 25g，丹参 15g，藿香 10g，苏叶 10g，黄连 10g，石打穿 20g，丁香 5g，白花蛇舌草 20g，桃仁 10g，莪术 10g，蜈蚣 2 条，威灵仙 12g，急性子 10g，旋覆花 5g，蛸螂 2 只，刺猬皮 15g，煅瓦楞子 20g，天冬 10g，八月札 12g，半枝莲 20g，泽漆 15g，肿节风 20g。14 剂，服法同前。

四诊：1 周前呕吐黏液两次，今日稳定，饮食通畅，无梗阻感，晨晚稍咳，咳白痰，大便正常，矢气多，苔薄黄腻，质暗红，脉细滑。

处方：太子参 10g，南沙参 15g，北沙参 15g，麦冬 10g，半夏 15g，代赭石 25g，丹参 15g，藿香 10g，苏叶 10g，黄连 10g，石打穿 20g，丁香 5g，白花蛇舌草 20g，桃仁 10g，莪术 10g，蜈蚣 2 条，威灵仙 12g，急性子 10g，旋覆花 5g，蛸螂 2 只，刺猬皮 15g，煅瓦楞子 20g，天冬 10g，八月札 12g，半枝莲 20g，泽漆 15g，肿节风 20g，失笑散 10g，红豆杉 15g。14 剂，

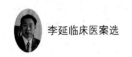

服法同前。

五诊: 近来呕吐未发,嗳气、矢气减轻。能吃烂面条。舌质暗,苔黄腻,舌下青筋显露,脉细滑。守法加减。上方加陈皮10g,竹茹10g,山豆根10g,山慈菇15g,合欢皮15g,夜交藤25g。14剂,服法同前。

按语: 本案辨证为痰气瘀阻,故治以开郁化痰,行气降逆,活血散结,但热毒久郁,势必伤阴,因此始终以麦冬半夏汤合旋覆代赭汤化裁出入。方中南北沙参、麦冬养阴润燥;桃仁、莪术、丹参、急性子、石打穿、瓦楞子、威灵仙活血化瘀散结;配以连苏饮清胃和中;配公丁香理气降逆,本药虽然性温,但用于大队甘寒之剂中而不嫌其燥,加入虫类药蛞蝓、刺猬皮、蜈蚣搜剔消坚,攻毒破瘀。西月石即硼砂,甘、咸,凉,能解毒清热化痰,用于治疗咽喉肿痛及热痰咳嗽等,内服常用量为0.6~0.9g,也可适量外用。朱砂与西月石适量和匀分服,对食道及胃部肿瘤属痰气交阻、热毒壅盛者有效,可化痰解毒,消坚散结。

心慌、胸闷、脉来三五不调属气阴不足、心营不畅的表现,病变在心,但与胃有相关性。胃为水谷之海,气血生化之源,后天不健,则心失所养。若痰阻气滞,气血不畅,致心脉不利,则出现胸闷、脉来不调的症状。治疗以益气养阴、活血通脉为法。方中沙参、麦冬、黄连、丹参等均为心胃同治的药物。

噎膈的病理基础是痰气瘀阻,为有形之邪阻塞通降之路,但久则耗损阴血,津伤气耗,致正气内衰。故当虚实并治,既重局部病变,又重整体维护,尤其在不适合手术及化疗的情况下,若能改善症状、延缓病情的发展亦不无裨益。因此,肿瘤的治疗必须中西医结合,实现优势互补,充分发挥二者的长处,使抗癌而不伤正,扶正而不留邪,最终达到提高生活质量和延长生存期的目的。

清热生津、散瘀止痛、扶正抗癌法治疗胃癌

尹某,男,67岁。2013年5月30日初诊。

去年诊断为胃癌，于6月10日行剖腹探查，术中见癌肿位于远端胃，以胃体、胃窦后壁为主，并与横结肠系膜及胰头表面浸润融合成团块状，且已浸润包裹肠系膜上静脉，无法行根治术，病理结果为腺癌并有淋巴结转移。先行化疗，后因不耐化疗，改为营养支持治疗。面色萎黄，口干欲饮，胃脘嘈杂，食后疼痛，腹部压痛感，舌紫暗有裂纹，苔薄黄，脉弦细。

中医诊断：胃癌（气阴两伤，热毒瘀积）。

西医诊断：胃癌。

治法：清热生津，散瘀止痛，扶正抗癌。

处方：鳖甲15g（先煎），乌贼骨15g，瓦楞子15g，黄芪15g，茜草根15g，鬼馒头15g，茜草根15g，枸杞子15g，八月札15g，川楝子15g，天冬15g，石见穿25g，白花蛇舌草20g，仙鹤草20g，刺猬皮10g，山慈菇10g，当归10g，漏芦10g，失笑散10g。14剂，服法同前。

二诊：腹痛缓解，便血渐止，舌有裂纹，苔薄，脉沉细。上方去鳖甲、煅瓦楞子、川楝子，加太子参15g，焦白术10g，鸡内金10g，砂仁5g（后下）。20剂，服法同前。

三诊：口感减轻，饥而思食，体力渐增。遂长期服用该方。现可自由活动，腹无疼痛，饮食如常。

按语： 胃癌临床常见升降失常，虚实夹杂，故治疗宜升降兼顾，补泻同施。胃癌患者腐熟水谷功能大减，脾胃虚弱故用药忌滋腻及过分苦寒，应以和为重。治疗以补为主，重在益气养血，健脾调胃，佐以活血化瘀，软坚散结。以扶正调理为主，化瘀抗癌为辅，切不可攻伐太过伤及正气。

用药宜选用甘温之品补其中气，升其中阳。气虚故懒言身疲；脾虚故少食肢倦；脾胃虚则肺气不足，故气短；肺气不足不能敷布津液，故口渴。本例患者脾胃气虚，气阴两伤为本。三诊时胃气渐见来复，食纳知味，饮食改善，精神转佳，口干减轻，表明药合病机。方中太子参、焦白术、生黄芪、天冬、当归、鳖甲、枸杞子益气生津，滋阴养血，以顾护正气，增强患者自身抗病能力；八月札、失笑散、川楝子、砂仁、鸡内金、乌贼骨、煅瓦楞子、刺猬皮理气止痛，化瘀和胃；石打穿、山慈菇、鬼馒头、白花蛇舌草、漏芦清热解毒，消肿散结；仙鹤草、茜草根凉血散瘀以止血。全方共奏清热生津、

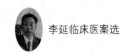
散瘀止痛、扶正抗癌之效。

清化湿热瘀毒、补虚扶正法治疗胰腺癌

陈某，女，58岁。2012年9月2日初诊。

2011年9月因腹痛查为胰腺部肿瘤，剖腹探查术中发现广泛转移，无法手术。目前化疗1个疗程，热疗1次，面色萎黄，形体瘦弱。两侧少腹疼痛，小腹有坠胀感，大便不行，干结难行，口干，时而恶心欲呕，气短咳嗽，痰多，心慌，腿软无力。苔淡黄薄腻，质淡紫，脉小弦滑时有不调。

中医诊断：胰腺癌（湿热瘀毒互结，脾虚不健，腑气不通，虚实夹杂）。

西医诊断：胰腺癌。

治法：清化湿热瘀毒，补虚扶正。

处方：熟大黄10g，黄连10g，吴茱萸10g，赤芍15g，藿香10g，苏叶10g，九香虫5g，延胡索10g，川楝子10g，青皮10g，乌药10g，半夏15g，泽漆15g，党参15g，北沙参10g，肿节风20g，仙鹤草15g，神曲10g，煅瓦楞子20g，蛞蝓2只，砂仁5g（后下），白蔻仁10g。7剂，水煎，日1剂，早晚分服。

二诊：腹痛减轻，偶尔恶心，稍吐酸，左侧胁肋气胀不舒，矢气较多，口干黏，苔薄黄腻，质紫有齿痕，脉小滑数。上方加陈皮10g，竹茹10g，路路通10g，地枯萝15g。14剂，服法同前。

三诊：近来左下腹隐痛，微胀，胸闷，左后腰痛，阴道出血、量不多、有小血块，食纳尚可，大便欠实、日行一两次，苔淡黄，质淡紫，脉小滑数。

处方：熟大黄10g，黄连10g，吴茱萸10g，赤芍15g，藿香10g，苏叶10g，九香虫5g，延胡索10g，川楝子10g，青皮10g，乌药10g，半夏15g，泽漆15g，党参15g，肿节风20g，仙鹤草15g，神曲10g，煅瓦楞子20g，蛞蝓2只，砂仁5g（后下），白蔻仁10g。麦冬10g，旱莲草15g，刺猬皮15g，地枯萝15g，路路通10g，乌贼骨15g。35剂。

四诊：两侧少腹疼痛基本稳定，大便时痛，食纳知味，精神好转，苔淡黄，质紫，脉小弦滑。初诊方加太子参10g，麦冬10g，丹参10g。21剂，服法同前。

五诊：吸气时上腹微有痛感，手触不舒，痛感不重，脐周隐痛，嗳气不多，大便日1～2次、成形，每餐可食软饭1小碗，苔淡黄薄腻，质暗紫，脉小弦兼滑。初诊方加白芍10g，太子参10g，麦冬10g，丹参10g，晚蚕沙10g，枳壳10g，沉香5g，刺猬皮15g，乌贼骨20g，路路通10g，地枯萝15g，大腹皮10g。21剂，服法同前。

按语： 本案邪实正虚，虚者脾胃虚弱，化源匮乏，气血亏损；实者湿热瘀毒互结，腑气不通。六腑以通为用，因湿热瘀毒内结则腑气不通，故拟方首选大黄，清热解毒通腑，兼以理气化痰活血，清热解毒，和胃化湿，着力祛除瘀结之湿热痰浊。红豆杉提取物紫杉醇为目前临床应用广泛的化学药物，具有较好的抗癌作用；九香虫、蜣螂、刺猬皮等均为化瘀解毒、攻逐瘀结的常用药物。

本病虚实夹杂。实的方面表现为腹痛、腹胀、便干；虚的方面表现为面色萎黄、形体瘦弱、气短心慌、腿软无力，需要权衡邪正虚实。本病以邪实为主，表现为瘀毒内结，腑气不通，治疗以理气通腑、清化湿热瘀毒为主，兼以扶正。

地枯萝是莱菔的根，老而枯者为佳，能顺气利水消肿，适用于面黄肿胀、胸膈满闷、食积腹泻、痢疾及痞块等症，一般10～15g。

本例诊断明确，且已无法手术，邪气壅实，正气虚耗，攻邪则伤正，补正必壅邪，故治疗上以通为用，以降为和。患者之痛、呕、胀、秘皆属不通之症，故治以苦辛和降、通腑泄浊、理气化瘀为主，祛邪以安正，佐以抗癌解毒，益气养阴。药症相符，故缓解了患者痛苦，延缓了病情发展。

清化热毒、祛瘀散结法治疗胰腺癌（胰腺癌肝转移）

曹某，男，65岁。2014年6月22日初诊。

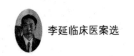

患者嗜酒数十年，去年突发满腹剧烈疼痛，腹部 CT 等检查诊为胰腺癌。行动脉灌注化疗，疼痛一度消失。1 个月后腹痛又起，位于右胁及剑突下，初为隐痛，后转为阵发性剧痛，并放射到背部腰肾区，曾用多种中西医疗法，效果不显。同年腹部 CT 示：胰腺癌动脉灌注化疗后改变，胰头、肝右后叶占位。形体消瘦，面色萎黄，疲劳乏力，须家属扶持来诊，腹痛阵作，痛势有时甚剧，腰背疼痛，食纳不香，腹部气胀，睡眠欠安，口干，舌偏红，苔右部有块状黄腻，脉弦滑。

中医诊断：胰腺癌（肝经湿热郁毒）。

西医诊断：胰腺癌肝转移。

治法：清化热毒，祛瘀散结。

处方：黄连 10g，生甘草 10g，吴茱萸 15g，乌梅 15g，赤芍 15g，白芍 15g，白花蛇舌草 20，石打穿 20g，延胡索 10g，川楝子 10g，莪术 10g，僵蚕 10g。14 剂，水煎，日 1 剂，早晚分服。

二诊：腹痛显减，发作次数减少，右侧腰背部疼痛基本控制，但有束带感，二便调，口干较甚，舌暗红，苔薄黄腻，脉弦缓滑。证属湿热瘀阻，肝胃不和。

处方：黄连 10g，吴茱萸 15g，乌梅 15g，赤芍 15g，白芍 15g，石打穿 20g，延胡索 10g，川楝子 10g，莪术 10g，僵蚕 10g，姜黄 10g，石斛 10g。14 剂，服法同前。

三诊：诊后曾外出办事疲劳，右上腹疼痛一度发作，前来咨询，考虑病机同前，遂嘱原方加白花蛇舌草 20g 续服。

现上腹部已半月未痛，背后有紧束感，纳寐均好转，可独自前来。口唇发绀，舌偏暗，苔右边浮腻，脉小弦滑。原方再进。

四诊：因腹痛大减，平时基本不发作，遂思想麻痹，活动过多，近两日病情反复，腹痛隐隐，矢气频频，舌偏暗，苔黄薄腻，脉弦滑。加强行气活血、清热解毒之力。

处方：黄连 10g，生甘草 10g，吴茱萸 15g，乌梅 15g，赤芍 15g，白芍 15g，白花蛇舌草 20，石打穿 20g，延胡索 10g，川楝子 15g，莪术 10g，僵

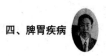

蚕 10g。14 剂，服法同前。

五诊：前方一直服用至今，胁、腹、腰、背疼痛完全缓解已两个半月，精神振作，生活自理，无明显不适。再次 CT 平扫及增强示：胰头、肝右叶占位，腹后腔未见淋巴结肿大，病情无进展。病灶获得控制，症状缓解。嘱原方继续服用，定期随访。

按语：胰腺癌确诊时病情多已晚期，百分之八九十的患者有扩展和转移，其中肝部转移为多。因肿瘤压迫或侵犯腹腔神经丛，疼痛常较剧烈，化疗缓解率不超过 12%，因此，本病患者常较痛苦且生存期短。本例患者经中药辨证治疗半年，胰头、肝右叶占位虽未消退，但病情得到控制，CT 复查肝脏转移灶有缩小趋势，顽固性疼痛消失，精神振作，生活质量改善。胰腺癌多表现为肝脾不和，湿热瘀结，气滞血瘀，治疗宜以调和肝脾、清热化湿、消肿散结、理气活血为法。因其病机表现为厥阴阳明木土不调，故辛开苦降酸收复法并用，较快地缓解了腹痛，获得了比较满意的近期疗效。需要重视的是，本病是恶性肿瘤，发展迅速，因此，抗癌解毒之品，如川楝子、莪术、石见穿、白花蛇舌草等须重用。

患者就诊时诊断为胰腺癌肝转移，已经是晚期，表现为虚实夹杂证，主要症状是疼痛，所以治疗的第一要义是缓解疼痛，提高生活质量。患者既有虚的一面，又有实的一面，但以湿热瘀结、气机阻滞、腑气不通为主，治疗的重点是清化湿热瘀毒，调畅气机。以苦泻之，以辛散之，以酸收之，使之有散有收，复以甘味之药和之，不至疏泄耗散太过。可加入一点补益药物，如太子参等，但以轻平为主，以防壅滞。

味苦能泄，味辛能散，味酸能收。苦辛通降，开痞散结，苦酸涌泄，三法合用，有升有降，有散有收，适用于湿阻、气滞、痰凝、热郁等实邪停聚之病，临床多表现为胀、痛等症。常用的药物有苦味的黄连、黄芩、川楝子等，辛味的陈皮、半夏、吴茱萸等，酸味的乌梅、五味子、芍药等。若有热郁阴伤，可复以甘寒之药，取酸甘化阴之意。在肿瘤晚期往往伴有正虚的一面，需要补消兼顾。

本病重在祛邪理气，通调腑气，通则不痛。

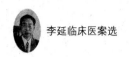

疏肝理气、和胃止痛法治疗胃痛（慢性浅表性胃炎）

杨某，男，41 岁。2013 年 5 月 2 日初诊。

胃脘胀满疼痛反复发作 7 年余。外院胃镜提示：胃黏膜有中度充血及水肿，可见散在少量糜烂及小出血点，诊为慢性浅表性胃炎；胃窦部糜烂；幽门螺杆菌（+）。近 3 天来病情加重，故来就诊。胃脘隐痛，劳则痛甚，脘痛引胁，嗳气频繁，泛酸，纳呆，舌尖红，苔薄黄，脉沉弦。

中医诊断：胃痛（肝气犯胃）。

西医诊断：慢性浅表性胃炎。

治法：疏肝理气，和胃止痛。

处方：柴胡 10g，川黄连 10g，白芍 15g，枳壳 15g，木香 10g，甘草 10g，梅花 10g，煅瓦楞子 15g，蒲公英 30g，炒鸡内金 20g。14 剂，水煎，日 1 剂，早晚分服。

二诊：矢气频繁，但脘痛明显改善，纳可，泛酸减少，舌淡红，苔薄白，脉沉弦。上方续服 14 剂。药后诸症基本消失。

按语：肝与胃是木土乘克的关系，若忧思恼怒，气郁伤肝，肝气横逆，势必克脾犯胃，致气机阻滞，胃失和降而为痛。现代研究显示，情绪应激可通过植物神经系统和内分泌系统引起胃酸分泌过多、胃黏膜保护功能下降，从而导致胃黏膜糜烂、出血甚至溃疡形成。本例患者加用木香、梅花为加重理气之意；瓦楞子制酸止痛；蒲公英、黄连清热解毒，兼以抗菌；鸡内金消食健胃。诸药合用，共奏疏肝理气、和胃止痛之功。

泻肝补气、健脾温肾、固肠止泻法治疗泄泻（腹泻）

石某，男，50 岁。2012 年 2 月 12 日初诊。

1 年前每因工作紧张则腹泻，严重时日泻 4 ～ 6 次，便前腹痛，便后消

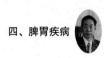

失，常感腹内作响，多次查肠镜正常，近 1 个月症状有所加重。外院诊断为肠易激综合征，多处治疗未愈。舌淡红，苔白，脉弦。

中医诊断：泄泻（肝旺脾虚，肠失固摄）。

西医诊断：腹泻。

治法：泻肝补气，健脾温肾，固肠止泻。

处方：党参20g，白芍30g，炒白术20g，陈皮15g，防风10g，木瓜20g，附片10g（久煎），干姜15g，补骨脂15g，肉豆蔻10g，乌药15g，合欢皮15g，炙甘草10g。12 剂，日 1 剂，水煎，早晚分服。

二诊：腹痛消失，大便正常，以上方为基础方调治两月痊愈。

按语： 肠易激综合征临床常以腹痛和腹部不适伴排便习惯改变为特征，是较难彻底治疗的胃肠道功能性疾病之一。本病的基本病机是肝旺乘脾，脾土受伐，正如《景岳全书·杂症谟·泄泻》所云："凡遇怒气而作泄泻者……此肝脾二脏之病也。盖以肝木克土，脾气受伤而然。"治以抑木扶土，调理肝脾，以痛泻要方为主方。"痛责之肝"，抑木即泻肝，故重用白芍30g，配木瓜与甘草酸柔甘缓泻肝木，缓急止痛；"泻责之脾，脾责之虚"，故用炒白术、陈皮配党参扶土健脾止泻，防风荡风化湿。对情志致病明显者，加合欢皮、白蒺藜解郁平肝；对泻泄重者，先配肉豆蔻、干姜、吴茱萸等温中暖脾止泻；若久泻不止，为"下元失守"者，遵"脾阳之根在命门"之意，配制附片、补骨脂等补肾暖脾以取效。

补脾燥湿、升阳荡风法治疗泄泻（腹泻）

冯某，女，41 岁。2013 年 7 月 8 日初诊。

两年来大便稀、日 2～4 次，排便时小腹坠胀，多次查肠镜正常，诊断为肠易激综合征。近两个月因劳累症情加重，并有排便不尽感。舌淡，苔白腻，脉濡缓。

中医诊断：泄泻（脾虚湿滞，清阳不升）。

西医诊断：腹泻。

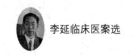

治法：补脾燥湿，升阳荡风。

处方：黄芪 30g，党参 20g，白术 20g，茯苓 15g，葛根 15g，升麻 10g，防风 10g，肉豆蔻 10g，陈皮 15g，枳实 15g，木香 10g，槟榔 10g，炙甘草 10g。12 剂，日 1 剂，水煎早晚服。

二诊：腹泻停止，小腹坠胀感消失，排便通畅。以上方为基础方化裁调理，巩固疗效，5 周痊愈。

按语：本病若以结肠运动障碍为主者，常大便次数增多，便后仍感便意未尽，可伴小腹坠胀、肠鸣，此为脾胃清阳下陷、湿浊下滞大肠所致，即《内经》所云"清气在下，则生飧泄"之故。临床多从健脾升清、化湿行气治疗，方用七味白术散（人参、白术、茯苓、木香、葛根、藿香、甘草）。下腹坠胀加黄芪，与葛根升发脾胃清阳之气，如此用药，通常泄泻、坠胀可见效。若泄泻仍不止，升阳的同时必以"荡风"。所谓荡风者，用以升浮表药，如防风、升麻、藿香之属以鼓荡脾胃气机，"以助升腾之气"（《赤水玄珠》）。治泻尤要重用风药，肠胃虚而泻，"空谷"生风，风陷"虚谷"，"如地上淖泽，风之即干"（《医宗必读·泄泻》）。对便意不尽者，在运脾升阳的同时可配以枳实、槟榔、莱菔子之属行气导滞，调理胃肠气机。

分利水湿、固肠止泻法治疗泄泻（腹泻）

林某，男，28 岁。2015 年 5 月 3 日初诊。

患者平素大便不成形，脐周不适，间断腹痛，西医曾诊断为肠易激综合征。近半个月受凉后出现泻稀水样便、日 3 ～ 6 次，肠鸣，脐周隐痛。舌淡，苔白腻，脉沉缓。

中医诊断：泄泻（寒湿濡肠，水湿下注）。

中医诊断：腹泻。

治法：分利水湿，固肠止泻。

处方：人参 10g，肉桂 10g，白术 20g，泽泻 10g，茯苓 15g，猪苓 15g，干姜 15g，补骨脂 15g，肉豆蔻 10g，乌梅 30g，砂仁 10g（后下），赤石脂

30g（先煎），枳壳 10g，炙甘草 10g。12 剂，日 1 剂，水煎，早晚分服。

二诊：药后腹泻止，大便正常，开参苓白术散 3 盒，健脾止泻，巩固疗效。

按语：本病患者平素多大便不实，每因饮食不慎或情志变化而突发水样腹泻、肠鸣、阵发性腹痛等。此为肠内水湿过盛、内迫下注为患。本案用分利水湿与"兜涩"固肠实大便并治而获良效。分利水湿可用人参 10g，茯苓 12g，猪苓 15g，桂枝 10g，泽泻 15g，白术 15g（可肉桂 10g 易桂枝），称为"开支河"，利小肠而以实大肠也。正如《医宗必读·泄泻》所云："使湿从小便而去，如农人治涝，导其下流，虽处卑隰，不忧巨浸。"与此同时，配四神丸、乌梅、石榴皮、赤石脂等温脾兜涩固肠药止泻。固涩药可以擒津固肠，抑制肠蠕动，延长水谷在肠道的停留时间，使大便转为正常。

温补脾肾、健运止泻法治疗泄泻（结肠炎）

万某，男，36 岁。2015 年 9 月 12 日初诊。

患者常年在外跑业务，饮食时冷时热，时饱时饥，并有饮酒之习，致使大便稀薄 3 年有余。诊见精神疲惫，面色萎黄，大便每日 3～5 次、色黄稀薄，并有隐隐腹痛，常自购黄连素、氟哌酸、泻立停、香连丸等药治疗，症状未见明显好转。苔白腻而滑，脉弦细无力，扪之寸口尺肤寒凉。

中医诊断：泄泻（脾肾虚寒，阳气失煦）。

西医诊断：结肠炎。

治法：温补脾肾，健运止泻。

处方：党参 15g，炒白术 10g，茯苓 15g，炒怀山药 30g，炒白扁豆 30g，补骨脂 10g，肉豆蔻 10g，吴茱萸 15g，五味子 15g，炒山楂 30g，木香 10g，黄连 10g，生甘草 10g。7 剂，水煎，日 1 剂，分煎 2 次，药液混合，约 500mL，分 3 次服。

二诊：大便成形，腹痛减轻，但皮肤扪之仍寒凉。上方加炮干姜 10g，桂枝 10g。14 剂，服法同前。

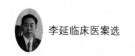

三诊：大便每日 1 次，为成形便，腹痛消失，舌苔变薄白、分布均匀。改服附子理中丸（水蜜丸），每次 3g，每日 3 次，以温补脾肾，巩固疗效。

按语：慢性腹泻是很常见的疾病，多以饮食不洁、失序，或感受风寒所致。本例由饮食因素所引起，这在当前年轻人中比较常见。西药治在止泻，中医治在固本。固本当以健脾温肾为主。六神汤偏于健脾，四神丸偏于温肾，两方合用，药性温而不燥，辛而无耗，偏于中和之性，起效稳健，一般三五剂即可见效。选十神汤加味治疗，因十神汤由六神散与四神丸两"神"方合方而成，计有十味药，故名十神汤。六神散即四君子汤加白扁豆、山药，出自《证治准绳》，原方主治小儿寒性腹泻；四神汤由补骨脂、肉豆蔻、吴茱萸、五味子组成，亦出自《证治准绳》，原方主治脾肾虚寒，五更泄泻。两方合用，使其补脾益肾的作用更强，这样止泻的功效就会更为突出。

补气温中、和胃止痛法治疗胃痛（胆汁反流性胃炎）

徐某，女，45 岁。2014 年 5 月 26 日初诊。

胃脘胀痛 1 年余，夜间明显，食后减轻。近期受凉后胃脘胀痛较前加重，喜热饮恶冷食，偶尔呃逆，胃脘部喜揉喜按。平素畏寒怕冷，四肢不温，月经量少，便溏，睡眠欠佳。胃镜示：胆汁反流性胃炎；幽门口炎；HP（＋）。舌淡胖，苔白腻，脉沉。

中医诊断：胃痛（中焦虚寒）。

西医诊断：胆汁反流性胃炎；幽门口炎。

治法：补气温中，和胃止痛。

处方：党参 20g，半夏 10g，干姜 10g，桂枝 10g，沉香 10g，郁金 10g，荷叶 15g，陈皮 10g，香橼 10g，佛手 10g，甘草 10g。7 剂，日 1 剂，水煎450mL，分早中晚 3 次服。

二诊：服后胀痛减轻，偶尔发作，月经量较前增多，纳寐改善。上方加砂仁 10g，木香 10g。又进 7 剂。

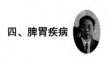

三诊：胃胀痛已不明显，偶尔呃逆，便溏改善。二诊方加白术 15g，防风 10g，枳壳 10g。继服 14 剂而愈。

按语： 根据患者平素畏寒怕冷，四肢不温，喜热饮恶冷食，胃脘部喜揉喜按，诊为中焦虚寒证。便溏为脾虚生湿，舌淡胖、苔白腻、脉沉亦为中焦虚寒之征象。本患者中焦虚寒久病为其本，胃胀痛 1 年有余为其标，非三五剂所能立效，故以党参、白术、甘草健脾温中治其本；干姜、桂枝、半夏温中止痛治其标；木香、砂仁、沉香、陈皮理气；荷叶、香橼、佛手化湿。三诊时加枳壳降气，加防风取风药"风能胜湿"之意。先后诊治 1 个月，收效满意。

清热泻火、补气养阴法治疗胃痛（慢性萎缩性胃炎）

栾某，女，87 岁。2015 年 1 月 22 日初诊。

1 个月前无明显诱因出现胃脘灼痛，伴恶心欲吐，纳食减少，喜冷饮，口干，头目眩晕，周身乏力，曾做胃镜示：慢性萎缩性胃炎，未做系统治疗。舌红，苔黄少津，脉弦数。

中医诊断：胃痛（胃热壅盛，气津不足）。

西医诊断：慢性萎缩性胃炎。

治法：清热泻火，补气养阴。

处方：生地黄 10g，丹参 15g，郁金 10g，石膏 20g，知母 10g，西洋参 10g，山药 10g，甘草 10g，焦三仙各 10g。7 剂，日 1 剂，水煎 300mL，早晚分服。

药后而愈。

按语： 胃脘灼痛、喜冷饮、舌红、苔黄、脉弦数为胃热壅盛所致；口干、头目眩晕、周身乏力、舌苔少津为气津两伤的表现。《伤寒论》白虎加人参汤主治伤寒后，里热壅盛而致气阴不足之证，以发热、烦渴、口舌干燥、汗多、脉大无力为主要症状。本病患者的症状虽未及白虎加人参汤证严重，但

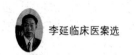

病机相同，故用白虎加人参汤治疗。方中石膏、知母清热；生地黄滋阴；丹参、郁金凉血；西洋参、山药补气兼养阴；焦三仙促进纳食；甘草调和诸药。全方共奏清热泻火、补气养阴之效。药准证对，故7剂而愈。

活血化瘀、理气止痛法治疗胃痛（反流性食管炎）

张某，男，56岁。2011年8月9日初诊。

1年前因情绪急躁出现胃脘部胀痛不适，1年来以胃脘部疼痛为主，偶见泛酸、胸闷。胃镜示：反流性食管炎；糜烂性胃炎；十二指肠球炎。既往冠心病病史两年。舌暗，苔白，脉稍弦。

中医诊断：胃痛（气滞血瘀）。

西医诊断：反流性食管炎；糜烂性胃炎；十二指肠球炎。

治法：活血化瘀，理气止痛。

处方：蒲黄10g，五灵脂10g，川楝子10g，白及15g，枳壳10g，檀香10g，川芎10g，葛根20g，茯苓15g，佛手10g，香橼10g，海螵蛸15g，甘草10g。7剂，水煎，日1剂，早晚分服。

二诊：症状明显好转，偶觉胃脘胀满，舌脉改善。上方加砂仁6g。又服7剂。

三诊：症状大减。原方续进14剂后痊愈，至今未复发。

按语：胃为多气多血之腑，初病在经属气，以胀为主；病久入络在血，以痛为主；气为血之帅，气滞日久，血行势必不利，而致气滞血瘀，即叶天士所谓："胃痛久而屡发，必有痰凝聚瘀。"治疗需根据胃以通为补的特点，采用化瘀和胃法。方选失笑散合金铃子散配伍加减。方中蒲黄、五灵脂、川芎活血化瘀止痛；川楝子、檀香、枳壳疏肝理气；佛手、香橼、茯苓、甘草疏肝健脾和胃；葛根升清阳；海螵蛸制酸。全方活血化瘀，理气止痛。二诊加砂仁增强醒脾之力。患者共服近30剂而病愈。

白及味苦甘，入肺、胃经，走血分，富黏性，有止血消肿、敛疮生肌之效，不仅能止血散瘀，通络缓痛，且能改善胃脘胀痛、嘈杂诸症，促进胃黏膜溃疡之愈合，常被选为保护胃黏膜止痛之上品。若有出血，可用云南白药内服以止痛止血。五灵脂气味腥臭，易致恶心呕吐，如患者不适应，可换用延胡索，效果亦好。

健脾化湿和胃法治疗胃痛（胃溃疡）

苏某，女，42岁。2011年5月1日初诊。

两年前因气滞及饮食不节出现胃痛，当地医院诊断为消化性溃疡。经对症治疗症状缓解，但饥饱失常、劳倦后易复发，尤以饥饿时为重。半月前因胃痛加重，饥饿时尤甚，有黑便，自服甲氰咪胍，症状缓解不明显。面色萎黄，舌淡，苔薄，脉弦细。胃镜示：胃溃疡。

中医诊断：胃痛（脾胃虚弱）。

西医诊断：胃溃疡。

治法：健脾化湿和胃。

处方：党参20g，白术15g，代赭石15g，茯苓20g，炙甘草15g，白芍20g，砂仁15g，豆蔻15g，柴胡15g。7剂，水煎，日1剂，早晚分服。

二诊：无黑便，疼痛减轻，时而胃胀不舒。上方加厚朴15g，鸡内金20g，神曲20g，炒麦芽20g。7剂，服法同前。

三诊：疼痛明显减轻，仍食欲不振，饥饿时痛甚，时有反酸。上方加海螵蛸15g。7剂，服法同前。

药后症状基本消失，嘱停药。

按语：本证属脾胃虚弱，健运无力，以致营养不良。治疗上以虚则补之为原则，以四君子汤加减治疗。脾气健，湿气得化，故溃疡面得以愈合，疼痛止。方中参苓术草四君子汤健运脾气；代赭石降逆；柴胡疏肝理气；白芍柔肝止痛，防肝郁而乘脾土；砂仁、豆蔻健脾化湿和胃。二诊、三诊时加消食导滞、温中理气药物使病情进一步好转。四诊时加入海螵蛸以制酸，使病

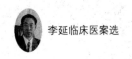

情得痊愈。

降逆顺气、补益脾胃法治疗呃逆（胃炎）

张某，男，32岁。2013年5月1日初诊。

半年前因饮食不节后出现呃逆频频，胸脘满闷，不思饮食，大便不畅，睡眠不实，身体逐渐消瘦，自服消食片症状未见改善。症见面色萎黄，舌淡，苔薄，脉细。

中医诊断：呃逆（胃虚气滞，胃气上逆）。

西医诊断：胃炎。

治法：降逆顺气，补益脾胃。

处方：清半夏15g，厚朴15g，枳壳10g，代赭石30g，陈皮15g，旋覆花20g，党参20g，茯苓20g，甘草10g，火麻仁15g。7剂，水煎，日1剂，早晚分服。

二诊：呃逆减轻，仍时有发作，胸脘微觉不舒，食欲增进，大便通畅。上方加炒麦芽15g。10剂，服法同前。

三诊：无呃逆发作，饮食、二便正常，体重增加1.5kg，嘱停药。

按语：呃逆之症，临床所见以寒热错综者较多，故用药亦多寒热相兼。本患者属胃虚气滞气逆，因虚致实，故治疗以降逆顺气为法，并合以补益脾胃，以旋覆代赭汤加减。方中厚朴、枳实、陈皮利胸膈以和胃调气；旋覆花、代赭石降逆；党参、茯苓、甘草健脾益气；火麻仁润肠通便。诸药合用，共同达到了降逆顺气、补益脾胃的作用，使病情痊愈。

温肾补脾法治疗五更泄（腹泻）

刘某，男，38岁。2013年12月12日初诊。

6年前曾患泄泻，未经治疗，自服藿香正气水数日，腹泻逐渐成形，晨醒即急如厕便泻 1 次，并逐渐变为日 2 ～ 3 次，大便溏，体虚，时恶心，小便频少。面色萎黄，舌胖大，苔厚腻，脉沉弱。

中医诊断：五更泻（肾虚不固）。

西医诊断：腹泻。

治法：温肾补脾。

处方：补骨脂 10g，五味子 15g，吴茱萸 15g，肉豆蔻 15g，党参 20g，制附子 10g，苍术 15g，茯苓 20g，干姜 10g，甘草 10g。10 剂，水煎，日 1 剂，早晚分服。

二诊：药后病情好转，大便时间延到上午 9 ～ 10 时左右，日 1 ～ 2 次，仍便溏，无恶心，食欲渐增，尿频量少有所好转。上方继服 7 剂。

三诊：药后基本痊愈，嘱服四神丸半月巩固疗效。

按语： 天明初醒即须如厕，即所谓鸡鸣泻。辨证为肾虚不固，命门火衰，关门不固，则气随泻去；气去则阳衰，因而寒从中生，治以温补肾阳。然泄泻与脾胃有直接关系，亦应温补脾胃。脾胃健、肾气实则 6 年之沉病顽疾得愈。

宣通肺气法治疗肠痹（胃肠功能紊乱）

魏某，男，29 岁。2012 年 5 月 5 日初诊。

1 周前因感受暑湿后出现发热、呕吐，未经治疗，继而出现饮食难下，大便不通，不渴不饥，皮肤麻痒，腹中鸣动，13 天未大便。面红，舌白，苔腻，脉实。

中医诊断：肠痹（湿热郁阻）。

西医诊断：胃肠功能紊乱。

治法：宣通肺气。

处方：杏仁 15g，瓜蒌皮 20g，枳壳 15g，栀子 15g，淡豆豉 20g，紫菀 15g，甘草 10g。5 剂，水煎，日 1 剂，早晚分服。

二诊：症状明显好转，已大便，食欲渐增，嘱按原方再服 5 剂。

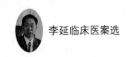

三诊：饮食、二便正常，无不适感，嘱停药。

按语： 食进脘中难下，大便气塞不爽，肠中挛痛此为肠痹。此与便闭为同类，但肠痹之便闭比阳明腑实较缓，阳明腑实为痞、满、燥、实、坚，法应通腑泄热，急下存阴。而肠痹治疗应开上焦肺气，上窍开泄，下窍自通矣。本病由风湿化热阻碍气分，诸经脉络皆闭所致，故治以宣通肺气，气通则湿热自祛，病已矣。

滋阴养胃法治疗嘈杂（胃炎）

钱某，男，52岁。2001年6月22日初诊。

1月前无明显原因出现胃中嘈杂，似饥非饥，似饱非饱，心中烦热，夜寐不安，自服肝胃气痛片等药，效果不显。

中医诊断：嘈杂（胃阴不足）。

西医诊断：胃炎。

治法：滋阴养胃。

处方：麦冬15g，生地黄15g，柏子仁15g，石斛20g，茯神15g，炙甘草15g，砂仁20g。7剂，水煎，日1剂，早晚分服。

二诊：嘈杂明显好转，仍食欲不振。上方加麦芽30g。7剂，服法同前。

三诊：嘈杂基本消失，无似饥非饥、似饱非饱之感。5剂，服法同前。

药后痊愈。

按语： 嘈杂多属胃热，热有虚实之分，此例为胃阴虚导致嘈杂，似饥非饥，似饱非饱。其病总在于胃。经云："饮入于胃，游溢精气，上输于脾，脾气散精，上归于肺。" 又云："脾主为胃行其津液者也。由此观之，脾属阴主乎血，胃属阳主乎气。胃易燥，全赖脾阴以和之；脾易湿，必赖胃阳以运之，故一阴一阳互相表里。" 脾阴一虚，则胃家饮食游溢精气，不能稍留津液以自润。胃过于燥而有火矣，稍迟则嘈杂愈甚，得食则嘈杂缓解。胃阴虚生热，而化痰火，以致出现嘈杂，似饥非饥，似饱非饱。治以滋阴养胃化痰，则诸症除。

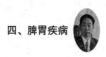

温阳理气、健脾和胃法治疗肿胀（水肿）

叶某，女，45 岁。2014 年 6 月 22 日初诊。

两年前无明显原因出现眼睑、四肢浮肿，身体重浊，各种检查均正常。现除浮肿外，大便溏泻不爽，食谷不化，腹胀呕恶。

中医诊断：肿胀（脾胃虚弱）。

西医诊断：水肿。

治法：温阳理气，健脾和胃。

处方：厚朴 15g，杏仁 15g，半夏 15，白术 15g，人参 15g，茯苓 20g，土囊草 30g。10 剂，水煎，日 1 剂，早晚分服。

二诊：肿胀略好转，大便溏泻不爽明显好转，腹胀、呕恶有所好转。上方加陈皮 15g。10 剂，服法同前。

三诊：肿胀明显好转，腹胀、呕恶进一步好转，身体自觉轻盈，大便正常。继服上方 10 剂。

药后恢复正常。

按语：脾胃虚弱，阳气虚衰，气虚不运，水湿不得运化故眼睑、四肢肿胀。李东垣云："胃为卫之本，脾乃营之源。"脏腑受病，故营卫二气昼夜循环失调。经言"劳者温之，损者益之"，故用温阳理气法，气行则津行，温阳理气，使温邪得化，津液得行，故浮肿消。

益气养阴、润肠通便法治疗便秘

罗某，女，62 岁。2011 年 6 月 5 日初诊。

5 年前无明显原因患大便秘结，常服泻下剂，症状有所缓解。近半年来，服泻下剂无效，常以灌肠导便。有糖尿病史。现精神疲惫，心悸，失眠，面赤。舌红，少苔，脉细。

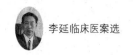

中医诊断：便秘（气阴两虚）。

西医诊断：便秘。

治法：益气养阴，润肠通便。

处方：麦冬 25g，生地黄 15g，胡桃肉 20g，黄芪 30g，火麻仁 20g，当归 20g，厚朴 15g，桃仁 20g，杏仁 20g，枳壳 15g。7 剂，水煎，日 1 剂，早晚分服。

二诊：大便秘结有所好转，仍比正常干燥，但未用灌肠排便，食欲欠佳。上方加陈皮 15g，白术 15g。10 剂，服法同前。

三诊：排便基本正常，食欲尚可。继服 7 剂巩固疗效。

四诊：药后大便正常，饮食睡眠尚可，嘱停药。

按语：患者年事已高，素患糖尿病，气阴两亏，体力衰弱，肠蠕动缓，故大便结。虚人血少津亏，非火郁结燥。肾司二便，肾虚则无力排出，故治以益气养阴为法。火麻仁、当归有润便之功，通便之后清阳未升，故二诊加白术、陈皮健脾理气，以升清阳。诸药合用，以达益气养阴、润肠通便之效。

疏肝和胃法治疗嘈杂（消化不良）

马某，男，40 岁。2012 年 6 月 1 日初诊。

两年前，酒后出现反酸，胃中嘈杂不适，自服肝胃气痛片，症状有所缓解，但脾气暴躁，吸烟、喝酒则反胃、嘈杂不断，口服肝胃气痛片效果不佳。症见面黄晦暗，舌红，苔薄黄，脉弦细。

中医诊断：嘈杂（肝胃不和）。

西医诊断：消化不良。

治法：疏肝和胃。

处方：半夏 15g，黄连 15g，黄芩 10g，甘草 10g，柴胡 15g，枳壳 15g，白芍 20g，厚朴 15g，泽泻 15g，白术 20g，茯苓 20g。7 剂，水煎，日 1 剂，早晚分服。

二诊：仍反酸，嘈杂好转。上方加制吴茱萸 15g，海螵蛸 15g。10 剂，服法同前。

三诊：反酸症状明显好转，嘈杂好转，食少纳呆。二诊方加砂仁 15g，陈皮 15g。10 剂，服法同前。

药后症状明显好转，嘱停药，调情志，节烟酒。

按语：本案为肝郁克脾胃之典型病例，故治以疏肝和胃。以半夏泻心汤为主方，辛开苦降，寒温并用，补泻兼施，使湿热清，肝气疏。肝气条达，胃才能腐熟受纳水谷，脾才能运化，气机顺畅故反酸、嘈杂得以好转。

清里通下法治疗便秘

高某，男，42 岁。2011 年 11 月 12 日初诊。

半年前无明显原因出现便秘，腹胀，形体壮实，血脂、血压均高，半年间体重持续增加。面色荣润，舌红，苔黄、厚腻，脉弦。

中医诊断：便秘（阳明腑实）。

西医诊断：便秘。

治法：清里通下。

处方：川大黄 10g，黄芩 15g，决明子 20g，茵陈 30g，荷叶 15g，泽泻 15g。7 剂，水煎，日 1 剂，早晚分服。

二诊：每日腹泻数次，川大黄改为 5g。10 剂，服法同前。

三诊：大便正常。血脂仍高，但与来诊时下降一半，继服上方 10 剂。

四诊：大便正常，血脂接近正常水平，体重下降 5kg。停服中药改为代茶饮。

处方：决明子 5g，菊花 5g，荷叶 10g，沙参 5g。泡水服，1 次 100mL，1 日 2 次。3 个月后复诊。

五诊：血脂、血压均正常，大便正常，体重下降 7.5kg。

按语：高脂血症又称高蛋白血症，为临床常见病，中医学认为与膏粱厚味及体质等有关。本例为重症，采用清里通下法治疗。降血脂中药对胆固醇

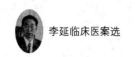

效果好，但对甘油三酯作用不明显，需患者调节饮食，加强运动，方可使血脂、血压维持正常。

顺气开郁、养阴润燥法治疗噎膈（食道狭窄）

李某，男，58 岁。2013 年 10 月 12 日初诊。

两个月前因气滞出现进食作噎，咽下困难，去哈医大二院就诊，诊为食道狭窄。现胸闷胀满不舒，饭后尤甚，有时吐白黏沫，口干，不思饮，大便干燥，少寐多梦，精神萎靡。舌苔白而燥，脉沉涩。

中医诊断：噎膈（阴虚气郁）。

西医诊断：食道狭窄。

治法：顺气开郁，养阴润燥。

处方：薤白 15g，桃仁 10g，代赭石 30g，瓜蒌 15g，杏仁 15g，清半夏 15g，枳实 15g，火麻仁 20g，当归 20g，牛膝 15g，茜草根 15g，郁金 15g，陈皮 15g，麦冬 15g。7 剂，水煎，日 1 剂，早晚分服。

二诊：胸膈略畅快，诸症同前。上方加晚蚕沙 10g。7 剂，服法同前。

三诊：能稍进食，大便干结好转，少寐多梦好转。二诊方加郁金 15g。10 剂，服法同前。

四诊：诸症明显好转，能够正常饮食，体力渐恢复，患者要求停药。

按语： 食道狭窄属中医"噎膈"范畴，平素嗜酒，加之情志不遂，气郁积聚，致使阴阳不和；三焦闭塞，咽噎不利，格拒饮食，渐致津液干涸，口燥便难。张景岳云："噎膈一证必以忧愁思虑，积劳积郁，或酒色过度，损伤而成。盖忧思过度则气结，气结则施化不行；酒色过度则伤阴，阴伤则精血枯涸，气不行则噎膈病于上。"本患者属阴虚气郁，故治以顺气开郁，养阴润燥。以旋覆代赭汤、瓜蒌薤白半夏汤加减为主，佐以桃仁、杏仁、当归滑润之药，二冬滋阴养津，郁金、枳实、茜草、陈皮等开郁顺气，使得药到病除。

五、精神神经系统疾病

补益气血法治疗不寐（植物神经功能紊乱）

杨某，女，70 岁。2013 年 4 月 20 日初诊。

1 个月前无明显原因出现失眠、心悸，口服艾司唑仑每晚 2 片，症状有所缓解。1 周前失眠加重，每晚口服艾司唑仑后仅能入睡 2～3 小时，同时伴心悸加重，心烦，眩晕，多梦。面色萎黄，舌红少苔，脉弦细。

中医诊断：不寐（气血两虚）。

西医诊断：植物神经功能紊乱。

治法：补益气血。

处方：柴胡 15g，桂枝 15g，龙骨 15g（先煎），牡蛎 15g（先煎），太子参 15g，麦冬 15g，五味子 15g，炒枣仁 15g，夜交藤 15g，茯神 15g，丹参 15g，琥珀 15g，淡竹叶 15g，7 剂，水煎，早晚分服。

药后症状明显缓解。

按语： 失眠临床所见症状多有如下四种：①入睡不能。②睡眠时间短，醒即不能再睡。③时睡时醒，极易醒觉。④似睡非睡，乱梦纷纭。以病因论可有下述因素：心肾不交，血不上荣，心阳亢盛，脑肾不足，阴虚不眠，阳虚不眠，胃热不眠，胃虚不眠，胆热不眠，肾虚不眠，胆寒不眠，胆虚不眠，肝经受病，为五志七情所扰不眠者。虽病因不同，但辨证分析无外乎阴

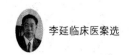

阳、寒热、气血、虚实，与脏腑关系颇为密切，且尤以脑之关系更为重要。《灵枢·海论》云："脑为髓之海。"又云："髓海有余，则轻劲多力，自过其度；髓海不足，则脑转耳鸣，胫酸眩冒，目无所见，懈怠安卧。"本证失眠主要因气血亏虚、血不上荣所致。心主血脉，心血不足，脑失所养，故不能眠。治以柴胡桂枝龙骨牡蛎汤合生脉散加减补益气血，镇静安神。方中太子参益气养阴补血；龙骨、牡蛎以敛其阴；竹叶清其心火；多梦以琥珀治之。琥珀入心、肝、膀胱三经，《本经》载有安五脏、定魂魄之力。治疗失眠多梦时用琥珀多可获效。

滋阴养血、补心安神法治疗不寐（失眠）

何某，男，42岁。2014年8月30初诊。

近4年来，工作压力较大，熬夜较多，渐出现入睡困难，眠浅易醒，醒后难再入睡，心烦多梦，每晚仅能睡3～4小时。近来易上火，扁桃体反复发炎，颈项强硬。纳食可，二便调。舌红，少苔，脉细数。

中医诊断：不寐（阴虚火旺）。

西医诊断：失眠。

治法：滋阴养血，补心安神。

处方：当归10g，生地黄10g，麦冬15g，天冬10g，炒枣仁30g，柏子仁10g，元参30g，党参10g，茯苓10g，五味子10g，金银花10g，桔梗10g，怀牛膝10g，生甘草10g，小麦30g。10剂，水煎，日1剂，早晚分服。嘱放松思想，睡前适当活动。

二诊：入睡较快，睡眠较沉，做梦减少，心烦已除，精神明显好转。继以本方加减治疗1年余，睡眠基本正常，嘱服天王补心丹巩固治疗。

按语：此患者工作压力较大，经常熬夜，思虑过度，久则阴血暗耗。阴血虚则虚火上炎，心烦多梦，反复咽部发炎，舌红、少苔、脉细数为阴虚火旺之征。阴虚火旺，阴阳失交则难寐易醒。治以天王补心丹，改为汤剂，以滋阴养血，补心安神，兼金银花、桔梗、生甘草以解毒利咽，怀牛膝引虚火下行，小麦微寒以养心安神。方药对症，故而起效。思虑过度，阴血暗耗乃起病之因，故调节情绪、常服丸药是预防病情复发的长久之计。

滋阴养血、清心降火法治疗不寐（失眠）

汪某，女，43岁。2014年12月6日初诊。

自述3年来入睡困难，梦多，睡眠质量差，不易醒，记忆力下降，双眼干涩，视物不清，晨起口干，纳食可，大便干。3年前因患"功血"，月经量较大。1年前开始月经量明显减少，平均行经时间2～3天，颜色正常，稍有血块，周期规律。舌红，苔薄白，脉细。

中医诊断：不寐（阴血不足，心肝火旺）。

西医诊断：失眠。

治法：滋阴养血，清心降火。

处方：生地黄15g，生白芍20g，当归10g，川芎10g，麦冬20g，桑叶10g，竹叶10g，炒枣仁30g，茯苓10g，知母10g，生龙牡各30g（先煎），生甘草10g。10剂，水煎，日1剂，早晚分服。

二诊：失眠、眼干涩、视物不清均较前减轻。继以本方加减，前后共治疗1月后，睡眠基本恢复正常，记忆力较前好转，眼干、视物不清较前好转，月经量基本恢复至病前。嘱平时服归脾丸巩固疗效。

按语： 本例不只着眼于失眠的治疗，而是从整体上把握患者病情进行综合分析。患者有"功血"病史，月经量大，近两年月经明显减少，提示阴血不足。肝得血而能视，肝血不足，目失濡养，故两目干涩、视物不清。阴血不足，则虚火偏旺，故平时易上火、晨起口干、夜间汗多。整体考虑患者之失眠系阴血不足、心肝火旺所致，治以四物汤养血；酸枣仁汤清虚火；另加

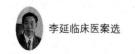

生龙牡重镇安神；麦冬、桑叶、竹叶清心肝之热，降龙雷之火。方药对症，故不但失眠获愈，月经量少、眼干涩等症一并获得缓解。

滋阴凉血法治疗不寐（失眠）

杨某，女，65 岁。2015 年 1 月 9 日初诊。

3 年前开始逐渐入睡困难，易醒，多梦，渐至每夜只能睡 2～3 小时，甚则彻夜不眠，未服用过安眠药物，并伴心烦急躁，口干舌涩，眼干，视物昏花，小便色黄，大便时秘。舌暗红，少苔，脉细。

中医诊断：不寐（阴血不足，虚火扰心）。

西医诊断：失眠。

治法：滋阴凉血。

处方：连翘 10g，莲子心 10g，麦冬 30g，竹叶 10g，元参 15g，黄连 10g，怀牛膝 10g，夏枯草 10g。15 剂，水煎，日 1 剂，早晚分服。

二诊：入睡困难较前好转，每晚可睡 4～5 个小时，多梦，心烦急躁，口干、眼花等症均有所减轻。继以本方加减，前后共服药两个月，睡眠基本正常，视物昏花、大便秘结诸症基本消失。

按语：清宫汤是《温病条辨》中的方剂，原方主治温病误治，液伤邪陷，心包受邪所致发热、神昏谵语等症。此方亦可用治老年失眠辨证属阴血不足、虚火扰心者。此型患者多无发热伤阴病史，因"年四十而阴气自半"，故部分老年患者易出现阴血不足、虚火扰心之证。方用清宫汤治之。方中重用麦冬、元参以滋阴凉血，少佐黄连、连翘、竹叶、莲子心清心泻火，且用量极轻，既清心火，且不伤阴液。另加牛膝引虚火下行。夏枯草是治疗失眠的常用药，尤以阴血不足、心肝火旺之老年患者更为合适。《重庆堂随笔》言其"微辛而甘，故散结之中，兼有和阳养阴之功，失血后不寐者服之即寐"。本患者虽非失血之后，但阴血亏虚、虚火偏旺之病机却相同，用之非常切合病机，故能收到良好疗效。

调和肝脾、清热安神法治疗不寐（失眠）

姜某，女，54 岁。2014 年 5 月 26 日初诊。

10 年来失眠，入睡困难，易醒，甚至整夜不寐，口干口苦，手足心时而发热，乏力短气，口渴口黏，纳可，大便每日 1 次，时而头晕，汗出，目花，心烦易怒。既往曾患湿疹、肝脏囊肿，胆囊有胆固醇结晶。两年前子宫多发肌瘤行手术治疗。面部、背部有斑疹，舌淡红、边有齿痕，苔薄黄腻，脉细弦。

中医诊断：不寐（肝脾不和，热扰心神）。

西医诊断：失眠。

治法：调和肝脾，清热安神。

处方：炒杏仁 10g，炒薏仁 30g，茯苓 20g，炒苍术 15g，炒白术 15g，柴胡 15g，生牡蛎 20g（先煎），百合 20g，太子参 15g，炒枣仁 20g，白芍 15g，蝉蜕 10g，生谷芽 30g，生麦芽 30g，夜交藤 30g，姜半夏 15g，炒枳壳 15g，甘草 10g，枸杞子 15g，当归 10g。7 剂，水煎，日 1 剂，早晚分服。

二诊：仍口干口苦，心烦，入睡难，神疲乏力，口黏有痰，气短，大便每日一行。舌红，苔薄黄腻，脉细弦。此时患者水火失济、阴阳不交，当以交通心肾、清热育阴为治。

处方：炒杏仁 10g，炒薏仁 30g，茯苓 20g，炒苍术 15g，柴胡 15g，生牡蛎 20g（先煎），百合 20g，太子参 15g，炒枣仁 20g，白芍 15g，蝉蜕 10g，夜交藤 30g，姜半夏 15g，炒枳壳 15g，甘草 10g，当归 10g，生龙骨 30g（先煎），黄连 10g，鹿角霜 15g，肉桂 10g，炒栀子 10g，胆南星 10g，阿胶 10g（烊化）。7 剂，服法同前。

三诊：药后症状稍有好转，咽干，有少量黏痰，口干口苦稍好转，纳可，食后胃脘不舒，大便每日一行。舌淡，边有齿痕，苔薄黄腻，脉细弦。上方酌加和胃理气之品，再进 7 剂。

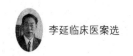

处方：炒杏仁 10g，炒薏仁 30g，茯苓 20g，炒苍术 15g，炒白术 15g，竹茹 15g，生龙骨 30g（先煎），生牡蛎 30g（先煎），龙胆草 10g，黄连 10g，肉桂 10g，鹿角胶 15g，桔梗 10g，姜半夏 10g，浙贝母 15g，百合 20g，黄精 15g，阿胶 10g（烊化），甘草 10g，柴胡 15g，炒枳壳 10g，生陈皮 10g，生姜 1 片，大枣 2 枚为引。7 剂，水煎，日 1 剂，早晚分服。

四诊：仍失眠，入睡困难，眠浅易醒，似睡非睡状态，晨起口苦，头晕，咽不利，有痰色白，质稀易咳，烦躁，气短喜太息，时有潮热汗出，3～5天发作 1 次，纳可，大便调，小便可，腰酸乏力，气短心慌。望其面色少华，舌稍暗，苔薄白，脉沉细短微数。治以益气养血安神，理冲任以滋肾，佐以肃肺清降。

处方：太子参 15g，炒杏仁 10g，炒薏仁 30g，姜半夏 15g，炒苍术 15g，炒白术 15g，当归 15g，川芎 10g，生白芍 15g，桑寄生 15g，炒杜仲 15g，川续断 15g，炒枣仁 20g，茯苓 30g，广木香 10g（后下），仙鹤草 15g，生龙骨 30g（先煎），生牡蛎 30g（先煎），牛膝 15g。14 剂，服法同前。

前后服药 1 月后复诊，诸症告愈。

按语： 不寐的病机多为思虑劳倦过度，伤及心脾；或胃气不和，夜卧不安。正如《素问·逆调论》所言："胃不和则卧不安。"或阴虚火旺，肝阳扰动；或阳不交阴，心肾不交，总与心、脾、肝、肾及阴血不足有关。其病理变化总属阳盛阴衰，阴阳不交。本案不寐之治，先期以调和肝脾、清热安神为主；中期以交通心肾、清热育阴为治；后期以益气养血安神、调理冲任以滋肾、佐以肃肺清降为法，使气血冲任调和，胃气和畅，水火既济，心肾相交则寐自安然。

平肝潜阳、安神宁志法治疗不寐（失眠）

许某，女，63 岁。2015 年 1 月 9 日初诊。

两个月来每晚只能睡 1～2 小时，有时数天彻夜不眠，曾长期服安眠药，初服有效，久则效不著，伴心慌，烦躁不安，大便干结。舌红，苔薄黄，脉浮弦。

中医诊断：不寐（肝阳上亢）。

西医诊断：失眠。

治法：平肝潜阳，安神宁志。

处方：钩藤 15g，夏枯草 20g，草决明 15g，葛根 15g，牡蛎 30g（先煎），珍珠母 30g（先煎），牛膝 15g，地龙 15g，大黄 10g（后下）。水煎，3 剂，1 日 3 次。

二诊：失眠显减，近两晚可睡 4～5 小时，心慌烦躁显减，大便已利。现咽有痰阻感，费力能咳少量黄痰，手心热，苔薄黄，脉弦。上方减大黄，加天竺黄 15g，元参 30g。3 剂，服法同前。

三诊：晚上睡眠已正常，白天也能睡 1 个小时，已不心慌烦躁，痰阻感显减，苔薄黄，脉弦。上方继服 3 剂，服法同前。

后随访，睡眠一直很好，偶睡眠差，也很快恢复。

按语：此例失眠乃肝阳上亢、清窍受扰所致，故以钩藤、夏枯草、草决明、葛根、牡蛎、珍珠母、牛膝、地龙平肝潜阳；大黄通利大便，并助亢阳下潜。上药共奏平肝潜阳、安神宁志之功。在中医看来，导致失眠的原因很多，如阴阳失调、脏腑失和、气血失调、病邪干扰、病理产物堆积等都能导致失眠，故治疗失眠，一定要有整体意识，从全局着眼，分析寻找导致失眠的病机。其病机可能是一个，也可能是数个。若是数个，或兼而治之；或分阶段逐步解决，这样方能取得稳固的疗效。

益气温经利水、滋阴潜阳安神、清泻内热通便法治疗不寐（失眠）

林某，女，38 岁。2014 年 9 月 15 日初诊。

1 年来前半夜不能入睡，后半夜只能睡 3 个小时，伴烦躁，面黄无华，面部、手发胀，头顶有重木感；畏寒，易外感，腰困痛，下肢困着，大便日 1 次、不利，腹胀，双下肢轻度水肿。苔薄黄，脉右沉左浮弦。

中医诊断：不寐（卫虚表寒，肝阳上亢，内有蕴热）。

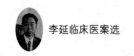

西医诊断：失眠。

治法：益气温经利水，滋阴潜阳安神，清泻内热通便。

处方：生黄芪 20g，桂枝 15g，独活 15g，藁本 10g，钩藤 15g，僵蚕 15g，生白芍 30g，扁豆 15g，石膏 30g，大黄 10g（后下），土鳖虫 15g，莪术 20g，泽泻 30g。3 剂，水煎，日 1 剂，早、中、晚分服。

二诊：大便日 3～4 次、量少，伴肛门灼热，前半夜仍不能入睡，后半夜已能睡 4～5 小时，烦躁显减。面色已有明亮感，面、手发胀减，头顶重木感显减，腰困痛、下肢困重、胃腹胀、下肢水肿均减。苔薄黄，脉弦。效不更方，3 剂，服法同前。

三诊：睡眠已正常，几分钟就能入睡，头顶已不重木，已不畏寒，下肢已不肿不困。月经来 3 日，量少色淡红，腰稍困痛，苔薄黄，脉较弦。治以益气温经，平肝清热。

处方：生黄芪 30g，桂枝 12g，独活 12g，藁本 10g，钩藤 12g，僵蚕 12g，生白芍 30g，白扁豆 12g，石膏 30g，大黄 4g（后下），香附 10g，当归 12g，泽泻 30g。3 剂，服法同前。

随访，药后睡眠一直很好。

按语： 不能一见失眠就用镇静安神药，这是机械的观点。本案以生黄芪、桂枝、独活、藁本、土鳖虫、莪术、泽泻补卫温经，活血化瘀，利水消肿；以钩藤、僵蚕、生白芍滋阴潜阳安神；以白扁豆、石膏、大黄清泄内热，健脾安中。诸药合用，共奏益气温经利水、滋阴潜阳安神、清泄内热通便之效。本案采用益气温经，兼滋阴潜阳、清泄内热进行治疗，使卫气运行正常（卫气入阳经则寤，入阴经则寐），病邪清除，阴阳平衡而愈。总之，治疗失眠，要本着平衡则神安、宁静则神安、邪祛则神安的原则去处理，不用镇静安神，同样也能达到安眠的效果。

温阳安神法治疗不寐（失眠）

陈某，女，68 岁。2014 年 12 月 30 日初诊。

失眠长达 20 年之久，近 5 年逐渐加重，长期靠服安眠药维持，每晚睡 2～3 个小时。如果未及时服药则彻夜不眠。因长期失眠，常觉气短，乏力，心悸。近 5 年来出现明显的恶寒畏冷症状，一身畏冷，尤以脘腹部为甚。即使暑热之天也必须用棉毯裹腹，且一定要进热饮热食。若饮食温度稍低，下咽后立觉腹部寒冷如冰，这种恶寒畏冷较失眠更难忍受。舌暗淡，苔少，脉细弱。

中医诊断：不寐（阳虚失眠）。

西医诊断：失眠。

治法：温阳安神。

处方：法半夏 15g，桂枝 10g，白芍 10g，龙齿 30g（先煎），生牡蛎 30g（先煎），炙甘草 10g，大枣 10g，生姜 3 片，糯小米 30g（布包同煎）。15 剂，水煎，日 1 剂，早晚分服。

二诊：药后寒冷减轻，睡眠亦改善，故自行再取 15 剂，现已服完 30 剂。失眠明显减轻，饮食不再需要高热，腹部仍畏寒，但冷势大减，原所裹棉毯近日撤除。口不干渴，小便不黄，大便正常，嘱原方再进 30 剂。

三诊：失眠大为改善，已停服安眠西药。恶寒症状完全解除，饮食正常，精神明显转佳。但素有腰痛、足跟痛等疾，遂再拟原方加减。

处方：法半夏 10g，桂枝 10g，白芍 10g，龙齿 30g（先煎），生牡蛎 30g（先煎），炙甘草 10g，大枣 10g，杜仲 20g，补骨脂 20g，糯小米 30g。嘱再进 30 剂，以获痊愈。

按语：患者长期失眠，并见严重的恶寒畏冷，畏进一切凉饮冷食，其阳虚征象已很明显，故诊为阳虚失眠。《灵枢·邪客》指出："卫气者，昼日行于阳，夜行于阴……今厥气客于五脏六腑，则卫气独卫其外，行于阳，不得入于阴……故目不瞑。"又云："饮以半夏汤一剂，阴阳已通，其卧立至。"本案所取半夏秫米汤，实遵《内经》之旨。又桂枝加龙骨牡蛎汤出自《金匮要略》，原本用治阳虚而不能固摄阴精的失精。此本《内经》"阴阳之要，阳密乃固"之义，借用之，温阳以安神也。

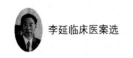

养心安神法治疗不寐（失眠）

李某，女，35岁。2012年6月11日初诊。

半年前因情志不舒复加劳累后出现失眠，头晕，心悸，每日需服艾司唑仑加佐匹克隆方能入睡，睡眠时间3小时左右，每遇情志不舒或劳累经常彻夜不寐。症见颜面浮肿，神色萎靡，舌苔薄黄，脉虚大微数。

中医诊断：不寐（心气亏损，脑失濡养）。

西医诊断：失眠。

治法：养心安神。

处方：龙骨15g（先煎），牡蛎15g（先煎），代赭石10g，旋覆花6g（布包），枣仁20g，远志20g，白蒺藜20g，紫石英15g，麦冬10g，当归20g，百合20g，夜交藤20g，鹿角胶10g，茯神20g。10剂，水煎，日1剂，早晚分服。

二诊：药后不服艾司唑仑也可入睡，但时间较短，不超过3小时，多梦时常心悸，自觉口干，便秘，此为虚火之象。

处方：龙骨15g（先煎），牡蛎15g（先煎），枣仁20g，远志20g，白蒺藜20g，紫石英15g，麦冬10g，当归20g，百合20g，夜交藤20g，茯神20g，生地黄15g，柏子仁20g，沙参20g，石斛20g。10剂，服法同前。

三诊：颜面浮肿减轻，睡眠达6小时，仍多梦，疲乏无力，心悸，头晕，烦躁不安。

处方：龙骨15g（先煎），牡蛎15g（先煎），枣仁20g，远志20g，白蒺藜20g，麦冬10g，当归20g，百合20g，夜交藤20g，茯神20g，生地黄15g，柏子仁20g，沙参20g，石斛20g，黄连15g，合欢花20g。10剂，服法同前。

四诊：每晚能睡5～6小时，但仍多梦，惊悸，头晕。

处方：半夏15g，浮小麦50g，甘草10g，龙骨50g（先煎），牡蛎50g（先煎），黄连10g，枣仁20g，白芍20g，麦冬20g，茯神20g，远志20g，鸡子黄 2 枚。10 剂，服法同前。

五诊：浮肿已消，睡眠渐趋正常，头晕、心悸均减轻。继服四诊方 10 剂。

药后基本恢复正常。

按语： 此案为重度失眠，治以养心安神为法。三诊后症状渐趋稳定，四诊加大浮小麦、龙骨、牡蛎剂量，连服 10 剂，疗效巩固。失眠与脑之关系尤为密切，劳逸失调，久则心气亏损，心血不足，则脑失所养，因此失眠用养心安神法常可收效。

温阳益气法治疗不寐（失眠）

李某，女，45 岁。2011 年 3 月 8 日初诊。

两年来无明显原因出现不寐，入睡困难，自服舒乐安定，每晚 2 片，症状略有缓解。子宫肌瘤摘除术后出现顽固性失眠，服舒乐安定 3 片，每晚只能睡 2～3 小时；后改成每日口服佐匹克隆 1 片，能入睡 4～5 小时；1 个月后，睡眠时间减少为 1～2 小时，维持至今。症见形寒肢冷，面色㿠白虚浮，精神萎靡，腹胀，食少纳呆，便溏。舌淡胖嫩，苔白，脉沉无力。

中医诊断：不寐（阳虚）。

西医诊断：失眠。

治法：温阳益气。

处方：炙附子 15g，桂枝 15g，肉桂 5g，太子参 20g，黄芪 30g，炒白术 20g，山药 20g，当归 15g，夜交藤 30g，甘草 10g。10 剂，水煎，日 1 剂，早晚分服。

二诊：形寒肢冷明显好转，仍服左匹克隆，睡眠时间达 3～4 小时，腹胀、便溏有所好转。上方去肉桂，继服 10 剂。

三诊：形寒肢冷进一步好转，无腹胀、便溏，睡眠时间达 4～5 小时。嘱佐匹克隆改为每日半片。

处方：炙附子 15g，桂枝 15g，太子参 20g，黄芪 30g，炒白术 20g，山

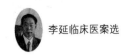

药 20g，当归 15g，夜交藤 30g，甘草 10g，煅龙骨 20g，生牡蛎 20g，炒枣仁 20g。10 剂，服法同前。

四诊：睡眠明显好转，达 5～6 小时，嘱停佐匹克隆，继服上方 10 剂。

五诊：自述能入睡 4～5 小时，多梦。上方加琥珀 5g，五味子 20g。15 剂。

药后能入睡 5～6 小时，多梦好转，嘱停药。

按语：本案属阳虚失眠。经云："阴平阳秘，精神乃治。"阳入于阴始能安眠。今阳虚，阳不入阴故不眠。张景岳说："阳有所归，神安而寐……"阳虚不眠者，以益气为先。气属阳，益气即所以补阳，故本案多用益气温阳药，使阳入于阴，最终达到阴平阳秘，而病愈。

养心安神法治疗不寐（植物神经功能紊乱）

郑某，女，36 岁。2014 年 11 月 12 日初诊。

8 年前因撰写毕业论文每夜贪黑有时彻夜不寐，两月后出现失眠，服安眠药方能入睡，睡眠时间仅 3 小时左右，后服艾司唑仑增至 4～5 片，睡眠时间仍 3 小时左右，不停调治，仍未好转，遇劳累及精神刺激后服药仍彻夜难眠。症见失眠，心悸，焦虑不安，颜面浮肿，痛苦万分。舌淡，苔薄白，脉虚大。

中医诊断：不寐（心气虚衰，脑心失养）。

西医诊断：失眠。

治法：养心安神。

处方：龙骨 30g，牡蛎 30g，枣仁 20g，远志 20g，茯神 20g，麦冬 20g，当归 15g，百合 20g，夜交藤 15g，龙齿 20g，鹿角胶 10g。7 剂，水煎，日 1 剂，早晚分服。

二诊：浮肿有所好转，焦虑略见好转，服艾司唑仑 2 片后能入睡 4 小时左右，自觉口干，心悸。上方去鹿角胶，加生地黄 15g，半夏 20g，栀子 15g，柏子仁 15g，石斛 20g。10 剂，服法同前。

三诊：症状明显好转，偶忘服艾司唑仑亦能入睡达 4 小时左右，多梦，头晕。

处方：炒白术 15g，半夏 15g，浮小麦 30g，大枣 10g，麦冬 20g，白芍 20g，枣仁 20g，甘草 10g，茯神 15g，远志 10g，鸡子黄 2 枚（冲服）。10 剂，服法同前。

四诊：效果甚佳，浮肿已消，睡眠渐趋正常，多梦已除，头晕减轻，心悸见轻。上方改为丸剂，日 2 次口服。

五诊：半年后患者来诊，恢复如常人。

按语： 劳逸失调，脑力困顿，久则心气亏损。心主血，脑失濡养，心脑不足，终难入寐，故以养心安神法治之。此案乃神经衰弱致顽固性失眠，病程长，程度重，治以养心安神为法，三诊后见效。四诊后效果明显，后改为丸剂，半年后恢复正常。方中用了大量补益心气之品。心者，君主之官，神明出焉。心气足，则神旺，脑得荣养，故失眠得愈。对重度失眠久病者应注意调养心神为先，心脑并治，方能见效。

理气化痰法治疗不寐（植物神经功能紊乱）

张某，女，42 岁。2014 年 9 月 16 日初诊。

半年前无明显原因不寐，自服安眠药，症状有所改善，后继服安眠药仍不寐，现每日睡眠 2 ～ 3 小时，且时有胃胀不舒，口气臭秽，烦躁，便秘，面色红润，形体略胖，舌红，苔腻，脉实。

中医诊断：不寐（胃热痰扰）。

西医诊断：植物神经功能紊乱。

治法：理气化痰。

处方：清半夏 15g，茯苓 15g，黄连 15g，枳实 15g，石菖蒲 15g，远志 15g，麦芽 20g，枣仁 20g，夜交藤 20g，石膏 30g。7 剂，水煎，日 1 剂，早晚分服。

二诊：胃胀不舒好转，口气臭秽好转，便秘好转，睡眠仍 2 ～ 3 小时。

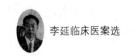

上方加龙骨 20g，牡蛎 20g。7 剂，服法同前。

三诊：各种症状均好转，睡眠达 3 ～ 4 小时，心烦明显好转。上方继服 7 剂。

药后睡眠达 5 ～ 6 小时，嘱停药。

按语： 本案属胃热痰扰不眠，故治以理气化痰。《素问·逆调论》说："阳胃脉也，胃者六腑之海，其气亦下行。阳明逆，不得从其逆，故不得卧也。"经云："胃不和则卧不安。"胃主卫，卫实则胃气盛，胃气独盛于阳，不入于阴故不眠。胃热多由于食积不消生热化痰，故药以半夏、茯苓、黄连、枳实、石菖蒲导痰消滞。王肯堂治失眠以理气化痰为第一要义，盖即指此。诸药组合，疗效颇佳。

清利肝胆实热法治疗不寐（植物神经功能紊乱）

钟某，男，35 岁。2014 年 2 月 8 日初诊。

两月前因工作劳累，生活不规律而致失眠，同时出现咽痛、喉干，纳食不佳，烦躁，胸胁胀痛，多梦易醒，二便正常。舌红，苔黄腻，脉弦。

中医诊断：不寐（肝胆热盛）。

西医诊断：植物神经功能紊乱。

治法：清利肝胆实热。

处方：石斛 15g，生地黄 15g，生地黄 20g，茯神 15g，生牡蛎 20g（先煎），茯苓 20g，黄芩 20g，黄连 15g，山栀 15g，远志 15g，白蒺藜 20g，竹茹 20g，佩兰 15g，陈皮 15g，神曲 20g。7 剂，水煎，日 1 剂，早晚分服。

二诊：咽痛、喉干、烦躁明显好转，睡眠好转，仍多梦。上方加生枣仁 15g，白薇 15g。7 剂，服法同前。

药后诸症基本消失，嘱停药。

按语： 平素体健，年壮多火，因工作劳累、生活不规律而致肝热，阳亢上炎，遂见咽痛、喉干、胀满纳差、烦躁不安、失眠多梦诸症，治以清肝胆之热以安神。肝胆均热，睡眠不安，且易惊醒，证候单纯，治之甚易。一诊、二诊均用清热除燥之药，燥热消除，睡眠自安。生枣仁、生栀仁合用，治疗多梦甚效。

活血化瘀、清肝降火安神法治疗不寐（神经官能症）

张某，男，35 岁。2013 年 8 月 8 日初诊。

半年前因气滞后出现心烦易怒，失眠多梦，口服中药治疗，症状改善不明显。症见心烦易怒，失眠多梦，手足心热。舌红，苔黄，脉弦。

中医诊断：不寐（气滞血瘀）。

西医诊断：神经官能症。

治法：活血化瘀，清肝降火安神。

处方：生地黄 15g，桃仁 15g，红花 15g，枳壳 15g，赤芍 20g，柴胡 15g，川芎 15g，桔梗 15g，牛膝 20g，丹皮 15g，白芍 20g，蒺藜 20g，天麻 15g，钩藤 15g，甘草 10g。10 剂，水煎，日 1 剂，早晚分服。

二诊：仍失眠，醒后难以入睡。上方加炒枣仁 20g，合欢花 20g，浮小麦 30g。10 剂，服法同前。

三诊：心烦易怒有所好转，失眠有所好转，仍多梦。二诊方加琥珀 3g，每晚冲服。10 剂，服法同前。

四诊：无心烦易怒，失眠明显好转，每晚能睡 5 ～ 6 个小时，嘱停药。

按语： 本案诊断为不寐，辨证为肝郁血瘀，心失所养。《灵枢·本神》云："肝藏血，血舍魂。"肝郁气机不畅，血亦不行，则神魂失养难安，故急躁，心烦易怒。血气皆上于头面而走清窍，脑唯有气血滋养，精髓充实，才能神清寐安。气为血之帅，血为气之母，气滞血瘀，心脉失养，脑髓失充，故出现失眠、健忘等症。本方以血府逐瘀汤为主方化裁，方中柴胡、枳壳、白芍疏肝行气；桃仁、红花、川芎、赤芍、当归养血活血；天麻、钩藤、蒺藜养血平肝；合欢花、浮小麦解郁安神；枣仁养血安神。诸药合用，共奏活血化瘀、清肝降火安神之效。

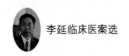

清心火、滋肾阳、交通心肾法治疗不寐（神经官能症）

黎某，女，34岁。2012年10月1日初诊。

3月前因气滞后出现入睡困难，加之工作常值夜班，生活规律失调，以致经常夜不能眠，口服安定5片只能入睡2小时。面容憔悴，焦躁不安，舌红，苔薄，脉滑数。

中医诊断：不寐（心火亢盛，肾阴亏虚）。

西医诊断：神经官能症。

治法：清心火，滋肾阳，交通心肾。

处方：黄连15g，黄芩15g，白芍30g，生地黄15g，玄参20g，阿胶15g，鸡子黄1个（冲），甘草10g。10剂，水煎，日1剂，早晚分服。

二诊：自述能够入睡，但多梦，睡不实，起床后疲乏。上方加淡竹叶15g，琥珀粉3g（晚上冲服）。10剂，服法同前。

三诊：症状明显好转，能睡6小时左右，嘱停药。

按语： 本案不寐属心火亢盛、肾阴亏虚之证。《伤寒论》云："少阴病，得之二三日以上，心中烦，不得卧，黄连阿胶汤主之。"故本案用黄连上清心火，黄芩与黄连相配增强清心之力，白芍养血敛阴，阿胶、鸡子黄均为血肉有情之品，加生地黄、玄参滋阴清热，故而收效。

滋阴潜阳、化痰活络法治疗中风（脑梗死）

韩某，女，61岁。2010年8月22日初诊。

3年前患脑梗死留有右半身麻木、活动不利后遗症，3年间间断口服阿司匹林、银杏叶片及中药汤剂，配合针灸治疗，病情得到稳定。1周前因气候变冷，自觉右半身麻木、活动不利症状加重，口服上述药物，症状未见缓解，去附近医院做头部CT检查，结果示多发腔隙性脑梗死、脑萎缩。症见右半身麻木，活动不利，眩晕，形体略胖，面红赤，舌紫，苔黄，脉弦。

中医诊断：中风（中经络，肝阳上亢）。

西医诊断：脑梗死。

治法：滋阴潜阳，化痰活络。

处方：柴胡 15g，桂枝 15g，龙骨 15g（先煎），牡蛎 15g（先煎），煅石决明 15g，炒僵蚕 15g，钩藤 15g，天麻 15g，半夏 15g，生地黄 15g，当归 15g，赤芍 15g，白芍 15g，川芎 15g。7 剂，水煎，日 1 剂，早晚分服。

按语：此患者属中风之中经络。风为百病之长，故医书皆以中风列入首门，其论证则有真中、类中、中经络、血脉、脏腑之分。其论治则有攻风劫痰、养血润燥、补气培元之治。盖真中风虽从外来，亦因内虚，而邪得以乘虚而入。北方风气刚劲，故真中风之病较多。

对于类中风，古人多有论述。刘河间认为，此乃烦劳则五志过极，动火而卒中，皆因热甚生火。李东垣认为，元气不足，邪则凑之，令人僵仆猝倒如风状，是因乎虚。朱丹溪认为，东南气温多湿，由湿生痰，痰生热，热生风，故主乎湿。古代医家将中风归纳为风、火、痰、虚、瘀、湿。

人之所以中风乃中阳之气变动。肝为风脏，因精血衰耗，水不涵木，木少滋荣，故肝阳偏亢，内风时起，治以滋阴潜阳，化痰活络。方中柴胡疏肝；桂枝温阳通脉；煅牡蛎、僵蚕、天麻、钩藤平肝潜阳；白芍柔肝缓络息风；生地黄、当归滋阴潜阳；赤芍、川芎行气活血。诸药合用，共奏滋阴潜阳、化痰活络之功。

补肾填精、开窍化痰法治疗中风（脑梗死）

张某，女，48 岁。2007 年 1 月 15 日初诊。

半年前患脑梗死，经治疗后留有左侧肢体活动不利、失语等后遗症，经多方治疗效果不显。症见左侧肢体活动不利，运动性失语，尿失禁，大便秘结，四肢厥冷，面色暗青，舌淡，苔白，脉沉细。

中医诊断：中风（中经络，肾精亏虚，痰浊阻窍）。

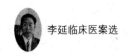

西医诊断：脑梗死。

治法：补肾填精，开窍化痰。

处方：炙附子 15g，肉桂 5g，熟地黄 20g，石斛 20g，山茱萸 20g，麦冬 20g，五味子 20g，石菖蒲 20g，远志 20g，茯苓 20g，益智仁 20g。7 剂，水煎，日 1 剂，早晚分服。

二诊：尿失禁明显好转，手足渐温，语言能说出几个字。上方加菟丝子 30g。10 剂，服法同前。

三诊：尿失禁明显好转，10 天中偶发 3 次尿失禁，大便正常，失语好转，能说三个字的词语，四肢厥冷明显好转。二诊方去肉桂、附子，加半夏 15g。10 剂，服法同前。

四诊：二便正常，语言不利好转，仍不清，但能表达简单意思，生活能自理，左侧肢体活动不利明显好转。三诊方去益智仁。继服 10 剂。

五诊：语言明显好转，左侧肢体活动不利好转，嘱停药。

按语： 本案中风为肾精亏虚之证，治以补肾填精为主，并予开窍化痰。本病即《金匮要略》之"中风痱"。尤在泾曰："痱者废也，精神不持，精神不用，非邪气所扰，乃真气之衰也。"刘河间曰："语声不出，足废而不用。中风瘫痪，非为肝木之风实甚，亦非外中于风，良由将息失宜，心火暴盛，肾水虚衰不能制之。纯属虚极，方用地黄饮子。"方中熟地黄培根本之阴，桂、附返真元之火，远志、菖蒲宣窍化痰，石斛、麦冬滋水清火。总之，本方温补下元，滋补肾阴，引火归原，使水火相济，精气渐旺，故病已。

通腑泻下、涤痰开窍法治疗中风（脑梗死）

李某，男，50 岁。2013 年 8 月 15 日初诊。

两月前患大面积脑梗死，出现昏迷症状，遂到医大二院就诊，ICU 住院治疗 28 天，仍昏迷不醒，但生命指征稳定，因经济原因回家治疗，处于昏迷状态，鼻饲流食，导尿，今求中医治疗。面红，大便数日一行、质干、需用开塞露，喉中痰鸣，舌红，苔黄腻，脉弦。

中医诊断：中风（中脏腑，阳闭；脏气不通，痰瘀互结）。

西医诊断：脑梗死。

治法：通腑泻下，涤痰开窍。

处方：生大黄10g，厚朴15g，芒硝10g，清半夏15g，陈皮15g，茯苓20g，石菖蒲20g，远志20g，甘草10g，天麻20g。7剂，水煎，日1剂，早晚分服。

二诊：喉中痰鸣减轻，大便隔日1次，或1日1次，血压平稳在正常水平。上方加赤芍20g，川芎15g，地龙20g。10剂，服法同前。

三诊：大便正常、日1次，喉中痰鸣基本消失，意识渐恢复，呼之能醒，用眼睛配合能简单回答。二诊方去芒硝。10剂，服法同前。

四诊：神志清醒，但左侧肢体0级瘫软。三诊方减大黄，加水蛭10g，嘱配合针灸。

五诊：神志清醒，无喉中痰鸣，仍左侧肢体活动不利，嘱继续针灸，康复锻炼，停中药口服。

按语： 本案为中风闭证，腑气不通，痰瘀互结，痰浊蒙蔽清窍故神昏；痰瘀互结阻滞经络，故左半身不遂。采用通腑泻下、涤痰开窍法治疗。下其郁热，泻其痰火，使气平血降，痰消火清。药后患者由中脏腑转为中经络，病情自愈。

滋阴潜阳、豁痰开窍法治疗中风（脑梗死）

张某，男，62岁。2014年12月6日初诊。

20余天前患急性脑梗死，住院治疗20余天，病情稳定，遗留左半身不遂、口角流涎后遗症。言语謇涩，耳鸣，目眩，反应迟钝，大便秘结，舌红，苔黄腻，脉弦。

中医诊断：中风（中经络，肝肾阴虚，痰瘀互结）。

西医诊断：脑梗死；高血压2级。

治法：滋阴潜阳，豁痰开窍。

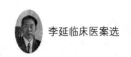

处方：夏枯草 20g，黄芩 15g，当归 15g，丹参 20g，龟板 10g，白蒺藜 20g，僵蚕 15g，全虫 10g，地龙 15g，菊花 20g，黄花 20g。10 剂，水煎，日 1 剂，早晚分服。

二诊：口角流涎、眩晕明显好转，言语仍謇涩，左半身不遂，大便秘结。上方加桃红 20g，生地黄 20g，石菖蒲 20g。10 剂，服法同前。

三诊：大便秘结有所好转，言语不利减轻，眩晕耳鸣好转，能够持物行走。上方继服 10 剂，服法同前。

四诊：诸症明显减轻。上方研为细末，做成丸剂，1 丸 3g，1 次 1 丸，1 日 3 次，口服 3 个月。

五诊：药后言语清晰，虽左半身不遂，但程度明显减轻，生活能够自理。无特殊不适。嘱控制血压、情绪，稳定病情。

按语：*本案中风为中经络。肝肾阴虚，痰瘀互结，故治以滋阴潜阳、豁痰开窍为法。方中夏枯草清肝火，散瘀结，降血压；白蒺藜平肝息风；当归、黄芪益气补血，使气行血行；龟板滋阴潜阳；地龙、全虫祛风通络。二诊加生地黄以滋阴；桃红活血化瘀；石菖蒲开窍化痰。诸药合用，共奏滋阴潜阳、豁痰开窍之功。*

通腑泄热、开窍化痰法治疗中风（脑梗死）

沈某，男，62 岁。2015 年 3 月 8 日初诊。

半个月前无明显诱因突然晕倒，不省人事，发热，喉中痰鸣，即住院治疗，诊为脑梗死，对症治疗半个月，症状改善不明显，因经济困难出院在家，求医往诊。症见呼吸气促，口气臭秽，发热，体温 37.5 ～ 38.5℃，7 日未排便，喉中痰鸣。舌红，苔黄腻，脉弦数。

中医诊断：中风（闭证，热闭）。

西医诊断：脑梗死；高血压。

治法：通腑泄热，开窍化痰。

处方：大黄 10g，枳实 15g，厚朴 15g，半夏 15g，桃仁 20g，杏仁 20g，

陈皮 15g，甘草 10g。7 剂，鼻饲吸入，每次 300mL，早晚各 1 次。

二诊：服药第 3 天，排出大量宿便，体温降至 37.5℃，喉中痰鸣减轻。上方加南星 20g，金银花 20g。10 剂，服法同前。

三诊：大便正常，无发热，仍意识不清。二诊方加远志 20g，石菖蒲 20g，天麻 15g，钩藤 15g，地龙 20g。15 剂，服法同前。

四诊：意识清，仍失语，查体配合，二便能用特殊方式表达，能下地进行肢体锻炼。上方改为丸剂，嘱服半年。

五诊：半年后能扶物行走，仍失语，二便基本自理。嘱控制血压，停中药口服。

按语： 本案为中风闭证之热闭。阳明腑气不通，痰浊瘀血闭阻清窍，故神昏失语；痰浊瘀血闭阻脉络，故肢体活动不利，治以通腑泄热、开窍化痰为法，腑气得通，故热退；痰化风息，则由中脏腑闭证转为中经络，最后达到能够自理的满意效果。

健脾益气、升举祛湿法治疗痿证（重症肌无力）

朱某，女，54 岁。2008 年 5 月 14 日初诊。

1 个月前因烦劳过度出现左眼睑下垂，某西医院诊为重症肌无力。经治疗有所好转，但未痊愈。现左眼下垂，影响视力，气短，全身无力，朝轻暮重，劳累加重，面色萎黄，舌淡，苔白，脉细弱。

中医诊断：痿证（脾虚中气下陷）。

西医诊断：重症肌无力。

治法：健脾益气，升举祛湿。

处方：黄芪 30g，党参 20g，炙甘草 10g，炒白术 20g，茯苓 20g，怀山药 15g，白扁豆 20g，当归 15g，升麻 15g，柴胡 15g，大枣 5 枚。15 剂，水煎，日 1 剂，早晚分服。

二诊：眼睑下垂有所改善。上方加玉竹 15g，麦冬 15g。15 剂，服法同前。

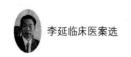

三诊：眼睑下垂症状好转，但仍有轻度下垂。二诊方加白芍 30g。20 剂，服法同前。

四诊：症状基本好转，无特殊不适。

按语：本患者左眼睑下垂，西医诊为重症肌无力。辨证乃素体阳虚，复加疲劳过度，以致气虚不能固腠理所致。眼睑属脾，脾气虚则肌痿下垂。《素问·痿论》说："大经空虚，发为肌痹，传为脉痿。"《内经》云："劳者温之，损者益之。"故予李东垣补中益气汤治之。方中升麻引气上腾而复本位，柴胡使少阳之气上升，故能得到满意疗效。

解毒补肾法治疗痿证（格林巴列综合征）

单某，女，38 岁。2007 年 3 月 2 日初诊。

10 日前无明显原因出现四肢痿废不用，语言不利，吞咽困难，双侧面瘫，即去哈医大二院住院治疗，诊为急性格林巴列综合征。给予静点丙种球蛋白、甲强龙及其他药物，病情稳定，无呼吸困难等危症，来我院寻求中西医结合治疗。症见四肢痿废不用，尿潴留，双侧面瘫，四肢肌力均为一级，面色红润，舌淡，苔薄，脉浮。

中医诊断：痿证（邪风入络）。

西医诊断：格林巴列综合征。

治法：解毒补肾法。

处方：金银花 20g，连翘 20g，僵蚕 20g，重楼 15g，牛蒡子 15g，菟丝子 20g，川续断 20g，生地黄 15g，黄柏 15g，杜仲 20g，熟地黄 15g。10 剂，水煎，日 1 剂，早晚分服。

二诊：能够自行排尿，肌力增为 2 级。上方加枸杞子 20g，牛膝 20g。10 剂，服法同前。

三诊：能站立，扶物行走，症状明显好转。二诊方去重楼、牛蒡子，加当归 20g，巴戟天 15g。20 剂，服法同前。

四诊：四肢肌力均达到 4 级。三诊方去僵蚕。10 剂，服法同前。

五诊：四肢肌力均达到 5 级，各种化验常规检查均正常，嘱停药。

按语：经云："肺热叶焦则主痿躄。"又云："治痿独取阳明。"《内经》于痿证一门，可谓翔实。夫痿证之旨，不外乎肝、肾、肺、胃四经之病。盖肝主筋，肝伤则四肢不为人用，而筋骨拘挛；肾藏精，精血相生，精虚则不能灌溉诸末，血虚则不能营养筋骨；肺主气，为高清之脏，肺虚则高源化绝，化绝则水涸，水涸则不能濡润筋骨；阳明为宗筋之长，阳明虚则宗筋纵，宗筋纵则不能束筋骨以利关节。本病属外感邪毒，邪风入络致筋痿，故用解毒补肾之法。初期以解毒为主，继之加入大量补肾之品，故取得满意疗效。临床上此种痿证居多，发病急，病程短，病情重，多由外感邪毒直中络脉而致，因此治疗上当先解表祛毒为先，继之采用补法，这样病方可愈。绝不可一见痿证即采用补法，这样会导致闭门留寇，邪毒不解而病不去。

祛风活络法治疗面瘫（中风）

王某，女，22 岁。2013 年 6 月 20 日初诊。

两天前因外出受风，寒风凛冽，到家后即感周身酸楚，当夜即恶寒发热，次晨洗漱时，水经口角自流，始见口眼均向左侧㖞斜，自服药物未见好转。现除口眼㖞斜外，时作寒热，畏风，两日未大便，小便短，食欲欠佳，面红赤，苔薄白，脉浮紧。

中医诊断：面瘫（风寒入中）。

西医诊断：中风。

治法：祛风活络。

处方：羌活 15g，僵蚕 15g，独活 15g，全虫 5g，地龙 15g，蒲黄 15g，天麻 10g，桑叶 15g，防风 10g，石菖蒲 15g，白蒺藜 15g，桔梗 10g。5 剂，水煎，日 1 剂，早晚分服。

二诊：寒热均除，口眼㖞斜稍有缓解。

处方：羌活 15g，僵蚕 15g，独活 15g，全虫 5g，地龙 15g，天麻 10g，防风 10g，石菖蒲 15g，白蒺藜 15g，桔梗 10g，川芎 15g，当归 15g。7 剂，

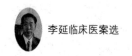

服法同前。

三诊：口眼㖞斜好转。上方加山慈菇 15g。7 剂，服法同前。

四诊：口眼㖞斜明显好转，嘱停药。

按语： 外感风寒袭表，脉络不通，常致口眼㖞斜。《金匮要略》云："寸口脉浮而紧，紧则为寒，浮则为虚，寒虚相搏，邪在皮肤。浮者血虚，络脉空虚，贼邪不泻，或左或右，邪气反缓，正气即急，正气引邪，邪在于络，肌肤不仁，邪在于经，即重不胜，此为真中风之症。"故治以祛风通络为法，方用羌活、防风、僵蚕、独活、白蒺藜以祛风；用全虫、地龙以通络。

益气养阴、化痰开窍法治疗郁证（强迫症）

罗某，男，18 岁。2013 年 7 月 2 日初诊。

3 个月前因未考入理想大学而出现神情呆滞，郁闷，表情淡漠，沉默不语，失落，经哈市专科医院检查诊断为强迫症。舌淡，苔白厚腻，脉弦滑。

中医诊断：郁证（心脾气虚，气滞血瘀痰阻）。

西医诊断：强迫症。

治法：益气养阴，化痰开窍。

处方：川芎 15g，苍术 15g，栀子 15g，神曲 15g，香附 20g，郁金 20g，石菖蒲 15g，半夏 15g，桃仁 15g，柴胡 15g，苏子 15g，浮小麦 30g，百合 30g，生地黄 20g。10 剂，水煎，日 1 剂，早晚分服。

二诊：症状减轻不明显，上方加胆南星 15g。10 剂，服法同前。

三诊：表情呆滞，郁闷有所好转，说话较多，面有笑容，仍时而心烦，偏执。

处方：石菖蒲 15g，郁金 15g，桃仁 30g，赤芍 20g，半夏 20g，胆南星 15g，栀子 15g，香附 20g，苏子 20g，柴胡 20g，生地黄 20g，百合 30g，甘草 30g，浮小麦 50g，大枣 10 枚。15 剂，服法同前。

四诊：症状明显好转，情绪高，信心足，准备去大学报到，思维正常。上方制成丸剂，1 丸 3g，1 日 3 次，口服。两个月。

药后进入大学生活，一切正常，嘱停药。

按语： 本病为得之所欲未遂，忧虑成疾，是由于忧思过度伤心脾，心脾气阴两虚，加之肝气失于条达，气机不畅导致气滞痰郁血瘀，为虚中夹实之证。因此治疗以益气养阴治其本，辅以化痰开窍，疏肝理气。方中浮小麦、生地黄、百合益气养阴；柴胡、郁金、栀子、香附疏肝理气；半夏、苏子、石菖蒲、胆南星开窍化痰。诸药合用，益气养阴，化痰开窍，疏肝理气，故使病得愈。

辛开苦降法治疗郁证（癔症）

谢某，女，32 岁。2009 年 5 月 21 日初诊。

7 个月前因家中发生变故后出现抑郁，烦躁，胁肋胀痛，饥不欲食，经多方医治无效。面色晦暗，舌紫，脉弦涩。

中医诊断：郁证（气郁）。

西医诊断：癔症。

治法：辛开苦降。

处方：当归 15g，柴胡 15g，炙甘草 10g，枸杞子 15g，茯苓 15g，大枣 3 枚，枳壳 15g。10 剂，水煎，日 1 剂，早晚分服。

二诊：烦躁不安，胁肋胀痛，饥不欲食有所好转。上方加桃仁。

当归 15g，柴胡 15g，炙甘草 10g，枸杞子 15g，茯苓 15g，大枣 3 枚，枳壳 15g，桃仁 15g。10 剂，服法同前。

三诊：胁肋胀痛基本痊愈，仍时有烦躁，饮食尚可。上方加栀子 15g，半夏 15g。10 剂，服法同前。

四诊：无特殊不适感，嘱停药。

按语： 本案因强烈的情志刺激导致气郁不舒。《素问·六元正纪大论》言，五郁之发，乃因五运之气有太过不及，遂有胜复之变。由此观之，天地且有郁，何况于人？故六气犯人，皆能郁而致病，邪不解散即谓之郁。现论郁证，七情之郁居多，如思伤脾、怒伤肝、悲伤肺、恐伤肾等。其源总由于

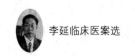

心，因情志不遂，郁而成病。今之郁病，皆因郁而气滞，气滞久则化热，热则津液耗而不流，升降之机失度，初伤气分，久伤血分，迁延而久治不愈。治以辛开苦降。气本无形，郁则气聚，聚则似有形而实无质，总属难治之例。古医家言：郁证全在病情能移情易性。因此，治疗上不重在攻补，而在于用苦泄热而不损胃，用辛理气而不破气；滑润而不滋腻气机，宣通而不揠苗助长。本方正体现了这一要旨。

健脾化痰法治疗眩晕（美尼尔综合征）

曾某，女，60岁。2014年7月7日初诊。

8小时前无明显原因出现眩晕、恶心、呕吐、视物旋转，不能行走，伴耳鸣。此种眩晕发作病史达5年之久，今年发作频繁增加，眩晕程度重，面色萎黄，舌淡，苔白腻，脉滑。

中医诊断：眩晕（痰浊中阻）。

西医诊断：美尼尔综合征。

治法：健脾化痰。

处方：清半夏15g，白术15g，天麻15g，茯苓20g，甘草10g，川芎15g，金银花15g，泽泻15g，夏枯草20g，砂仁15g。7剂，水煎，日1剂，早晚分服。

二诊：症状明显好转，无恶心呕吐症状，仍耳鸣，阵发性眩晕，上方加瓜蒌。

处方：清半夏15g，白术15g，天麻15g，茯苓20g，甘草10g，川芎15g，金银花15g，泽泻15g，夏枯草20g，砂仁15g，瓜蒌15g。7剂，服法同前。

三诊：症状明显好转，仍阵发性耳鸣。上方加石菖蒲20g，远志15g。7剂，服法同前。

四诊：药后无特殊不适感，嘱停药。

按语：本患者属眩晕，痰浊中阻。痰蒙清窍故眩晕，痰浊中阻故恶心呕吐，故治疗以健脾化痰为主，以半夏白术天麻汤为主方加减。方中半夏、白术、天麻健脾化痰，平肝潜阳；夏枯草清肝火，散郁结；川芎血中气药，用于眩晕有活血化瘀行气之功；泽泻泻肝火；砂仁和中化痰止呕。诸药合用，起到了健脾化痰之功，痰化风息则眩晕止。

益气升阳法治疗多寐（发作性睡病）

刘某，女，57岁。2012年2月12日初诊。

3个月前出现无明显原因嗜睡，不能自制，沉睡1小时左右自醒，醒后一切如常，常常在谈话、工作中不能自制出现嗜睡，经服各种药物无效。面色㿠白，体胖，舌淡红，脉沉实。

中医诊断：多寐（痰浊湿阻）。

西医诊断：发作性睡病。

治法：益气升阳。

处方：生地黄10g，熟地黄15g，当归20g，升麻15g，枳实15g，杏仁15g，陈皮15g，甘草10g，白豆蔻20g，红花15g，薏苡仁20g，厚朴15g。10剂，水煎，日1剂，早晚分服。

二诊：嗜睡明显好转，嗜睡次数减少，睡眠时间减少，上方加白芍20g，7剂，服法如前。

三诊：症状消失，嘱停药。

按语：本症属脾气亏虚、清阳不升所导致的多寐。嗜睡可以用卫气运行失常来说明。日夕是卫气由行阳转入行阴的关键时刻。《灵枢·顺气一日分为四时》云："日入为秋，夕则人气始衰。"《素问·生气通天论》云："日西而阳气已虚，气门乃闭，是故暮则收拒。"这说明，嗜睡是卫气由行阳转入行阴的外在反映。本患者脾虚，清气当升不升，故嗜睡不能自制，浊气当降不降，卫气行阴之路不畅，因此瞬间又醒。方中升麻升清；加枳壳，使降者按时而降；加白豆蔻，宽胸散结，以利升降；加杏仁，调肺气，补脾气，使清阳上升以利降浊，亦助卫气运行。升清降浊治疗睡眠失常在《圣济总录》

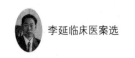

中即有记载，升降并用，故神困多梦自愈。

健脾化痰法治疗眩晕（脑供血不足）

赵某，女，40 岁。2012 年 3 月 30 日初诊。

5 年前无明显原因出现眩晕，经西医诊断为脑供血不足、颈椎病，静点扩血管药物后症状有所缓解。5 年间眩晕反复发作，有时出现一过性晕厥，静点扩血管药物后症状改善不明显，同时出现心悸，失眠，胃纳不香，消瘦疲倦，面色萎黄，苔白腻，脉细。

中医诊断：眩晕（脾胃亏虚）。

西医诊断：脑供血不足；颈椎病。

治法：健脾化痰。

处方：清半夏 15g，茯苓 15g，竹沥 20g，陈皮 15g，枳实 15g，白菊花 20g，白术 20g，泽泻 20g。7 剂，水煎，日 1 剂，早晚分服。

二诊：眩晕略有好转，仍心悸不安。上方加柏子仁 15g，龙骨 20g，牡蛎 20g。7 剂，服法同前。

三诊：眩晕、心悸不安好转，仍食少纳呆。二诊方加麦芽 20g，砂仁 15g。7 剂，服法同前。

四诊：眩晕、心悸不安进一步好转，食欲渐增，服药期间一直未出现眩晕。上药继服 10 剂，服法同前。

五诊：药后未出现眩晕，嘱停药。

按语： 本案属脾胃亏虚，痰浊中阻。眠不安则神不宁，阳升之势不得平息，时时发作；舌苔腻布，痰浊中阻，又碍其升降之道；肝阳难平，清气不得上升，头眩即不能止；浊气不得下降，胃气即不能醒，生化无源，则本益虚。一诊、二诊以化痰为主，痰化则升降之道自通，胃气可醒。三诊安神、平肝、化痰法同用，加麦芽、砂仁消食醒脾开胃，痰浊得化，清阳得升，故眩晕止。

滋阴活血法治疗脏躁（植物神经功能紊乱）

丁某，女，46 岁。2012 年 9 月 20 日初诊。

3 个月前因情志不舒后出现心烦、易哭，曾用抗抑郁药、镇静药后效果不显。失眠，多疑，面黄消瘦，舌红，少苔，脉弦细。

中医诊断：脏躁（阴虚血瘀）。

西医诊断：植物神经功能紊乱。

治法：滋阴活血。

处方：栀子 15g，黄连 15g，百合 20g，生地黄 20g，浮小麦 30g，大枣 3 枚，清半夏 15g，枳实 15g，甘草 10g。7 剂，水煎，日 1 剂，早晚分服。

二诊：心烦、易哭有所改善，仍失眠、焦虑。上方加炒枣仁 20g，夜交藤 20g，柴胡 15g。7 剂，服法同前。

三诊：心烦、易哭明显改善，失眠改善，能入睡，但多梦，醒后疲乏。二诊方加琥珀粉 5g。7 剂，服法同前。

四诊：诸症明显好转，嘱停药。自我调节心情，进行户外运动等，加强锻炼。

按语：脏躁多属内伤虚证，精血不能营养五脏，阴阳失去平衡，虚火妄动，上扰心神，或心肾不交，或心肝火旺，肝阴受损，导致阴虚火旺，故见烦躁，易哭，不能自主。本例患者以心烦不宁、悲伤哭泣为主症，属阴虚火旺，心气阴亏耗，心火旺盛，故用栀子清心火；百合、地黄滋心阴；甘草、小麦、大枣补益心气。二诊加柴胡疏肝理气；半夏化痰；枳壳、黄连清热下气；琥珀镇静安神，故诊后效如桴鼓。

滋阴潜阳法治疗眩晕

患者，女，40 岁。2010 年 12 月 13 日初诊。

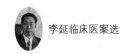

两年前因气滞后出现眩晕、头痛，严重时伴恶心、呕吐，曾几次去医院静点舒血宁等扩血管药，症状时有缓解。但每当情绪紧张、经期及情志不舒时而发作。1周前因气滞，眩晕、头痛加重，伴恶心，无呕吐，形体消瘦，不敢睁眼，目周发青，手足心热，舌红，少苔，脉细。

中医诊断：眩晕（肝肾阴虚，肝阳上亢）。

西医诊断：眩晕。

治法：滋阴潜阳。

处方：清半夏15g，天麻15g，川芎15g，生地黄15g，夏枯草15g，刺蒺藜15g，决明子20g，杭菊花15g，当归20g，白芍20g。7剂，水煎，日1剂，早晚分服。

二诊：眩晕、头痛有所减轻，无恶心，仍觉不适，气郁不舒，焦虑。上方加丹皮15g，玄参15g，郁金15g。10剂，服法同前。

三诊：眩晕、头痛消失，无特殊不适感，嘱停药。

按语：眩晕以肝血虚、肝阴不足为本，因虚致实，导致肝阳上亢，上扰清窍故眩晕、头痛。《素问·至真要大论》谓："诸风掉眩，皆属于肝。"肝经循行上至巅顶。肝藏血，血虚阴虚不能上荣，清窍失养，故眩晕不已。肝开窍于目，肝血虚，目失所养，故不敢睁眼。本案以滋阴养血为主，调整阴阳，最终达到阴阳平衡而病自愈。

滋阴潜阳、活血化瘀法治疗眩晕（脑梗死）

罗某，男，58岁。2011年6月5日初诊。

半年前患脑梗死，经治疗留有饮水呛咳、走路不稳等后遗症，每日口服盐酸氟桂利嗪，症状改善不明显。现眩晕，常饮水呛咳，言语不清，面色晦暗，舌体瘦，舌红，少苔，脉弦细。

中医诊断：眩晕（肝肾阴虚，肝阳上亢）。

西医诊断：脑梗死。

治法：滋阴潜阳，活血化瘀。

处方：生地黄 15g，熟地黄 15g，枸杞子 15g，山茱萸 20g，山药 20g，丹皮 15g，龙骨 15g（先煎），牡蛎 15g（先煎），柏子仁 15g，远志 15g，夜交藤 20g，甘草 10g，石菖蒲 20g。7 剂，水煎，日 1 剂，早晚分服。

二诊：眩晕略好转，仍饮水呛咳，走路不稳。上方加桃仁 20g，赤芍 15g，白芍 20g。10 剂，服法同前。

三诊：症状明显好转，能够自行行走，但左眼视物模糊。二诊方加枸杞子 20g。继服 10 剂。

四诊：症状进一步好转，无特殊不适感，嘱停药。

按语：本患者以眩晕为主症。肝肾阴虚，则肝阳上亢。肾主骨生髓，肾精不足，髓海空虚，则发为眩晕。《黄帝内经》云："诸风掉眩，皆属于肝。"肝开窍于目，肝阴虚故视物模糊。本案用枣仁、柏子仁、远志、夜交藤安神宁心，决明子清肝明目，经多次服药后使肾精得充，髓海得养，故眩晕止。

补肾填精法治疗耳鸣（神经性耳聋）

魏某，男，43 岁。2011 年 7 月 9 日初诊。

3 年前无明显诱因出现耳鸣，始为间断性，夜间加重，耳鸣如蝉，自服六味地黄丸症状改善不明显，并逐渐加重，伴头晕，早泄，乏力，听力下降，舌淡，苔薄，脉细弱。

中医诊断：耳鸣；耳聋（肾精亏虚）。

西医诊断：神经性耳聋。

治法：补肾填精。

处方：生地黄 15g，熟地黄 15g，菟丝子 20g，川续断 20g，杜仲 15g，泽泻 15g，茯苓 20g，天麻 15g，枸杞子 20g，益智仁 20g。7 剂，水煎，日 1 剂，早晚分服。

二诊：耳鸣略减轻，头晕、早泄好转，仍觉疲乏。上方加太子参 15g。7 剂，服法同前。

三诊：耳鸣减轻明显，听力下降有所恢复，头晕减轻，早泄明显好转。

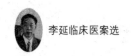

二诊方加山茱萸 20g。15 剂，服法同前。

四诊：听力基本恢复正常，耳鸣明显好转，头晕减轻，无早泄症状，嘱上方继服 15 剂，巩固疗效。

五诊：精力充沛，耳鸣基本消失，无头晕、早泄症状，嘱停药。

按语： 耳鸣是指患者自觉耳内鸣响，如闻蝉声或如潮声。耳鸣可伴耳聋，耳鸣亦可由耳聋发展而来。《丹溪心法·耳聋》云："耳聋皆属于热。"临床有少阳、厥阴致耳聋，亦有阴虚火动而致耳聋，还有因邪化火而致耳聋者。肾精亏虚，清窍失养而致耳聋、耳鸣、头晕；肾气虚，精关不固，故早泄。治疗以补肾填精为法。肾开窍于耳，肾气足，肾精充，脑有所养，故耳聋好转，耳鸣消失，头晕减轻，早泄得愈。本案用了大量补肾益精药。药证相符，故药到病除。

酸甘化阴法治疗颤证（震颤待查）

刘某，男，40 岁。2010 年 6 月 6 日初诊。

两月前无明显原因出现头颤、手颤，紧张时加重，去哈医大检查，排除帕金森综合征。面色萎黄，舌淡，少苔，脉弦细。

中医诊断：颤证（肝阴虚）。

西医诊断：震颤待查。

治法：酸甘化阴。

处方：白芍 50g，甘草 10g，枸杞子 20g，麦冬 15g，天麻 15g。5 剂，水煎，日 1 剂，早晚分服。

二诊：震颤有所减轻，继服上方 10 剂。

三诊：震颤明显减轻，只在紧张时轻微震颤。二诊方加生地黄 15g。10 剂，服法同前。

四诊：震颤消失，神清，嘱停药。

按语： 《素问·至真要大论》云："诸风掉眩，皆属于肝。"肝主筋，筋失所养故出现震颤症状，因此治疗以酸甘化阴为主，重用白芍，取芍药甘草汤之义。肝阴充足，阴血得养，震颤消失。

温胃散寒法治疗头痛（血管性头痛）

胡某，男，34 岁。2012 年 7 月 17 日初诊。

患者为速递员，经常饥饱无常，饮食寒凉不节。1 年前，食寒凉之物后出现胃部不适，继之头痛鼻塞。自服感冒药后，效果不佳。1 年内头痛经常性发作，多与进食寒凉之物有关。鼻塞，胃脘不适，面色㿠白，舌淡，苔薄，脉沉。

中医诊断：头痛（阳气不足）。

西医诊断：血管性头痛。

治法：温胃散寒。

处方：吴茱萸 15g，清半夏 15g，生姜 15g，当归 15g，细辛 5g，辛夷 10g，甘草 10g。7 剂，水煎，日 1 剂，早晚分服。

二诊：胃部感觉舒适，头痛发作次数明显减少，鼻塞减轻。上方加太子参 10g，砂仁 10g。7 剂，服法同前。

三诊：胃部基本无不适感，头痛次数减少，但头痛程度未见减轻。二诊方加全虫 5g。7 剂，服法同前。

四诊：症状基本消失，嘱停药。

按语：本病由饮食寒凉引起。胃为阳腑，最畏寒凉，遇冷则发病，寒气冲逆则头痛沉重，鼻塞不通，治疗以温胃散寒为法，从胃寒入手治之，使顽疾得愈。

寒温并用、解郁止痛法治疗头痛（血管性头痛）

姜某，男，32 岁。2014 年 9 月 15 日初诊。

两年前因气滞后出现偏头痛，发作时自觉血管跳动时伴恶心，每次口服

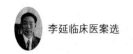

去痛片后缓解。近两个月发作次数频繁，口服去痛片后缓解不明显，每次发作均伴恶心呕吐。就诊时血压正常，神清语利，面白肢冷，舌红，苔薄白，脉沉。

中医诊断：头痛（肝阳上亢）。

西医诊断：血管性头痛。

治法：寒温并用，解郁止痛。

处方：乌梅15g，黄连10g，黄柏10g，细辛5g，干姜5g，肉桂5g，当归15g，川芎15g。7剂，水煎，日1剂，早晚分服。

二诊：头痛发作两次，且时间短，疼痛程度减轻，面色转红润，肢冷改善。上方继服。

三诊：头痛未发生，无特殊不适感，嘱停药。

按语： 本案属肝阳上亢，厥阴头痛，治以乌梅丸为主方加减。乌梅丸用药指证为面白、肢凉、脉沉，该患者均具备。其方意攻补兼施，寒温并用，适合寒热错杂之厥阴证。因切中病机，故奏效显著。

补肾填精法治疗头痛（血管性头痛）

张某，女，49岁。2015年4月13日初诊。

十余年前患子宫肌瘤，并施子宫摘除术。术后自觉头痛，常服去痛片得以缓解。近期头痛发作次数逐渐增多，程度加重，服去痛片缓解不明显，夜轻昼重，劳累后加重，体重下降，面色暗黑，耳鸣，失眠，舌淡，苔薄白，脉沉细。

中医诊断：头痛（肾精亏虚）。

西医诊断：血管性头痛。

治法：补肾填精。

处方：熟地黄15g，山药15g，山茱萸20g，枸杞子15g，太子参15g，当归15g，杜仲15g，川芎15g，菟丝子20g，狗脊15g。10剂，水煎，日1剂，早晚分服。

二诊：自觉耳鸣减轻，失眠有所好转，头痛未见好转。上方加紫河车粉 1 次 3g，1 日两次。10 剂。

三诊：面色好转，有光泽。自述睡眠明显好转，自觉精力充沛。上方继服 10 剂。

四诊：面色红润，失眠、耳鸣均为偶发，头痛明显缓解。嘱继服 10 剂巩固。

五诊：药后无明显不适，嘱停药。

按语：本症属肾经亏虚所致头痛。《景岳全书》云："考之《中藏经》曰阳病则旦静，阴病则夜宁。阳虚则暮乱，阴虚则朝争……阴虚喜阴助，所以朝重而暮轻……"本患者子宫摘除后肾精亏虚。肾主骨生髓通于脑，肾经亏虚，脑髓失养，故头痛缠绵难愈，治以补肾填精。方中熟地黄、山药、山茱萸、枸杞子补肾填精；太子参、当归益气养血；杜仲益肾强腰，以助滋阴补肾之功。正如朱丹溪所言："阳常有余，阴常不足，宜常养其阴，阴与阳齐，则水能制火。"加之紫河车粉为血肉有情之品，补益肾精，体现了精不足者补之以味，肾精得充，头痛得止。

滋阴潜阳法治疗头痛（血管性头痛）

张某，男，46 岁。2012 年 9 月 9 日初诊。

5 年前因气滞后出现头痛，经常性发作，口服去痛片后缓解。近 1 年频繁发作，口服去痛片后缓解不明显。头痛呈跳痛、胀痛，烦躁不安。舌红，苔黄，脉弦。患者有高血压病史，血压波动不定。

中医诊断：头痛（肝阳上亢）。

西医诊断：血管性头痛。

治法：滋阴潜阳。

处方：夏枯草 20g，决明子 20g，元参 20g，黄芩 15g，泽泻 20g，怀牛膝 20g，菊花 20g，钩藤 20g，生地黄 20g，丹参 20g，牡蛎 20g（先煎），龙

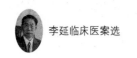

骨 20g（先煎），桑寄生 20g。10 剂，水煎，日 1 剂，早晚分服。

二诊：头痛缓解，烦躁不安明显好转。上方继服 10 剂。

三诊：头痛未作，无不适感，嘱停药。

按语：本患者有高血压病史，肝肾阴虚，肝阳上亢，上扰清窍而见头痛、血压波动不定。《素问·五脏生成》云："是以头痛巅疾，下虚上实。"《素问·脉要精微论》亦云："上实下虚，为厥巅疾。"下虚上实、阴虚阳亢、虚实夹杂为本病病理共性。方中以夏枯草、黄芩之苦寒清泄肝胆，泻火降压；以菊花、钩藤、决明子明目定眩；生地黄、玄参、龙骨、牡蛎育阴潜阳；泽泻利肾降脂；怀牛膝、桑寄生培补下元；复以丹参养血通络。诸药合用，共奏育阴潜阳、养血通络之功，使痼疾得愈。

养心阴、益心气、柔肝息风法治疗颤证（阵发性头痛）

周某，女，32 岁。2014 年 10 月 4 日初诊。

两年前产后气滞出现抽搐，继发头摇震颤，经多家医院治疗，口服中药、针灸等效果不显。现发作愈加频繁，发作时头部摇动不止，伴四肢抽动，疲乏无力，能自行缓解。舌紫，脉弦滑。

中医诊断：颤证（气虚血瘀）。

西医诊断：阵发性头痛。

治法：养心阴，益心气，柔肝息风。

处方：甘草 10g，浮小麦 30g，大枣 5 枚，丹参 20g，生龙骨 20g（先煎），生牡蛎 20g（先煎），羚羊角丝 5g，全虫 5g，当归 20g，桃仁 20g，生地黄 15g，红花 15g，赤芍 20g，枳壳 15g，柴胡 15g，川芎 15g，牛膝 15g。10 剂，水煎，日 1 剂，早晚分服。

二诊：头摇次数明显减少，四肢抽搐明显减轻，效不更方，继服上方 20 剂。

三诊：后 1 周未发生头摇震颤症状，嘱停药。

按语：产后发病，百脉空虚，血不养肝。肝属风木，性喜条达，其变则震颤强直。论治法，肝主急，应以甘缓之，故以甘麦大枣汤加味，养心阴，益心气，柔肝息风。另外，产后最易蓄瘀，临床多见梦魇、呓语、舌紫、脉弦等血瘀症状，故用血府逐瘀汤平衡阴阳。

疏风清热法治疗面肌痉挛（面神经麻痹）

李某，女，32岁。2013年5月3日初诊。

半年前无明显原因出现面肌痉挛，经针灸、口服维生素B族等多法治疗均未见好转。现右侧面肌痉挛，舌淡，苔薄黄，脉濡缓。

中医诊断：面肌痉挛（外风夹内热扰动经脉）。

西医诊断：面神经麻痹。

治法：疏风清热。

处方：羌活15g，防风15g，川芎15g，天麻15g，秦艽15g，甘草10g。7剂，水煎，日1剂，早晚分服。

二诊：面肌痉挛明显好转，偶有抽动症状。上方继服7剂。

三诊：面肌未见痉挛，嘱停药。

按语：面肌痉挛乃外风所致。风有内外之分，本案从年龄、舌脉观察乃外风所致，因内热较轻，故以疏风清热为法治疗，羌活、防风、秦艽疏风，川芎行气通络，甘草调和诸药。

化痰清热法治疗痫证（癫痫）

尤某，男，24岁。2014年8月13日初诊。

1年前因劳逸失常后出现抽搐，口吐白沫，反复发作多次，每次持续1分钟左右，由周围人按人中穴苏醒，醒后如常人。平时嗜食肥甘厚味，形体略胖，易汗出。面白神倦，舌红，苔薄黄，脉弦。

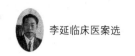

中医诊断：痫证（肝风痰热，内蒙心神）。

西医诊断：癫痫。

治法：化痰清热。

处方：柴胡 15g，清半夏 15g，黄芩 15g，龙骨 30g（先煎），牡蛎 30g（先煎），赭石 30g，钩藤 20g，胆星 20g，石菖蒲 20g，远志 15g，茯苓 20g，全虫 10g，赤芍 20g，天麻 15g，甘草 10g，桂枝 15g。7 剂，水煎，日 1 剂，早晚分服。

二诊：近日未见发作，仍多汗，疲乏，睡觉时有痰鸣音。上方加蜈蚣 2 条，水牛角 30g，白芍 20g。10 剂，服法同前。

三诊：痫证未见发作，汗出减少，疲乏减轻。上方继服 20 剂，服法同前。

四诊：其中 1 日未服药而痫症发作，持续约两分钟，舌体被咬伤。上方加琥珀粉 5g，每日早晚冲服 1 次。20 剂。

五诊：癫痫未发作。上药加大剂量做成蜜丸，每丸 5g，1 日 3 次口服。

六诊：服药半年，痫证未再发作，嘱停药。

随访半年，一切正常。

按语：本案痫证，病程短，症状轻，发作时喉中痰鸣，属肝风痰热。心神被扰，风善行而数变，故风痰阻络，发作无常。方中半夏、胆南星、黄芩、茯苓清热化痰开窍；全虫、蜈蚣镇痉息风；白芍、桂枝和营止汗；水牛角凉血，药症相符，药到病除。

平肝潜阳、化痰通络法治疗中风（脑梗死）

张某，男，38 岁。2010 年 7 月 9 日初诊。

1 月前无明显原因突觉语言不利，咀嚼时口唇活动不便，逐渐加重，左侧口眼㖞斜，饮水顺嘴角漏出，后头皮有时疼痛，经针灸及理疗，稍见好转，效果不甚显著，舌红，苔薄，脉弦。

中医诊断：中风（中经络，肝阳上亢）。

西医诊断：脑梗死。

治法：平肝潜阳，化痰通络。

处方：钩藤 15g，僵蚕 20g，全虫 10g，地龙 20g，白蒺藜 15g，蒲黄 15g，防风 15g，川芎 15g，白芍 20g，菖蒲 15g，当归 20g，石斛 15g。7 剂，水煎，日 1 剂，早晚分服。

二诊：症状好转不明显。上方加水蛭 10g，天麻 15g，生地黄 10g。10 剂，服法同前。

三诊：口眼㖞斜有所好转，近日无视物模糊症状。因此病为慢性病，故将上方研细末做成蜜丸，口服 3 个月。

四诊：药后口眼㖞斜渐至正常，血压控制在正常水平，无头晕、视物模糊症状。

按语：口眼㖞斜有外风、内风引起之分。外风宜散，内风宜息，但均应活血通络。本案口眼㖞斜由内风引起，故以钩藤、全虫、地龙、僵蚕、水蛭入血分，化瘀通络；白蒺藜疏肝解郁；菖蒲化浊开窍；天麻平肝清热，从根本上消除引起肝风内动之因。药后患者口眼㖞斜纠正，血压恢复正常，头胀头疼、视物模糊随之而愈。

育阴息风通络法治疗颤证（帕金森综合征）

申某，男，55 岁。2014 年 4 月 19 日初诊。

半年前患感冒后出现四肢颤抖不已，去哈医大就诊，诊为帕金森综合征。口服多巴胺类药物过敏，故症状呈进行性加重。现身体颤抖不已，舌不能伸，行路不稳，需人搀扶，生活不能自理，双上肢肌张力增强，呈齿轮状，肌力减弱，面色萎黄，舌红，少苔，脉弦细。

中医诊断：颤证（阴虚风动）。

西医诊断：帕金森综合征。

治法：育阴息风通络。

处方：熟地黄 15g，白附子 20g，僵蚕 20g，全虫 15g，蜈蚣两条，钩藤

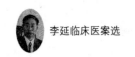
20g，白芍 50g，甘草 10g，生地黄 15g，石斛 20g。10 剂，水煎，日 1 剂，早晚分服。

二诊：震颤有所好转，颤动有间歇。上方加天麻 15g，黄芪 20g，郁李仁 15g。10 剂，服法同前。

三诊：震颤进一步好转，能够拿物送到口中，言语渐清晰。双下肢活动较前轻捷，但失眠。二诊方加炒枣仁 20g，夜交藤 15g。10 剂，服法同前。

四诊：症状明显好转，颤抖减轻，生活能够自理。上方做成丸剂，继续口服，巩固疗效。

五诊：半年后患者来诊，病情稳定。

按语： 本案颤证属阴虚风动，故治疗以育阴息风通络为法。"诸风掉眩，皆属于肝"。方中钩藤平肝潜阳；白芍敛肝阴，柔肝体；石斛滋胃阴肾阴。阴虚得养，阳亢得平，风动得止。外加白附子去皮里膜外之痰；蜈蚣、僵蚕、全虫祛风通络。二诊后加入天麻平肝潜阳，黄芪补气，郁李仁滋阴通便。诸药配伍，使阴阳得以平衡，内风得息，颤抖得解。

疏肝解郁化痰法治疗郁证（精神分裂症）

辛某，女，17 岁。2015 年 3 月 2 日初诊。

半年前因气滞后出现沉默寡言，幻视幻听，曾去哈市第一专科医院就诊，诊为精神分裂症。口服一些专科药物后，症状有所好转，但出现过敏反应，遂停药。现症状又出现。患者沉默寡言，幻视幻听，惊悸，失眠，面色萎黄，舌红，苔黄，脉弦。

中医诊断：郁证（肝郁血虚）。

西医诊断：精神分裂症。

治法：疏肝解郁化痰。

处方：半夏 15g，黄芩 15g，龙骨 20g（先煎），牡蛎 20g（先煎），桂枝 15g，太子参 15g，生地黄 15g，麦冬 15g，茯神 20g，炒枣仁 20g，石菖蒲

20g，远志 15g，珍珠母 30g，甘草 10g。15 剂，水煎，日 1 剂，早晚分服。

二诊：惊悸、失眠有所好转，仍幻视幻听，时而烦躁不安。上方加香附 20g，柴胡 15g。15 剂，服法同前。

三诊：沉默寡言有所好转，心悸、失眠好转，仍幻视幻听。二诊方加琥珀粉 5g（早晚冲服）。15 剂。

四诊：情绪基本稳定，少言寡语进一步好转，偶尔幻视幻听，能正常生活，嘱停药。

按语：本案属肝郁血虚。《张氏医通》卷三云："郁证多缘于志虑不伸，而气先受病。"七情郁证多因情志不畅所致，有怒郁、思郁、忧郁、悲郁、惊郁、恐郁之分，亦称内郁。病理变化与心、肝、脾关系密切。肝喜条达，若情志抑郁，则肝气不舒；脾主健运，忧郁思虑，则脾失健运；心主神明，悲哀过度，则心气受损。本患者主要为肝郁血虚。心藏神，为君主之官，神明出焉。心血亏虚，神明失养，故幻视幻听。肝气郁结，则烦躁易怒、失眠。治以疏肝养血为主，兼以潜镇安神。

活血化瘀、疏肝理气法治疗狂证（精神分裂症）

王某，男，25 岁。2013 年 9 月 6 日初诊。

3 年前无明显原因出现幻想，妄想（夸大自我能力），并有冲动，焦虑，曾在哈市第一专科医院住院治疗，诊为精神分裂症。治疗后病情有所改善，但易反复。此次出院两个月余，家人发现其又有"妄想"表现。患者自我感觉良好，认为有领导才能，可以做领导，并兴奋不已，烦躁不安，失眠，头痛头胀，食欲亢进。舌紫暗，有瘀斑，脉弦。

中医诊断：狂证（蓄血发狂）。

西医诊断：精神分裂症。

治法：活血化瘀，疏肝理气。

处方：柴胡 15g，香附 15g，青皮 15g，半夏 15g，苏子 20g，珍珠母

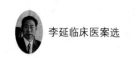
30g，桃仁 15g，红花 15g，赤芍 20g，郁金 20g，川军 15g，生龙牡各 30g。10 剂，水煎，日 1 剂，早晚分服。

二诊：大便溏，各种症状减轻不明显。上方加三棱 15g，莪术 15g。10 剂，服法同前。

三诊：大便仍溏，但狂躁减轻，冲动减少，睡眠仍不佳。二诊方加珍珠母 30g。10 剂，服法同前。

四诊："妄想"症状明显好转，但仍心神不宁，睡眠差。三诊方加合欢花 30g，浮小麦 30g。20 剂，服法同前。

五诊：幻想、冲动明显减少，生活自理，睡眠尚可，大便正常。仍时而烦躁。四诊方加莲子心 20g，五味子 20g，百合 20g。10 剂，服法同前。

六诊：诸症明显好转，偶尔有幻想冲动，能正常生活。上方制成丸剂，1 丸 3g，1 日 3 次，嘱服半年。

七诊：药后半年，无幻想、狂躁等症状，已能正常工作，嘱停药。

按语：本例狂证，为蓄血发狂，治以活血化瘀，疏肝理气。血瘀故重用三棱、莪术、大黄等以使狂躁得以减轻，因久用破血药物有伤正之虑，故得效则减量，但不宜停药，连续治疗半年余，病情稳定。

补肾填精、祛瘀化痰法治疗痴呆（血管性痴呆）

沈某，男，54 岁。2014 年 7 月 14 日初诊。

两年前患脑出血，左丘脑出血 6mL，经治后肢体恢复正常，感觉减退，麻木不适。同时出现记忆力减退，入睡困难，烦躁不安，经针灸及药物治疗症状改善不明显。情绪低落，表情痛苦，生活不能自理，形体略胖，舌红苔黄，脉弦细。

中医诊断：痴呆（肾精亏虚，瘀血阻络）。

西医诊断：血管性痴呆；脑萎缩。

治法：补肾填精，祛瘀化痰。

处方：熟地黄 20g，山茱萸 20g，麦冬 20g，五味子 15g，石菖蒲 20g，石斛 20g，远志 15g，麦冬 15g，巴戟天 15g，水蛭 10g，地龙 20g，丹参 15g，桃仁 15g，半夏 15g。15 剂，水煎，日 1 剂，早晚分服。

二诊：烦躁、睡眠均有所好转。上方加天南星 15g。15 剂，服法同前。

三诊：能正常入睡，烦躁明显好转，记忆力减退明显好转。将上方加女贞子制成丸剂，每丸 3g，1 日 3 次，口服。3 个月。

四诊：半年后记忆力恢复 80% 以上，生活能自理，能做简单家务，睡眠尚可，嘱继服丸药巩固 3 个月。

按语：痴呆是由于脑血管出现病变而导致的疾病，临床多表现为记忆力明显下降，健忘，生活不能自理。中医学认为，脑与肾有直接关系，肾主骨生髓，通于脑。肾虚，脑失所养，脑髓空虚，故记忆力减退、失眠、健忘；肾为水火之宅，内蕴元阴元阳，肾精不足，肾气亏虚，心肾不交，心火亢盛，故烦躁不安；气虚津液运行不利，津停成痰，痰蒙神窍，故记忆力减退之症加重。治疗上以补肾填精、祛痰化痰为主。本案以地黄饮子为主方，加丹参、水蛭、天南星活血化瘀祛痰，因药对其症，故病情明显好转。

疏肝解郁、调和阴阳法治疗颤证（面肌痉挛）

赵某，男，58 岁。2013 年 6 月 8 日初诊。

1 年前因气滞后出现面肌痉挛，肌肉瞤动，经针灸治疗后，症状改善不明显。现手足发颤，气短，神倦头晕，饮食、二便尚可。舌红，苔薄白，脉沉紧。

中医诊断：颤证（肝郁气滞）。

西医诊断：面肌痉挛。

治法：疏肝解郁，调整阴阳。

处方：桂枝 15g，白芍 30g，柴胡 15g，代赭石 20g，龙骨 30g（先煎），牡蛎 30g（先煎），炙甘草 15g，当归 15g，远志 15g，浮小麦 30g，白蒺藜

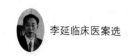

30g，紫贝齿 15g。10 剂，水煎，日 1 剂，早晚分服。

二诊：症状有所减轻，仅面部痉挛减轻不明显。上方加细辛 5g，百合 15g。10 剂，服法同前。

三诊：药后症状消失，嘱停药。

按语：肝郁不舒，阴阳失调，故面肌痉挛；心阴失养，故气短神疲，躁扰不安。治以疏肝解郁，调和阴阳。方用柴胡桂枝龙骨牡蛎汤和阴阳，甘麦大枣汤缓躁烦，方药对症，诸症痊愈。

镇肝息风、凝神安神法治疗抽动－秽语综合征

王某，男，19 岁。2012 年 6 月 20 日初诊。

幼年患有抽动－秽语综合征，经治后，症状明显缓解。生活自理，能正常上学，且成绩较好，今因高考后情绪激动出现抽动。喉中不停发出异样声音。现注意力不集中，四肢不停抽动，喉中发出异样声音，不寐，心悸，心烦，面色红润，舌红，苔黄，脉弦。

中医诊断：抽动－秽语综合征。

治法：镇肝息风，凝神安神。

处方：白芍 30g，天冬 20g，玄参 15g，生龙骨 15g（先煎），生牡蛎 15g（先煎），炒麦芽 20g，牛膝 20g，川楝子 20g，石菖蒲 20g，远志 20g，炒枣仁 20g，夜交藤 20g，甘草 10g，柴胡 15g。10 剂，水煎，日 1 剂，早晚分服。

二诊：抽动及喉中异样声音，频度明显减少，心悸有所好转，仍心烦，不寐有所好转。上方加栀子 15g，泽泻 15g。10 剂，服法同前。

三诊：药后症状好转，偶有抽动及喉中发出异样声音，继服上方 20 剂，服法同前。

四诊：药后症状明显好转，未出现抽动及喉中异音，饮食、睡眠可，二便正常，正值大学开学，嘱停药。

按语：抽动－秽语综合征是以不自主的抽动、语言或行为障碍为特征的综合征。《黄帝内经》云："风动属于肝经""诸风掉眩，皆属于肝。"肝主筋。足厥阴肝经循行至颠顶，故肝火上炎表现为头摇震颤、烦躁等，喉中发出异样声音。治疗以镇肝息风、宁心安神为法。柴胡、白芍一疏肝一柔肝，为治肝气不疏、肝火上炎之要药；龙骨、牡蛎平肝潜阳，镇惊安神，收敛正气。张锡纯《医学衷中参西录》谓："其敛正气而不敛邪气。"柴胡与白芍配伍，取相反相成之效。药证相符，四诊即痊愈。

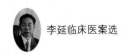
六、血液系统疾病

益气养阴、凉血透热法治疗内伤发热（再生障碍性贫血）

郁某，男，35岁。2013年7月6日初诊。

50余天前自觉着凉后发热，在社区医院静点抗炎抗病毒药十余天，热势不减，哈医大二院住院治疗后，诊为再生障碍性贫血。经对症治疗后热退，停药后仍发热。现壮热不退，面色萎黄，困倦乏力，口舌干燥，渴不欲饮，头晕心悸，精神萎靡，皮肤散在瘀斑，体温39～40℃。舌淡红而干，苔薄黄，脉虚数。

中医诊断：内伤发热（气阴两虚）。

西医诊断：再生障碍性贫血。

治法：益气养阴，凉血透热。

处方：党参20g，黄芪20g，生地黄30g，玄参20g，牡丹皮20g，女贞子20g，山茱萸20g，丹参15g，鸡血藤30g，连翘20g，大青叶15g，蒲公英15g，青蒿15g，地骨皮15g。7剂，水煎，日1剂，早晚分服。

二诊：发热明显好转，体温37～37.8℃。外邪已解，重在补脾胃，调气血。

处方：党参30g，黄芪20g，黄精20g，生地黄15g，女贞子20g，补骨脂15g，巴戟天15g，山茱萸20g，丹参20g，鸡血藤30g，龟板15g，鹿角胶10g，大枣10g，红参面3g（单包）研末调服。10剂，服法同前。

三诊：疲乏明显好转，无发热，血细胞检查示：血红蛋白、红细胞血小板仍低。继服上方20剂。

四诊：药后自述无特殊不适感，血常规检查恢复正常，嘱停药。

按语：本案壮热不退，貌似盛候，但伴随出现的都是一派衰微之象：如面色萎黄、困倦乏力、口舌干燥等，当属内外合邪，虚实错杂。气阴两虚为本，外邪乘虚侵入，导致高热邪盛为标，皮肤瘀斑属邪毒入营而致。根据《内经》"阳生阴长""阳先阴后"理论，治以甘温除热，温阳益气，佐滋阴养血治其本，投清热祛邪之品治其标。方中重用参芪益气养血；生地黄、女贞子、山茱萸祛邪之品甘润滋补，以滋化源；辅以连翘、大青叶、蒲公英清热解毒；丹参、鸡血藤等养血活血之品内外合治，标本兼顾。热退后采用温阳益气、培补脾胃、调养气血之法，把健脾益气之党参、黄精与补肾助阳之补骨脂、巴戟天、山茱萸、鹿角胶等作为基本药，用于疾病治疗的全过程，终使疾病得以痊愈。

温阳活血法治疗脱疽（血栓闭塞性脉管炎）

曾某，男，55岁。2014年5月8日初诊。

1年前无明显原因出现双下肢皮肤冷痛，尤以走路多时加重，皮肤颜色变紫。两个月前右下肢小腿前侧出现溃疡，久不收口，多方医治无效，病情反复。症见上下肢疼痛，紫色无脉，肤凉，右胫前溃疡25cm×3cm，畏寒乏力，食纳不香。双趺阳脉均消失，舌暗红，苔薄，边有齿痕。

中医诊断：脱疽（脾肾阳虚）。

西医诊断：血栓闭塞性脉管炎。

治法：温阳活血。

处方：麻黄10g，肉桂10g，白芥子15g，补骨脂15g，细辛5g，鸡血藤30g，路路通15g，甘草10g，红花15g，桃仁15g，生地黄15g，熟地黄15g，延胡索15g。7剂，水煎，日1剂，早晚分服。

二诊：疼痛稍减，溃疡仍未愈合，双下肢疼痛，仍色紫无脉，肤凉，上

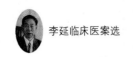

方加生黄芪 30g。20 剂，服法同前。

三诊：精神、体力好转，下肢发凉、疼痛减轻，溃疡缩小，脉沉弱，苔薄，边有齿痕，质暗红。二诊方加地龙 20g。10 剂，服法同前。

四诊：下肢疼痛明显减轻，溃疡愈合，下肢肤色好转，双趺阳脉扪得微弱脉，嘱停药。

按语：血栓闭塞性脉管炎，中医称"脱疽"，多发于四肢，尤以下肢多见。《灵枢·痈疽》说："发于足指，名脱疽。其状赤黑，死不治。不赤黑，不死。"其描述的症状与血栓闭塞性脉管炎十分相似。其病因主要是"寒邪客于经络"，体虚外邪乘虚而入引起。张景岳在《景岳全书》中云："此证因膏粱厚味、酒面炙煿积毒所致，或不慎房劳，肾水枯竭，或服丹石补药……此证形势虽小，其恶甚大。"此例患者属肾阳虚，以温肾补阳为主要治法，配合活血通络。药后下肢疼痛减轻，溃疡好转，走路有所改善。

益气摄血法治疗鼻衄（原发性血小板减少症）

张某，女，22 岁。2012 年 4 月 14 日初诊。

两年前无明显原因经常出现鼻衄、齿衄，月经量过多，身体某些部位出现瘀斑，经哈医大一院诊为原发性血小板减少症。经对症治疗，效果不显。现时发鼻衄、齿衄，身体局部瘀点瘀斑，经期不定，月经量多，头晕，失眠，血小板 70×10^9/L，面色萎黄，舌淡，脉沉弱。

中医诊断：鼻衄（气虚，气不摄血）。

西医诊断：原发性血小板减少症。

治法：益气摄血。

处方：生地黄炭 20g，沙苑蒺藜 15g，川杜仲 15g，白蒺藜 15g，熟地黄炭 30g，川续断 15g，阿胶 10g（烊化），龟胶 10g（烊化），鹿角胶 10g（烊化），艾炭 15g，侧柏炭 15g，丹参 15g，当归 15g，茯神 15g，麦冬 15g，炙远志 15g，炒白术 20g，炙甘草 10g。7 剂，水煎，日 1 剂，早晚分服。

二诊：出血减少，但仍失眠。上方去艾炭、侧柏炭，加仙鹤草 15g，五

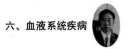

味子 15g，炒枣仁 20g。10 剂，服法同前。

三诊：此次月经 4 天，量正常，头晕、失眠均减轻，血小板升至 $85×10^9$/L。未见鼻衄、齿衄。二诊方加黄芪 15g，党参 15g。15 剂，服法同前。

四诊：药后诸症皆消，血小板增至 $120×10^9$/L，嘱停药。

按语： 经常鼻衄、齿衄，月经量多，身体出现瘀点、瘀斑均是血不归经所致，源于血燥心火过盛。血热妄行，出血越多，营分越亏，转而心阳不振，故而头晕、失眠。舌淡、脉沉弱乃气虚血亏之故。治以益气摄血，药用当归补血汤加龟鹿二仙胶。阿胶合紫草、仙鹤草、生地黄、熟地黄，药证相符，故而获效。

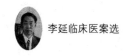

七、风湿免疫性疾病

补肾益气、调和营卫法治疗内伤发热（系统性红斑性狼疮）

庄某，女，37岁。2011年10月12日初诊。

两月前患红斑狼疮，出现发热、腰痛、关节疼痛，尿常规（+），红细胞20～25个/HP，管型3～4个/HP。经激素治疗，症状有所缓解，药物减量后继又发热。面浮肢肿，神疲乏力，纳差便溏，舌胖嫩，质稍红苔白，边有齿痕，脉沉数。

中医诊断：内伤发热（脾肾亏虚，营卫失调）。

西医诊断：系统性红斑狼疮。

中药治疗：补肾益气，调和营为。

处方：桂枝15g，黄芪20g，当归15g，赤芍15g，白芍15g，鸡血藤20g，紫草20g，淫羊藿20g，桑寄生20g，补骨脂20g，丹参20g，巴戟天20g，白花蛇舌草20g，半枝莲20g，板蓝根20g，全虫10g，益母草20g，茯苓20g，车前子20g，10剂，水煎，日1剂，早晚分服。

二诊：药后发热有所好转，体温37.5～38℃，面浮肢肿好转，仍神疲乏力，纳差，便溏。上方继服15剂，服法同前。

三诊：发热基本消退，仍浮肿，尿常规（+），红细胞3～5个/HP。上方继服15剂，服法同前。

四诊：浮肿消失，无发热，血尿常规均正常，嘱停药。

按语：红斑狼疮是一种较为常见的自身免疫性疾病，多发于中年女性，主要表现为面部持久不退的红斑，分布于两颊和其他部位。全身性红斑狼疮常伴有发热、关节痛、血流加快及内脏损伤。中医学认为，其病因病机为风湿舍内，酿热成毒，营卫失调，血脉瘀滞，脏腑脾胃受损，故治宜补肾益气，调和营卫。本方用了大量补益肾气之品，如黄芪、桑寄生、淫羊藿、补骨脂，正气得充，以抗邪外出，同时用桂枝调和营卫，丹参、赤芍、全虫活血通络。诸药相配，药到病除。

养阴润燥、益气活血法治疗燥痹（干燥综合征）

仇某，女，50岁。2010年6月5日初诊。

半年前无明显原因出现目干、口干，无唾液，无泪液，经哈医大二院检查，诊为干燥综合征，给予醋酸泼尼松治疗，症状缓解不明显。已停经两年。面色萎黄，舌红，无苔，脉虚数。

中医诊断：燥痹（阴亏血燥）。

西医诊断：干燥综合征。

治法：养阴润燥，益气活血。

处方：生地黄20g，天花粉30g，石斛20g，天冬20g，麦冬20g，知母15g，菟丝子20g，白芍20g，决明子20g，甘草10g，赤芍20g，桃红20g，红花15g。7剂，水煎，日1剂，早晚分服。

二诊：症状未见明显改善。上方加山药20g，白术20g。10剂，服法同前。

三诊：药后口干略有减轻，有少量唾液分泌，仍眼干无泪。二诊方加首乌15g，熟地黄15g。10剂，服法同前。

四诊：药后口干有所好转，泪液有所分泌。三诊方加百合20g。20剂，服法同前。

五诊：药后症状明显好转，有泪液及唾液分泌，嘱停药。

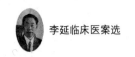

按语：本病属干燥综合征，以目干无泪、口干无唾液为主症。辨证为阴虚血燥，故治以滋阴活血为法。方中生地黄、天花粉、石斛、天冬、麦冬、知母均有滋阴作用，赤芍、桃红、红花活血化瘀，菟丝子为养阴通络之上品，阴中有阳，守而能走。二诊加山药、白术以补中益气，气能生津。三诊加熟地黄、制首乌滋阴养血。患者服药40余剂，症状明显好转。《素问·阴阳应象大论》云："燥胜则干。"《素问·痹论》云："痹，或痛，或不痛，或不仁，或寒，或热，或燥……"燥则阴虚，阴虚则血少，易致血瘀，故治疗单以滋阴难以奏效，而采用养阴润燥、益气活血法往往效如桴鼓。

益气活血养阴法治疗燥证（干燥综合征）

于某，女，50岁。2014年6月30日初诊。

3年前感冒发热后出现口燥、咽干、目涩，心烦急躁，常以更年期综合征治疗，症状未见好转，且逐渐加重。医院诊为干燥综合征，用激素等西药治疗效果亦不理想。形体消瘦，面色无华，舌暗红，苔燥少津，脉沉细无力。

中医诊断：燥证（气阴两虚）。

西医诊断：干燥综合征。

治法：益气活血养阴。

处方：黄芪30g，北沙参20g，麦冬20g，生地黄15g，熟地黄15g，当归15g，白芍15g，五味子20g，制附子10g，山药20g，太子参15g。10剂，水煎，日1剂，早晚分服。

二诊：药后口燥咽干略好转，仍目涩，急躁易怒。上方去附子，加乌梅15g。10剂，服法同前。

三诊：药后口燥咽干好转，急躁易怒有所好转。二诊方加桃仁20g。10剂，服法同前。

四诊：药后口燥咽干进一步好转，急躁易怒明显好转，便秘好转。上方

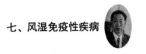

继服 10 剂，服法同前。

五诊：药后病情基本稳定，无特殊不适感，嘱停药。

按语:《医学正传》云:"夫燥之为病者，血液衰少，不能荣养百骸故若是也。"治疗以燥者润之、虚者补之为原则。本患者为气阴两虚血瘀，故治疗以益气活血养阴为法。方中沙参、太子参、麦冬滋养肺胃阴津，黄芪、当归、白芍益气生血活血，并滋其化源。养阴的同时加附子，意在阳中求阴。

养阴清热利湿法治疗狐惑（白塞综合征）

孟某，女，32 岁。2010 年 8 月 6 日初诊。

5 年前无明显原因出现口腔黏膜及舌体溃疡，反复发作，时伴外阴溃疡，西医诊为白塞综合征，应用激素治疗，效果不显。面色萎黄，舌红，苔白腻，脉滑数。

中医诊断：狐惑病（阴虚湿热）。

西医诊断：白塞综合征。

治法：养阴清热利湿。

处方：生地黄 15g，知母 20g，黄柏 20g，白茅根 15g，金银花 15g，肉桂 5g，淡竹叶 15g，木香 15g。7 剂，水煎，日 1 剂，早晚分服。

二诊：症状改善不明显。上方加当归 15g，丹皮 15g，赤芍 10g；溃疡处以冰硼散外敷。

三诊：口腔溃疡好转，只余几小处未愈。上药继服 7 剂，溃疡处仍以冰硼散外敷。

四诊：药后溃疡痊愈，嘱停药。

随访半年，未见复发。

按语: 本病为狐惑病，乃阴虚、湿热所致。《金匮要略》云:"蚀于喉为惑，蚀于阴为狐。"徐灵胎加以发挥说:"蚀于喉为惑，谓热淫于上，如惑乱之气感而生惑；蚀于阴为狐，谓热淫于下，柔害而幽隐，如狐性之阴也。"

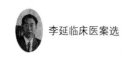

狐惑为患，虽以热毒为主，但其肾必虚，蚀于阴者即肾不足之明证也。临床治疗在清热解毒的同时，必须滋肾阴，扶肾气。本案在使用补肾养阴药的同时，使用大量滋阴清虚热药，并用肉桂引火归元，故能药到病除。

搜风逐寒、益气活血法治疗痛痹（类风湿性关节炎）

罗某，男，34岁。2010年5月22日初诊。

半年前因汗后当风出现四肢关节疼痛，曾在多家医院治疗，效果不显。现四肢关节疼痛，疲乏无力，面色虚浮，饮食、二便正常，舌苔薄白，脉沉无力。

中医诊断：痛痹。

西医诊断：类风湿性关节炎。

治法：搜风逐寒，益气活血。

处方：附子15g，乌梢蛇15g，白芍20g，全虫15g，桂枝15g，地龙15g，川芎15g，红花15g，当归20g，延胡索15g，生地黄15g，熟地黄15g，细辛5g，甘草10g。7剂，水煎，日1剂，早晚分服。

二诊：疼痛减轻不明显，周身如虫蚁蠕动，胃部略觉不适。上方加白术20g，茯苓20g。10剂，服法同前。

三诊：疼痛减轻，仍觉胃部不适。二诊方去延胡索、红花、川芎，加党参15g，黄芪30g。10剂，服法同前。

四诊：关节疼痛基本消失，精力旺盛，无胃部不适，嘱停药。

按语：本案因汗出当风，使病邪乘虚而入；积蓄日久，治未及时，风寒之邪由表及里，邪入日深；耗伤气血，六脉沉而无力为正气不足之象；正虚邪实，治以祛风逐寒，益气活血。气血俱虚，阳气衰微，需用重剂，以起沉疴，故本案用药量大。方中白芍、细辛、二地、桂枝协调气血，通营达卫，育阴养血，动而不凝；附子、黄芪温阳补气，上下兼顾；乌梢蛇、全虫、地龙搜风通络；当归、川芎、延胡索活血止痛；茯苓、白术健脾利湿，

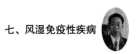

充分体现了扶正与驱邪的关系，益气通卫，养血活血，动静结合，使药到病除。

搜风通络、祛痰化瘀法治疗痹证（类风湿）

申某，女，32岁。2010年12月17日初诊。

两年前因着凉后出现发热，继之足趾关节红肿热痛，当地医院诊为类风湿。经用抗生素和激素治疗，症状缓解。两年间足趾经常疼痛并发生变形，经常自服强的松片缓解疼痛。1个月前因气候突然变冷，足趾关节红肿热痛加重伴发热，先后静点青霉素、口服水杨酸钠等无效。现双足趾红肿热痛，足背轻度浮肿，关节活动受限，面色萎黄、呈贫血貌，舌淡少苔，脉细数。查：抗"O" 7800U，类风湿因子（＋）。

中医诊断：痹证（热痹）。

西医诊断：类风湿。

治法：搜风通络，祛痰化瘀。

处方：苍术15g，黄柏10g，知母15g，萆薢20g，防己15g，生薏米20g，当归15g，白芍10g，牛膝20g，地龙15g，僵蚕15g，桑寄生20g，乌梢蛇10g，全虫10g，蜈蚣2条。20剂，水煎，日1剂，早晚分服。

二诊：上方共服两个月，关节不疼，红肿消失，发热退，抗"O"类风湿因子恢复正常，嘱停药。

按语：类风湿属中医痹证之热痹范畴，表现为骨节肿大变形，《金匮要略》称之为历节风，以关节红肿疼痛为主症。此病湿热居多，寒湿少；病虽缠绵，但以实证居多，虚证少。此病多由痰瘀阻滞经络、血瘀气滞、不通则痛而致。虽有似虚似寒之症，绝非温补所宜，应以搜风通络、祛痰化瘀为主。方中乌梢蛇、地龙、全蝎、蜈蚣祛风疏利，善于走窜，大有消除陈痰瘀积之功；苍术、黄柏等祛湿健脾补肾。诸药合用，其效尤佳。

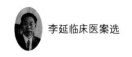

养阴通络法治疗痹证（风湿）

关某，女，48岁。2010年2月12日初诊。

1年前无明显原因出现四肢关节疼痛、发热，去哈医大一院就诊，诊为风湿。经抗感染治疗，症状有所好转，抗"O"恢复正常。但仍觉四肢关节疼痛，夜间痛甚，不能入睡，口服中药汤剂，症状未见明显改善，且有所加重。面色苍白，体倦神疲，舌红少苔，脉濡细。

中医诊断：痹证（阴虚）。

西医诊断：风湿。

治法：养阴通络。

处方：生地黄15g，当归20g，鸡血藤20g，麦冬20g，丹皮20g，桂枝15g，片姜黄15g，桑枝15g，地龙15g。10剂，水煎，日1剂，早晚分服。

二诊：药后四肢关节疼痛减轻，尤夜间疼痛减轻明显，能少睡。上方加熟地黄15g，桑寄生20g，茯神15g。10剂，服法同前。

三诊：药后四肢关节疼痛明显减轻，夜间几乎无疼痛，睡眠尚可。嘱继服上方10剂，巩固疗效。

四诊：无特殊不适感，嘱停药，避风寒。

按语：痹证与风病相似，但风邪则阳受之，痹则阴受之，故多重着沉痛。四时之令皆能为邪，五脏之气各能受病。痹者闭而不通之谓也。正气为邪所阻，脏腑经络不能畅达，皆由气血亏损，腠理疏松。风、寒、湿三气乘虚而入，留滞于内，致湿痰浊血流经凝涩而得之。故经云三气杂至，合而为痹；又云风胜则为行痹，寒胜则为痛痹，湿胜则为着痹，并有骨痹、筋痹、脉痹、肌痹、皮痹之称。可知痹证之病，非偏受一气以致之，病证多端，治法异也。本患者根据舌脉及病情属肝阴虚，故治以咸苦滋阴，兼以通络缓峻为主。张景岳云："治痹之法只宜峻补真阴，宣通脉络，使气血得以流行，不得过用风燥等药，以再伤阴气。"张仲景云："经热则痹，络热则痿。脉中筋患，热入阴分血中，致下焦为甚，所谓上焦属气，下焦属血耳。"本患者治以养阴通络，故能药到病除。

八、代谢内分泌疾病

益气滋阴补脾法治疗消渴（2 型糖尿病）

刘某，男，42 岁。2011 年 8 月 15 日初诊。

3 个月前无明显诱因出现多食、多饮、多尿，消瘦。当地医院诊为 2 型糖尿病，嘱皮下注射胰岛素。患者极度敏感，多次出现低血糖危象，改服二甲双胍则出现恶心、腹泻症状。就诊时"三多一少"现象仍很严重，消瘦乏力，眩晕心悸，大便秘结，少寐多梦，精神倦怠，面色萎黄，苔薄白，脉细数。空腹血糖 10.03mol/L，尿糖（+++）。

中医诊断：消渴（气阴两亏）。

西医诊断：2 型糖尿病。

治法：益气滋阴补脾。

处方：黄芪 30g，党参 20g，山药 20g，五味子 15g，玄参 20g，花粉 30g，山茱萸 20g，桑螵蛸 15g，茯苓 20g，远志 20g，生地黄 15g。10 剂，水煎，日 1 剂，早晚分服。

二诊：药后"三多"症状好转，空腹血糖 8.01mol/L，尿糖（+++）。效不更方，继服上方 20 剂。

三诊：药后无"三多"症状，体重增加 3kg，空腹血糖 6.01mol/L，尿糖（±），嘱继服 10 剂，巩固疗效。

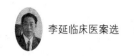

药后血糖 5.89mol/L，尿糖（－）。

按语： 心火不降，故少寐多梦；热灼肺阴，故烦渴多饮；脾胃蕴热，消谷善饥，肝阴不足，故头晕目眩；胃阴亏耗，故小便频多。综观脉证，气阴两亏，精血不足，五脏皆损，证候复杂。张景岳云："治消之法，最当先辨虚实。若察其脉证，果为实火致耗津液者，但去其火则津液自生，而消渴自止。若由真水不足，则悉属阴虚，无论上、中、下，急宜治肾，必使阴气渐充，精血渐复，则病必自愈。若但知消火，则阴无以生，而日渐消败，益以困矣。"《沈氏尊生书》云："阴虚者，肾中真阴虚也。"故本方以益气滋阴补脾为法，使阴复津回，水升火降，五脏可安。

活血化瘀、豁痰疏郁法治疗瘿气（甲状腺功能亢进）

葛某，女，33岁。2012年12月21日初诊。

3个月前无明显原因出现肢颤、心悸，医院诊为甲亢，T_3、T_4 均增高，口服赛治，时常出现恶心、呕吐。症见肢颤，心悸，少寐，自汗，烦躁不寐，消瘦，肢倦乏力，眼凸，甲状腺肿大。舌红，无苔，脉弦细数。

中医诊断：瘿气（气郁痰阻）。

西医诊断：甲状腺功能亢进。

治法：活血化瘀，豁痰疏郁。

处方：夏枯草20g，海藻20g，黄芪30g，玄参15g，昆布20g，香附15g，浙贝母15g，黄药子15g，瓜蒌20g，生地黄20g，丹参20g，赤芍20g，白芍20g，炙鳖甲20g，龙骨20g（先煎），牡蛎20g（先煎）。10剂，水煎，日1剂，早晚分服。

二诊：肢颤、心悸、自汗、烦躁、不寐均有所好转，仍眼凸。上方加莪术15g。10剂，服法同前。

三诊：药后肢颤、心悸、自汗明显好转，肿大的甲状腺缩小，烦躁、不寐明显好转，化验检查 T_3、T_4 下降，略高于正常。上方继服20剂。

四诊：药后诸症明显好转，无特殊不适，甲功恢复正常，甲状腺肿明显减轻。上方研末制成丸剂，1丸3g，1日3次，连服3个月。

五诊：3个月后复诊，各项化验指标均正常，无特殊不适感，嘱停药。

按语：本患者诊断为瘿气，属气阴两亏，瘀血痰浊阻滞，故治疗重在益气养阴，活血化瘀，豁痰疏郁散结。方中重用黄芪治疗甲亢作用独特；海藻、昆布、黄药子、夏枯草含有丰富的碘，能使血中甲状腺素的浓度适当增高，从而对脑垂体起到抑制作用，减少甲状腺素分泌，使甲状腺肿大得到控制。

清热利湿、活血通络法治疗痹证（痛风）

王某，男，43岁。2011年7月15日初诊。

3年前无明显原因出现左脚蹬趾、次趾红肿疼痛，不能行走，哈医大诊为痛风，给予秋水仙碱治疗后症状明显好转。后每食海鲜、肉类症状反复发作，疼痛难忍，不能行走，必须服秋水仙碱后症状改善。1周前因食肉类痛风再次发作，经秋水仙碱治疗，症状改善不明显，足趾红肿疼痛，行走困难，化验血尿酸725μmol/L。面色红润，体胖，舌红苔白，脉滑数。

中医诊断：痹证（痛痹，湿热瘀血内结）。

西医诊断：痛风。

治法：清热利湿，活血通络。

处方：黄柏15g，苍术15g，清半夏15g，桃仁20g，羌活20g，神曲15g，金银花20g，连翘20g，土鳖虫15g，川芎15g，全虫10g，川乌15g。10剂，水煎，日1剂，早晚分服。

二诊：红肿、疼痛有所减轻，仍不能行走。上方加土茯苓20g，生薏苡仁30g。10剂，服法同前。

三诊：红肿进一步减轻，疼痛明显减轻，能行走，尿酸化验525mmol/L。上方继服15剂，服法同前。

四诊：红肿、疼痛消失，尿酸正常，嘱停药。

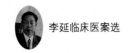

半年后随访，一直未复发。

按语：本案患者为痛风，属中医痹证，湿热瘀血内结，故采用清热利湿、活血通络法治疗。此病与饮食肥甘无节有直接关系。方中苍术、黄柏除湿热；金银花、连翘清热解毒；土茯苓、薏苡仁淡渗利水，除湿浊；川乌止痛；土鳖虫、全虫活血通络止痛；桃仁、川芎活血化瘀止痛，药后病情明显好转，且半年未复发。

九、外科疾病

清肝火、散郁结法治疗乳痈（急性乳腺炎）

焦某，女，28岁。2014年4月14日初诊。

7天前因气滞后出现左侧乳房肿胀疼痛，现正为哺乳期，经口服丹栀逍遥丸，症状未见改善。现乳房红肿热痛，拒按，乳房流出黄水，面红，舌红，苔黄，脉弦数。

中医诊断：乳痈（肝火上炎）。

西医诊断：急性乳腺炎。

治法：清肝火，散郁结。

处方：枳壳15g，白芍20g，金银花15g，连翘15g，夏枯草30g，蒲公英30g，青皮15g，黄芩15g。另野菊花煎汤敷乳部。4剂，水煎，日1剂，早晚分服。

二诊：药后症状明显好转，无黄水流出，乳汁分泌正常，但仍觉不适。上方加王不留行20g，5剂。继续野菊花煎汤外敷。

三诊：药后症状全消，能正常哺乳，嘱停药。

按语：本病属肝郁化火，郁火夹湿流窜足厥阴、阳明经络，络伤故乳房流出黄水。方用枳壳、青皮、夏枯草疏肝解郁；青皮既能疏肝理气，又为乳疾要药；蒲公英、黄芩泻肝经之火，化阳明之湿；白芍平肝息风；王不留行善于通乳脉；野菊花煎汤热敷乳部是从外部疏导经脉，清解郁火，内外合治。

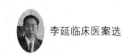

服丹栀逍遥散无效，本人分析认为，该药为治郁火之正方，然柴胡升发不适于本病，故改用清肝火、散郁结之夏枯草取代柴胡而收效显著。

益肾填精法治疗腰痛（老年性骨质疏松）

辛某，女，62岁。2013年6月7日初诊。

两年前无明显原因出现腰膝酸软，疼痛不适，活动后症状加重，时常夜间抽搐，经常注射葡萄糖酸钙，症状改善不明显。现腰膝酸软、疼痛、活动困难，不能上下楼，形瘦，舌红，少苔，脉细。X线示：第二腰椎椎体陈旧性压缩骨折。

中医诊断：腰痛（肾精亏虚）。

西医诊断：老年性骨质疏松。

治法：益肾填精。

处方：桂枝15g，黄芪20g，当归15g，丹参15g，延胡索15g，鸡血藤20g，牛膝15g，全虫10g，熟地黄20g，甘草10g，天麻15g，狗脊15g，白芍20g，骨碎补20g，巴戟天15g，龙骨20g（先煎），牡蛎20g（先煎），赤芍15g，补骨脂15g，党参20g，肉苁蓉15g。10剂，水煎，日1剂，早晚分服。

二诊：药后自觉腰膝酸软、疼痛有所好转，近日夜间无抽搐症状，继服上方10剂。

三诊：药后腰膝酸软、疼痛明显好转，但仍不能上下楼。将上方改为丸剂，1丸3g，1日3次，口服，连服3个月。

四诊：3个月后复诊，疼痛抽搐消失，能扶物上下楼。嘱停药，多晒太阳。

按语： 骨质疏松一般见于老年人，女性居多。中医学认为，肾藏精，主骨生髓，为精血化生之源。骨质疏松多因肾元不足，肾精亏损，不能生髓滋骨，骨失所养而致。肾元亏损，不能鼓舞生机，温煦气血，致气血涩少瘀滞，骨痹疼痛，此又因虚致瘀，是其病标。因而治疗上，应以温肾助阳、鼓

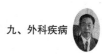

舞生机、滋肾填髓、强筋壮骨、益气养血为法。方中黄芪益气；桂枝温阳通脉；白芍柔肝；淫羊藿、骨碎补、狗脊、怀牛膝、补骨脂、巴戟天补肾壮筋骨；全虫活血通络。诸药合用，使肾精得充，诸症得治。

清心火、泻脾胃积热法治疗口疮（口腔溃疡）

叶某，女，42 岁。2013 年 7 月 2 日初诊

半年前无明显原因出现口舌生疮，口服牛黄解毒丸等清火药，病情时有好转，但半年来反复发作，同时出现齿龈肿胀，咀嚼不便，妨碍饮食，头晕，大便干结，小便黄，睡眠不安。舌尖红，苔黄，脉弦数。

中医诊断：口疮（心火亢盛，脾胃积热）。

西医诊断：口腔溃疡。

治法：清心火，泻脾胃积热。

处方：升麻 10g，细辛 5g，黄连 10g，栀子 15g，生地黄 15g，黄芩 15g，大黄 10g，连翘 15g，桔梗 15g，枳壳 15g，金银花 15g，黄柏 10g，炙甘草 10g。7 剂，水煎，日 1 剂，早晚分服。

二诊：齿龈肿、口疮明显好转，继服上方 7 剂，服法同前。

三诊：诸症基本消失，嘱停药。

按语：口舌生疮半年余，口属脾胃，舌属于心，齿龈肿胀、口舌生疮乃脾胃积热、心火上炎之症，故治用清心火、泻脾胃积热之法。药以清胃散为主方，佐蒲黄、黄柏、细辛、蒲公英、枳壳、大黄清热解毒，行气通便。诸药合用，共达清心火、泻脾胃积热之效，使顽疾痊愈。

疏表清热、表里双解法治疗耳疖（中耳炎）

张某，男，19 岁。2014 年 5 月 12 日。

两个月前患风热感冒后出现右耳肿痛，流黄水，静点抗生素后，症状不

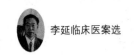

见好转，仍肿痛，流黄水。现右耳道肿胀、灼热、流黄水。舌淡红，苔薄白，脉浮数。

中医诊断：耳疖（少阳风热）。

西医诊断：中耳炎。

治法：疏表清热，表里双解。

处方：龙胆草 15g，蝉蜕 15g，冬桑叶 15g，连翘 15g，菊花 15g，苍耳子 15g，节菖蒲 15g，桔梗 15g，白薇 15g，白蒺藜 15g，怀牛膝 15g。7 剂，水煎，日 1 剂，早晚分服。

二诊：药后症状明显好转，耳流黄水减少。继服上方 7 剂，服法同前。

三诊：药后诸症痊愈，嘱停药。

按语：本病为外感风热，侵袭三焦及胆经所致。风热相搏，致耳道肿痛、流黄水。苔薄白属表证，脉浮数为风热，故当疏表清热，表里双解。药症相符，药到病除。

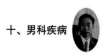

十、男科疾病

温肾补阳壮髓法治疗阳痿

陆某，男，48 岁。2015 年 10 月 12 日初诊。

患者神经衰弱，时而头晕、神虚、眼花，经常服六味地黄丸，病情时轻时重，近 1 年感腰酸楚，阴囊冷，早泄，阳痿，屡治未效。精神萎靡，面色苍白，舌淡，苔薄白，脉沉细无力。

中医诊断：阳痿（肾虚）。

西医诊断：阳痿。

治法：温肾补阳壮髓。

处方：紫河车 5g(研面)，海马 1g(研面)，龙齿 20g(先煎)，牡蛎 20g(先煎)，石决明 20g，阳起石 30g，龙骨 20g（先煎），仙茅 15g，东桑叶 20g，蛇床子 15g，巴戟天 20g，菟丝子 20g，淫羊藿 20g，白术 20g，太子参 20g，金樱子 20g，山药 20g。20 剂，水煎，日 1 剂，早晚分服。

二诊：药后各种症状均有所好转，面色红润。上方加鹿茸片 3g（研面），五味子 20g，覆盆子 20g，山茱萸 20g，炙甘草 10g。继服 30 剂，服法同前。

药后症状基本消失。

按语：神经衰弱病久，则现肾亏。肾阳虚，则阳痿早泄；腰为肾府，故见腰酸；肾虚则阴囊冷。治疗考虑调理任督二脉。任督二脉一主阳，一主阴，

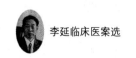

周而复始，循环无间。督脉上达头脑，下通肾府，故神经衰弱易致阳痿。脑为髓之海，肾主骨生髓，故补肾壮髓方可见效。

温养肝肾、调理气血兼化湿热法治疗阳痿

李某，男，38岁。2014年10月6日初诊。

3个月前无明显原因出现阳痿，疲乏无力，腰膝酸软，自服六味地黄丸，症状未见好转，并逐渐加重。同时出现饥不欲食，形寒肢冷，小便澄清或黄，大便正常，精神萎靡，面色萎黄，舌淡，苔薄白，脉沉细。肝脏B超示：肝硬化。

中医诊断：阳痿（肾阳虚兼湿热血瘀）。

治法：温养肝肾，调理气血兼化湿热。

处方：黄芪30g，桑寄生30g，白花蛇舌草30g，淫羊藿15g，菟丝子15g，益母草15g，鸡血藤15g，当归15g，巴戟天10g，黄柏10g，苦参10g，肉桂10g，柴胡10g。20剂，水煎，日1剂，早晚分服。

二诊：形寒肢冷好转，精神状态、纳食较佳，阳痿有所好转，但早泄重。上方加紫河车粉5g，鹿茸面5g（冲服）。20剂，服法同前。

三诊：药后阳痿症状基本痊愈，无早泄、腰膝酸软。精神、纳食正常。嘱停药。

按语： 肝以血为体，以气为用，也称体阴用阳。肝的阳气升发疏泄是一种正常的生理功能。患者素患乙肝、肝硬化，造成肝阳不足，导致肾阳虚，肝血瘀阻。肝气失养，缺乏助长升发之力，以致脾阳、肾阳或全身阳气不足，表现为血凝肝寒之象。患者肝病在前，肾病在后，乃厥阴筋脉弛纵，导致"阴器不用"，故以温养肝肾、调理气血、兼化湿热为法而收效。西医学认为，肝硬化可导致肝脏降解雌激素的能力减退，说明肝病与阳痿有因果关系。

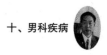

补肾填精法治疗遗精（植物神经功能紊乱）

金某，男，22岁。2013年10月30日初诊。

5年前曾染手淫恶习，年幼无知，损伤过甚。后时感头晕目眩，记忆力逐渐减退，体力日衰，多梦，遗精每周两三次，面色萎黄，饮食、二便正常，舌红，少苔，脉细。

中医诊断：遗精（肾阴虚）。

西医诊断：植物神经功能紊乱。

治法：补肾填精。

处方：龙齿15g（先煎），煅龙牡各30g（先煎），刺猬皮10g（研面），金樱子10g，熟地黄15g，莲须15g，五味子15g，白蒺藜15g，益智仁20g，砂仁15g，巴戟天15g，石决明15g，淮山药20g，远志15g，茯神15g，炙甘草15g，白芍20g。10剂，水煎，日1剂，早晚分服。

二诊：药后遗精好转、每周一两次，多梦减轻。上方加紫河车粉每日10g，继服10剂，服法同前。

三诊：药后精神旺盛，头晕、目眩明显好转，服药期间仅发生1次梦遗。上方研细末做成丸剂，每日早晚各服10g。

四诊：两个月后精神、体力明显好转，两个月中仅发生两次遗精，但不能受精神刺激，如看淫秽之物，即觉尿道流出液体。上方加覆盆子20g，砂仁20g，研面为丸，服用。

五诊：服药40余天，服药期间仅遗精1次，精神、体力更见旺盛，唯欲念易动。嘱停药，加强锻炼，清心寡欲。

按语：手淫可损伤肾精，使遗精频频。补肾填精属正法，分清阴阳是关键。肾气固摄无力，多偏补阳；见色欲念易动，宜补阴，故本案用了大量补阴药。尤其应用紫河车，体现了精不足者补之以味。本患者属肾精亏虚，故需用血肉有情之品补之，并加敛阴止遗之品，最终获效。

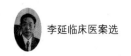

泻南补北、交通心肾法治疗遗精（植物神经功能紊乱）

周某，男，28岁。2012年7月16日初诊。

1年前因思虑忧郁过度出现失眠、多梦，梦中遗精，每周平均2～3次，疲劳后次数明显增多，最多1周梦遗5次，同时出现腰痛疲乏，困倦头晕，面色萎黄，舌淡，少苔，脉细。

中医诊断：遗精（心肾不交）。

西医诊断：植物神经功能紊乱。

治法：泻南补北，交通心肾。

处方：珍珠母20g，生龙牡各20g（先煎），远志20g，柏子仁20g，制首乌15g，龙眼肉15g，桑螵蛸15g，五味子15g，金樱子20g，益智仁20g，炒枣仁20g。15剂，水煎，日1剂，早晚分服。

二诊：睡眠明显好转，梦遗明显好转，1周只发生1次梦遗，仍觉疲乏腰痛。上方加鹿角胶20g，炙甘草30g。60剂，服法同前。

三诊：药后精力旺盛，无疲乏、腰酸之症，睡眠佳，两个月中共梦遗3次。嘱继服上方1个月。

四诊：1个月间无梦遗现象，嘱停药。

按语： 本患者属心肾不交之遗精。肾为都会关司之所，相火听命于心，神有所思，君火不降；智有所劳，则肾阴不升；腰为肾府，肾亏则腰酸；肾阴虚则致遗精，肾阳虚则现阳痿。本患者以阴虚为主，故治以泻南补北，折相火以敛阳，补心阴以滋肾，故能药到病除。

宁心益肾法治疗遗精（神经官能症）

陆某，男，46岁。2012年10月7日初诊。

6年前因受精神刺激后出现梦遗、怔忡，间断治疗，症状好转不明显，

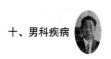

并逐渐加重，现头面热，目下肉瞤，心悸怔忡，四末汗出，两足跗肿，四末不温，精神萎靡，面色萎黄虚浮，舌淡，苔白，脉细数。

中医诊断：遗精（相火妄动）。

西医诊断：神经官能症。

治法：宁心益肾。

处方：熟地黄 15g，人参 15g，煅龙骨 30g（先煎），煅牡蛎 30g（先煎），枸杞子 15g，五味子 15g，山药 15g，茯神 15g，牛膝 15g。7 剂，水煎，日 1 剂，早晚分服。

二诊：头面热减轻，仍怔忡，梦遗次数减少，目下肉瞤消失，两足跗肿、四末汗出减轻，四肢不温略有好转。上方加菟丝子 30g，继服 10 剂。

三诊：头面热消失，怔忡明显好转，梦遗次数减少，两足跗肿减轻，四肢不温明显好转，二诊方加覆盆子 20g，继服 10 剂。

四诊：无怔忡，梦遗明显好转，1 周 1～2 次，其他症状基本消失。效不更方，继服 10 剂。

五诊：药后梦遗基本消失，嘱停药。

按语：遗精一症，前贤各有明辨，其义各载本门，故以有梦为心病，无梦为肾病，湿热为膀胱、小肠之病。精之所藏虽在肾，然精之主宰在心。精血下注，湿热混淆而遗滑者，责之小肠、膀胱。本患者梦遗病在心，治宜心肾同治，故用宁心益肾法。因精伤及神气，故法当味厚填精，质重镇神，佐酸以收之，甘以缓之。药证相符，终获满意疗效。

温阳散寒法治疗遗精（植物神经功能紊乱）

赵某，男，24 岁。2013 年 5 月 13 日初诊。

1 年前患手淫，后出现遗精，梦遗较多，两周前感寒后出现畏寒肢冷，遗精频繁，并出现阴缩，面色㿠白，手足肢冷，精神倦怠，头晕，苔浊腻，脉弦紧。

中医诊断：遗精（肝经虚寒）。

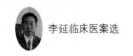

西医诊断：植物神经功能紊乱。

治法：温阳散寒。

处方：当归20g，桂枝15g，白芍30g，细辛5g，甘草10g，制吴茱萸15g，附子10g（先煎），菟丝子20g。7剂，水煎，日1剂，早晚分服。

二诊：未见阴缩，遗精1次，畏寒肢冷明显好转。继服上方7剂。

三诊：药后痊愈，嘱停药。

按语： 体弱，阳气不足，复感外寒，足厥阴筋脉失荣，气血运行不利，不能温养四末，故见阴缩遗精，四肢不温，面色㿠白。治疗以寒者温之为原则，选择温肝散寒药物，以达复阳而生阳、舒筋而散寒之目的。阴缩之症《灵枢·经筋》云："足厥阴之筋……上循阴股，结于阴器……伤于寒则阴缩入。"本患者一派寒象，故用温法治之则药到病除。

温肾固精法治疗不育（弱精症）

赵某，男，32岁。2014年6月25日初诊。

婚后7年，其妻未孕。经查精子存活率低下，为17%～25%。体胖，动辄汗出，乏力，性欲淡薄，早泄，便溏，舌体胖大有齿痕，脉弱。

中医诊断：不育（脾肾阳虚，精关不固）。

西医诊断：弱精症。

中医治法：温肾固精。

处方：熟地黄15g，山药20g，山茱萸20g，茯苓20g，芡实15g，金樱子20g，仙茅15g，淫羊藿20g，肉苁蓉15g，巴戟天15g，制附子10g，鹿角胶15g，紫河车粉5g（冲服）。10剂，水煎，日1剂，早晚分服。

二诊：自觉精神好转，乏力明显改善，汗出减少，性欲改善，仍早泄，大便正常。上方加菟丝子20g，五味子20g。10剂，服法同前。

三诊：早泄明显好转，精子成活率达40%。二诊去附子，加刺猬皮10g，女贞子20g。均研末，炼蜜为丸，1丸3g，1次1丸，1日3次。嘱服3个月。

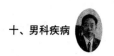

四诊：药后无特殊不适，精子成活率达 75%，嘱继服丸药。

五诊：半月后，告知其妻已怀孕。

按语：本案为脾肾阳虚、精关不固导致不育。肾藏精，精关不固故早泄；脾阳虚，运化失常故乏力、便溏。治以温肾固精，遵"精不足者补之以味"的原则，使用紫河车、鹿角胶血肉有情之品补肾填精；附子、巴戟天、淫羊藿温补肾阳；芡实、金樱子益肾固精；菟丝子养阴通络。因阴中有阳，守而能走，故脾肾阳虚恢复，精子存活率上升，终使妻子怀孕。

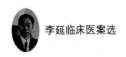

十一、妇科疾病

益气固冲止血法治疗崩漏（子宫内膜增生）

刘某，女，42岁。2013年9月21日初诊。

半年前因劳累后出现阴道流血，淋沥不断，西医院诊为子宫内膜增生，施刮宫术。术后中止流血半月余，复见阴道流血。口服止血药，停药则血出，面色苍白，呈贫血貌，乏力，精神萎靡，失眠健忘，舌淡，少苔，脉细数。

中医诊断：崩漏（气虚冲脉不固）。

西医诊断：子宫内膜增生。

治法：益气固冲止血。

处方：人参10g，当归20g，黄芪20g，炒白术20g，茯苓20g，女贞子20g，墨旱莲20g，藕节炭15g，地榆炭15g，三七粉3g（单包）。7剂，水煎，日1剂，早晚分服。

二诊：阴道流血明显减少，仍淋沥不尽。上方继服10剂。

三诊：阴道无流血，仍贫血。改服三七粉早晚各3g，阿胶10g，大枣5枚。大枣煎10分钟后，阿胶烊化，每日2次，口服。两个月。

四诊：药后无崩漏，贫血纠正，嘱停药。

按语：崩漏属气虚不能摄血，故治疗以补气为主。有形之血不能速生，

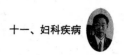

无形之气当急固，故用人参、黄芪等大量补气之品治之。气为血之帅，血为气之母，气旺则能固摄，而血止。

调理冲任法治疗不孕

栗某，女，35 岁。2013 年 7 月 14 日初诊。

15 岁初潮，经期无定，每月月经量极多，不能行动，时有带下。腰酸身倦，目眩耳鸣，睡不安，多噩梦，面色萎黄，舌淡，少苔，脉沉细而软。

中医诊断：不孕（气血亏虚，冲任不调）。

西医诊断：不孕。

治法：调理冲任。

处方：熟地黄 15g，生地黄 15g，川杜仲 15g，杭白芍 20g，川续断 15g，黄芩 15g，当归 20g，川芎 15g，阿胶 10g（烊化），艾叶 10g，远志 15g，鹿角胶 10g，山茱萸 20g，巴戟天 15g，麦冬 20g，甘草 10g。20 剂，水煎，日 1 剂，早晚分服。

二诊：月经 25 天来潮、量正常，白带甚少，腰酸身倦减轻，头晕、目眩、耳鸣好转，精神健旺，上方继服 30 剂，服法同前。

三诊：本月未来月经，早孕检查（＋）。自述时而恶心，胃部不适，拟和胃止呕法。

处方：砂仁壳 5g，玫瑰花 10g，豆蔻 15g，厚朴 10g，旋覆花 10g，白扁豆 15g，白术 20g，陈皮炭 15g，炙甘草 10g。15 剂，服法同前。

四诊：药后无特殊反应，嘱停药。

按语：冲为血海，任主胞胎。冲任不调，则经期无定。血海不充，提摄无力，则经水量多，更致血亏。经云："女子二七天癸至，任脉通，太冲脉盛，月事以时下，固有子。"冲任不盈，天癸失调，婚久不孕，缘由是起。治以调经养血，使太冲脉盛，任脉协和，自可怀孕。女子婚后生育，本是生理功能，除子宫、卵巢有生理之缺陷或实质性病变不能生育外，凡不孕者总

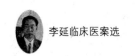

因疾病影响功能所致。故治以调经养血，月经期准，病证消失，自然怀孕。

补气养血疏肝法治疗乳汁不足（缺乳）

宋某，女，28 岁。2014 年 2 月 13 日初诊。

产后 3 个月，月经按期而至，乳水明显减少，伴心悸、头晕、焦虑、易怒，面色萎黄，舌淡，苔薄，脉细数。

中医诊断：乳汁不足（气血亏虚，肝郁不疏）。

西医诊断：缺乳。

治法：补气养血疏肝。

处方：党参 15g，砂仁 15g，柴胡 15g，当归 20g，熟地黄 15g，甜瓜子 30g，白芍 20g，炙黄芪 20g，鹿角胶 10g，远志 15g，甘草 10g。10 剂，水煎，日 1 剂，早晚分服。

二诊：乳汁增多，心悸、头晕、焦虑、易怒明显好转，月经未及，乳汁仍不足。上方加阿胶 10g（烊化），每日早晚冲服。10 剂。

三诊：乳汁增多，诸症明显好转，月经未及。嘱停药。

按语：《良方论》曰："心、小肠二经相表里，上为乳汁，下为月水。"虽乳汁、月经两者不同，然均由饮食精微所化。乳儿期间，天癸闭止，则乳汁充足，此为常然。今则月经按期而至，乳水自应不足。气不固血，血不养肝，虚则易怒，故以养血、补气、疏肝治之。本案为经水按期而至，致乳汁量少，治以补气养血，使之趋于正常生理，乳汁自当充足。

补益气血、调理冲任法治疗癥瘕兼滑胎（习惯性流产）

沈某，女，32 岁。2012 年 5 月 14 日初诊。

5 年前患子宫黏膜下肌瘤，曾小产 4 次，月经过多，有时出血不止，现

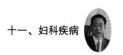

又出血不止十余天，头晕、心悸、气短，腰酸乏力，面色少华，苔薄白，脉细弱。

中医诊断：癥瘕兼滑胎（气血亏虚，冲任失调）。

西医诊断：习惯性流产。

治法：补益气血，调理冲任。

处方：黄芪 30g，党参 20g，熟地黄 15g，当归身 10g，炒地榆 15g，生地黄炭 15g，紫草 15g，鸡血藤 30g，仙鹤草 20g，茜草根 15g，炙甘草 10g，阿胶 10g。7 剂，水煎，日 1 剂，早晚分服。

二诊：血止，心悸减轻，仍感气短，腰酸无力。上方改为丸剂，每丸 3g，1 日 3 次，口服，30 天。

三诊：药后怀孕，自觉腰酸，大便溏，改健脾补肾，以固胎元。

处方：黄芪 60g，白参 30g，炒白术 60g，当归身 30g，酒炒熟地黄 60g，茯苓 30g，阿胶 60g，川杜仲 30g，桑寄生 60g，苎麻根 30g，川续断 30g，桑螵蛸 30g，菟丝子 60g，黄芩 60g，淮山药 60g，白扁豆 60g，神曲 30g，山茱萸 60g，炙甘草 30g，枣肉 60g。上药共研细面，用米醋和为小丸，每日早晚各服 6g。

四诊：药后顺产一女孩，子宫仍有大小肌瘤二十余个。因子宫肌瘤影响尚未回缩，每日流血多，本人希望不行子宫摘除术。先以丸药调气血，化肌瘤，观察疗效后决定是否手术。

处方：紫河车 60g，鹿角胶 30g，海藻 60g，朝鲜参 30g，龟胶 30g，昆布 60g，炙黄芪 60g，枸杞子 60g，黄精 30g，炒白术 60g，山茱萸 60g，当归 30g，老棕炭 30g，槐蕈 60g，阿胶 30g，地榆炭 60g，白薇 30g，炒枳壳 30g，熟地黄 30g，苏木 60g，建曲 30g，杭白芍 30g，紫草 30g，白蒺藜 60g，威灵仙 30g，黑芥穗 30g。上药共研细面，用米醋和为小丸，每日早晚各服 3g。

五诊：血量明显减少，但仍有时出少量血，腰酸乏力，有时头晕。效不更方，原方再配 1 料继服。

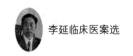

六诊：血完全止住，血止后两个多月又怀第二胎，仍服三诊保胎丸药，至足月顺产一男孩。

按语：本病属气血亏虚，冲任失调，病程长，症状复杂，多病共存，治以补益气血、调理冲任为主。气能摄血，可起到止血之效；冲任调和，故能孕育营养胞胎，使滑胎得到有效治疗。整个治疗过程均以补益气血、调理冲任为主，故能获得满意疗效。

调和营卫法治疗脏躁（更年期综合征）

商某，女，50岁。2015年2月15日初诊。

3个月前，无明显原因出现面部烘热、汗出、心烦、焦虑不安，自服坤宝丸，症状缓解不明显（已绝经）。面红，舌淡，苔薄白，脉弦细。

中医诊断：脏躁（营卫不和）。

西医诊断：更年期综合征。

治法：调和营卫。

处方：桂枝10g，白芍30g，甘草10g，石菖蒲15g，当归20g，香附15g，茯苓15g，陈皮15g，合欢花20g，柏子仁15g。7剂，水煎，日1剂，早晚分服。

二诊：面部烘热、心烦、汗出好转，时而心悸、失眠。上方加龙骨30g，牡蛎30g。10剂，服法同前。

三诊：面部烘热、心烦明显好转，汗出好转，心悸、失眠好转。二诊方加丹桂20g。10剂，服法同前。

四诊：面部烘热，自汗、心烦基本痊愈，嘱停药。

按语：烘热、心烦、汗出、苔薄白、脉弦细为典型的营卫不和证。《灵枢·营卫生会》云："营在脉中，卫在脉外，营周不休。"营卫不和则既不能营内，又不能卫外，而见烘热，心烦，多汗，故以桂枝汤加减调和营卫。方中桂枝发散通阳，温经行血，既能合营又能和卫；芍药益血养阴，收敛阳气，

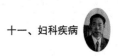

以防桂枝汗散太过，两者一开一阖，相反相成；龙骨重镇而敛汗。方以对症，药到病除。

滋补肝肾法治疗绝经后诸症（更年期综合征）

刘某，女，50岁。2014年10月16日初诊。

半年前无明显原因出现烘热，汗出，焦虑，失眠，停经，经西医诊断为更年期综合征，口服雌激素一类药物，症状改善不明显。面红，舌暗红，苔黄，脉弦细。

中医诊断：绝经后诸症。

西医诊断：更年期综合征。

治法：滋补肝肾。

处方：柴胡15g，白芍20g，枸杞子20g，生地黄15g，浮小麦20g，百合20g，牡蛎20g（先煎），龙骨20g（先煎），莲子心15g。10剂，水煎，日1剂，早晚分服。

二诊：烘热、汗出、焦虑好转，仍失眠。上方去柴胡，加黄柏15g，麦冬20g，枣仁20g。10剂，服法同前。

三诊：诸症均好转。二诊方加鸡血藤20g。7剂，服法同前。

四诊：诸症痊愈，嘱停药。

按语：本病属更年期综合征。心肾不交，肝肾阴虚，虚热内扰，阳无所附，营阴外泄，故烘热汗出；肾水不足，不能上济心脉，君火不宁，则心悸、失眠、多梦。腰为肾之外府，肾主骨生髓，通于脑。方中女贞子、旱莲草、白芍滋肾养肝清热；莲子交通心肾；百合清心养神；知母入肾经，滋阴润燥，清虚热；牡蛎、龙骨平肝潜阳，镇惊安神；配浮小麦益气敛阴，固涩止汗。全方切合病机，肝肾同治，故病证好转。

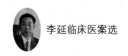

十二、皮肤科疾病

清热凉血、滋阴降火法治疗肌衄（血小板减少症）

刘某，女，30岁。2011年4月5日初诊。

1个月前无明显诱因出现发热，1天后出现紫斑，医院诊为急性血小板减少症，住院治疗13天，先静点甲强龙，后改为口服，每日10mg，无发热，局部有紫斑，血小板2.5万/mm³。伴头晕、心悸，食少纳呆，乏力，便溏，面色萎黄，舌有瘀斑，脉滑数。

中医诊断：肌衄（阴虚火旺）。

西医诊断：血小板减少症。

治法：清热凉血，滋阴降火。

处方：水牛角30g，生地黄30g，玄参20g，牡丹皮15g，龟板30g，女贞子20g，旱莲草20g，知母15g，大小蓟各30g，藕节炭10g，三七粉10g（单包）。10剂，水煎，日1剂，早晚分服。

二诊：紫斑明显减少，嘱停服甲强龙，血小板4万/mm³。上方加白术20g，砂仁20g，甘草10g。10剂，服法同前。

三诊：症状明显减轻，仅局部有瘀斑，饮食增加，大便正常，血小板7.2万/mm³。二诊方继服20剂，服法同前。

四诊：瘀斑消失，无特殊不适感，血小板9.3万/mm³。嘱停药，给予复方阿胶，每日10g烊化后冲服。

五诊：1个月后无特殊不适感，血小板正常，嘱停服阿胶。

按语： 本案肌衄属阴虚火旺，故治以清热凉血、滋阴降火为法。方中水牛角、生地黄、牡丹皮、龟板滋阴清热；女贞子、旱莲草滋阴清热凉血；三七粉止血，具有去瘀生新作用，故一诊后症状即见好转。二诊加白术、砂仁、甘草调和脾气，补益后天之本，故症状明显好转。本案主要应用大量滋阴清热凉血之剂，与唐容川所提出的治血四法"止血、消瘀、宁血、补虚"相吻合，故能药到病除。

宣肺通腑法治疗风疹（荨麻疹）

张某，男，23岁。2011年9月23日初诊。

3年前感冒后出现荨麻疹，口服扑尔敏后症状消失，后断续发作，尤其腰部和触及皮肤处为多，分别静点甘利欣、维生素C、激素类药物，病情暂时得以控制，但经常发作。症见局部风疹块时隐时现，瘙痒，抓挠后大片凸起，便秘，面色荣润，舌红，苔黄腻，脉沉实。

中医诊断：风疹（胃肠湿热）。

西医诊断：荨麻疹。

治法：宣肺通腑。

处方：大黄10g，荆芥15g，麻黄15g，白芍15g，枳壳15g，柴胡15g，苦参15g，茯苓15g，苦参15g，苍术20g。7剂，水煎，日1剂，早晚分服。

二诊：瘙痒明显减轻，偶尔发作，短时间内自行消失，大便正常。上方加蛇床子15g。10剂，服法同前。

三诊：药后荨麻疹只发作两次，大便正常，继服上方10剂。

四诊：荨麻疹未发作，大便正常，嘱停药。

按语： 荨麻疹的病位在肌肤腠理，病因虽有内外之别，但风邪是本病发病的主要条件。《黄帝素问直解·皮部论》曰"腑脏之气，亦通于皮"，阐述了肠腑与皮肤的关系。因此，治疗上以宣肺通腑为法。肺与大肠相表里理论，可用于荨麻疹的治疗。通常临床治疗荨麻疹多从胃肠湿热角度辨证施

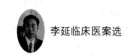

治，但效果往往不满意。这是因为"肺为水之上源""肺朝百脉，主治节"。肺失宣降，通调受阻，致湿邪产生。湿性黏滞，固着气血，郁久化热化火，瘀阻于肺，搏结于肌肤，故出现荨麻疹。因此，治以宣肺通腑，往往能收到满意疗效。

疏风祛湿、清热解毒法治疗湿疹（神经性皮炎）

杨某，男，70岁。2014年6月25日初诊。

两年前出现皮疹瘙痒，夜不能寐，医院诊为糖尿病合并神经性皮炎，口服抗过敏药、外涂药膏等均未见效，且症状日渐加重，寝食难安。现皮疹多发，瘙痒，入夜尤甚，夜不能寐，烦躁不安。舌红，苔腻，脉弦。

中医诊断：湿疹。

西医诊断：神经性皮炎。

中医治法：疏风祛湿，清热解毒。

处方：白鲜皮15g，地肤子15g，苦参15g，板蓝根20g，土茯苓20g，浮萍20g，蝉衣15g，赤芍20g，丹参15g，紫草15g，防风15g，白蒺藜20g，何首乌20g。10剂，水煎，日1剂，早晚分服。

二诊：瘙痒好转，夜间能入睡，阵发性瘙痒。上方加生地黄20g。10剂，服法同前。

三诊：瘙痒明显改善，偶然发生，夜间能入睡。上方继服10剂，服法同前。

四诊：瘙痒未发生，嘱停药。

按语：临床上瘙痒多从风邪外侵、湿热内蕴、营卫失和进行分析，该患者有糖尿病、高血压、冠心病，体内湿热、瘀血较重，故治疗上以疏风祛湿、清热解毒为法。《诸病源候论》云："风瘙痒者，是体虚受风，风入腠理，与气血相搏，而俱往来于皮肤之间，邪气微，不能冲击为痛，故但瘙痒也。"对痒的病因病机分析得很具体。《素问·至真要大论》谓："诸痛痒疮，皆属于心。"这里的心代表火与血脉。张景岳谓："热甚则疮痛，热微则疮痒。"可见，皮肤疮疡症见痛痒，病机亦多属心火盛。血分有热，热郁肌肤营血之中，热甚则痛，热微则痒。方中防风、浮萍、蝉衣疏风之痒；白鲜皮、地肤子、苦参清热利湿；板蓝根、土茯苓清热解毒；赤芍、丹参、紫草凉血和血；何首乌有补血益精之功，故顽固性皮疹瘙痒经治1个月而愈。

健脾利湿、活血通络、祛风散寒法治疗肌痹（皮肌炎）

李某，女，42岁。2013年7月14日初诊。

两月前无明显原因出现面部皮肤浮肿，伴淡紫色斑，哈医大二院检查示：血尿酸增高，血磷酸、肌酸、激酶、乳酸脱氢酶增高，诊为皮肌炎，需激素治疗。患者未接受，遂求中医治疗。症见面颊部、额部均有浮肿性淡紫色斑，按之疼痛，全身肌肉酸痛，疲乏无力，腰酸腿痛，畏风寒，纳呆。舌暗红，苔白，脉沉弦。

中医诊断：肌痹（脾虚，寒湿阻痹）。

西医诊断：皮肌炎。

治法：健脾利湿，活血通络，祛风散寒。

处方：生黄芪20g，桂枝15g，川牛膝15g，羌活15g，独活15g，威灵仙20g，汉防己15g，苍术15g，海桐皮15g，海风藤20g，穿山龙20g，甘草10g，乌蛇肉20g，全虫5g。7剂，水煎，日1剂，早晚分服。

二诊：肌肉痛稍好转，仍觉四肢无力，腰酸背痛，畏寒。上方加桃仁15g，红花15g。10剂，服法同前。

三诊：肌肉疼痛有所好转，面部皮肤损害好转，仍四肢无力，影响工作、生活，舌暗红，苔白，脉沉弦。

处方：生黄芪20g，桔梗15g，川芎15g，赤芍20g，红花15g，防风15g，汉防己20g，苍术15g，穿山龙20g，甘草10g，乌蛇肉15g，川牛膝15g。20剂，服法同前。

四诊：肌肉疼痛减轻，肌力改善，走路较前有力，皮损未加重，精神、食纳均好转，继服上方20剂。

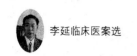

五诊：病情稳定，能够工作，生活自理，化验结果均正常。嘱停服中药汤剂，继服华佗再造丸半年。

半年后复诊，一切正常，嘱停服华佗再造丸。

按语：本病临床表现多样，病情易反复发作，按中医肌痹治疗，以健脾、补气、温阳为主要治则，配合活血化瘀而使病情得以控制。本病主症为肌肉痿软无力，不能正常工作、生活，加用华佗再造丸后，逐渐恢复正常。华佗再造丸有增强肌力之功用，诸药合用，最终使患者解除病痛。

理气活血法治疗黑变病（瑞尔黑变病）

姜某，女，43 岁。2014 年 4 月 25 日初诊。

5 年前面颊出现黧黑，继之巩膜、眼睑、齿龈、口唇、手指皮肤均成紫黑，哈医大二院确诊为瑞尔黑变病，屡治无效。面色如墨，心烦易怒，月经血块累累。舌边紫斑，苔薄黄，脉弦。

中医诊断：黑变病（气滞血瘀）。

西医诊断：瑞尔黑变病。

治法：理气活血。

处方：柴胡 15g，枳壳 15g，桔梗 10g，川芎 15g，赤芍 15g，牛膝 15g，红花 15g，桃仁 15g，生地黄 15g，当归 15g，泽兰 15g，甘草 10g。15 剂，水煎，日 1 剂，早晚分服。

二诊：上肢皮肤色素沉着见减，仍面色黧黑。上方加桑叶 10g。30 剂，服法同前。

三诊：脸部黧黑日趋明朗，唇齿色素亦退，仅舌边紫斑。上方制成丸剂，服 3 个月。

药后面色黧黑基本痊愈。

按语：面色黧黑见于黄褐斑、黑变病等病，以颜面部或周身皮肤出现黄褐、青紫甚则灰黑色为主要表现。黑色从肾，大凡医家从肾论治。面色黧黑与血瘀有关，故治疗需从气血论治。

人生之贵莫过于气血，气血充盈，则面色红润。气血虚少，无余上承，则面色萎黄少润。瘀血为污秽之血，其色紫黑。若蓄于颜面，则面色黧黑不泽，故《灵枢·经脉》谓："血不流则髦色不泽，故其面黑如漆柴者。"《难经·二十四难》谓："脉不通则血不流，血不流则色泽去，故面黑如黧，此血先死。"《诸病源候论》亦谓："五脏六腑十二经血皆上于面。夫血之行俱荣表里，人或痰饮渍脏，或腠理受风，致气血不和，或涩或浊，不能荣于皮肤，故发黑。"均明确指出，瘀血是发生面色黧黑的主要原因，所以面色黧黑症，病位不在肾而在心、肝二经。心主血脉，其华在面；肝藏血，主疏泄，心肝功能协调，气机升降有序，血脉调畅，气血上荣，则面润色红。若反复感染，或情志违和，或体弱正虚，气机疏泄失常，血脉流畅失机，气滞血瘀，映于面部，则面黑如土。

本案治疗以理气活血为先，方中运用了大量理气活血之药，故能取得满意疗效。

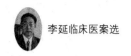

十三、其他疾病

扶阳固卫、敛阴止汗法治疗汗证（植物神经功能紊乱）

李某，男，60岁。2012年5月8日初诊。

十余年前无明显原因出现盗汗，自服六味地黄丸、知柏地黄丸及中药汤剂，疗效不佳，盗汗后出现畏寒肢冷，面色㿠白虚浮，舌淡少华，脉虚大而迟。

中医诊断：汗证（肾阴阳两虚）。

西医诊断：植物神经功能紊乱。

治法：扶阳固卫，敛阴止汗。

处方：炙附子10g，生白术20g，五味子15g，炒枣仁20g，合欢皮15g，生龙骨20g（先煎），生牡蛎20g（先煎），浮小麦30g，炙甘草10g。20剂，水煎，日1剂，早晚分服。

二诊：汗止，面色荣润，无畏寒症状。上方去炙附子，加黄芪20g，菟丝子20g。继服7剂。

药后症状痊愈。

按语： 盗汗大多以阴虚为主，但此患者以阳虚为主。《素问·生气通天论》云："阴者藏精而起亟也，阳者卫外而为固也。"《素问·阴阳应象大论》云："阴在内，阳之守也；阳在外，阴之使也。"卫为阳，营为阴，卫虚失固，则阳虚外寒，故畏寒；舌为心苗，脉为血府，心主血脉，心营虚而失润，故舌淡少华，脉虚大而迟。《伤寒论》所谓"迟则营气不足，血少故也"。故以白术、附子扶阳止汗，以生龙骨、牡蛎、五味子固摄为佐，枣仁、合欢皮、浮小麦、甘草宁神止汗为使。诸药合用，使"阴平阳秘"，病情恢复。

益气养阴、凉血清热法治疗低热（上呼吸道感染）

患者，男，55岁。2013年7月6日初诊。

62天前因着凉后出现发热、头痛、鼻塞流涕，体温达39℃，在当地医院抗炎治疗1周，仍发热，体温38～38.5℃，查血、尿、便、生化，胸部正侧位片、B超，骨髓穿刺均未发现异常，住院治疗半个月，仍发热，后回当地医院继续中医治疗，口服中药1月余，发热仍未减。现体倦乏力，胸闷气短，口苦咽干，五心烦热，胃脘嘈杂、纳呆，面色萎黄，精神萎靡，消瘦，舌嫩红，苔薄白，脉细数。

中医诊断：低热（气虚风寒外袭）。

西医诊断：上呼吸道感染。

治法：益气养阴，凉血清热。

处方：柴胡15g，黄芩10g，清半夏15g，太子参20g，甘草10g，地骨皮15g，知母10g丹皮15g，金银花20g，连翘20g，大青叶20g，板蓝根20g。5剂，水煎，日1剂，早晚分服。

二诊：体温降至37.2～37.5℃，发热时间明显缩短，昨日发热仅1小时。上方加僵蚕15g。7剂，服法同前。

三诊：体温恢复正常，时而腹泻。二诊方去黄芩、大青叶、板蓝根，加白术15g，茯苓20g。继服7剂。

四诊：自述无发热、无特殊不适感，嘱停药。

按语：《伤寒论》云："伤寒中风，有柴胡证，但见一证便是，不必悉具。"此患者按六经辨证，病太阳中风之后未解，进入半表半里。邪入少阳，故出现口苦咽干之症；五心烦热、脉细数为伏邪伤阴；体倦乏力、胸闷气短为邪伤正气，故以益气养阴、凉血清热为法。方中太子参、甘草益气养阴；

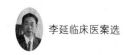

柴胡、黄芩清半表半里之邪；知母、地骨皮、丹皮养阴清热；金银花、连翘、大青叶、板蓝根清热凉血解毒。三诊时患者腹泻，故去苦寒之剂黄芩、大青叶、板蓝根，加白术、茯苓健脾利湿，使邪去正安。

温阳益气法治疗汗证（植物神经功能紊乱）

谢某，男，40岁。2014年11月16日初诊。

两年前因外伤术后出现自汗、肢冷，尤以下肢为甚，常服用中药调理，效果不显。面色㿠白虚浮，舌胖淡嫩，脉细。

中医诊断：汗证（阳虚自汗）。

西医诊断：植物神经功能紊乱。

治法：温阳益气。

处方：黄芪30g，熟附子15g，炒白术20g，炙甘草10g，金樱子15g，旱莲草15g。7剂，水煎，日1剂，早晚分服。

二诊：双下肢冷略有好转，余症状缓解不明显。上方加太子参15g，浮小麦30g。继服7剂，服法同前。

三诊：自汗、肢冷有所好转，精力渐旺盛。上方继服7剂，服法同前。

四诊：自汗、肢冷明显好转，精力旺盛。上方加桂枝10g，白芍20g。10剂，服法同前。

五诊：无自汗、肢冷症状，嘱停药。

按语： 本患者为阳虚自汗。经云："阳之汗以天地之雨名之。"又云："阳加于阴谓之汗。"由是推之，阳热加于阴，津散于外而为汗也。夫心为主阳之脏，凡五脏六腑表里之阳皆心主之，随其阳气所在之处而气化为津，随其火扰所在之处而津泄为汗，然有自汗、盗汗之别焉。夫汗本乎阴，乃人身之津液所化也。经云汗者心之液，又云肾主五液，故凡汗证未有不由心肾虚而得之者。心之阳虚，不能卫外而为固，则外伤而自汗，不分寤寐，不因劳动，不因发散，溱溱然自出，由阴蒸于阳分也。肾阴衰，不能内营而退藏则内伤而盗汗。盗汗者，即《内经》所云寝汗也。阳虚自汗，治宜补气以卫

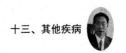

外，故本案首用附子以温阳，黄芪、白术补气，金樱子、旱莲草养阴止汗。因首诊效果不显，故二诊加入补气养阴之药，如太子参、浮小麦。三诊症状好转明显，故效不更方。四诊再加桂枝、白芍调和营卫，使长期汗证得以治愈。

升阳利尿法治疗癃闭（前列腺炎）

朱某，男，63岁。2014年8月14日初诊。

1年前无明显原因出现尿频、排尿困难，口服泽桂龙爽，症状改善不明显，有时出现尿闭，需导尿方能排出。西医诊为前列腺肥大，提出手术治疗，患者未接受。现尿意频频，排尿困难，腹胀，面赤，舌红，苔黄，脉弦。

中医诊断：癃闭（心肾不交）。

西医诊断：前列腺炎。

治法：升阳利尿。

处方：升麻15g，桂枝10g，黄柏10g，知母20g，海金沙30g，乌药15g，炙甘草梢10g，赤茯苓15g，车前草15g，旱莲草20g，蟋蟀5个。10剂，水煎，日1剂，早晚分服。

二诊：排尿困难好转，10天未导尿，但仍频数，尿后滴沥不尽。上方加滑石20g，冬葵子15g，冬瓜子15g。继服10剂。

三诊：排尿顺畅，原方再服1周，巩固疗效。

四诊：药后无不适感，嘱停药。

按语： 本案癃闭属心肾不交。水火无制，清阳不升，浊阴不降，致成小便淋沥涩痛，尿意频频，治以升阳利尿、调和水火为法。升其阳可利浊阴，药如升麻、桂枝之类。既要行水又须化坚，药如海金沙、滑石、赤茯苓之属；知母、黄柏以抑相火；吴茱萸辛通温散，以解郁止痛；蟋蟀治疗癃闭。诸药合用，药到病除。

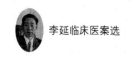

宣肺平喘、健脾利水法治疗水肿（慢性肾小球肾炎）

申某，女，35岁。2013年6月12日初诊。

1个月前着凉后出现全身浮肿，不能平卧，腰膝酸软，乏力，腹水，经多方医治效果不显。症见一身尽肿，腹大有水，咳嗽气喘，食少纳呆，时而恶心，小便少。舌胖大，苔薄白，脉沉。

中医诊断：水肿（脾肾两虚）。

西医诊断：慢性肾小球肾炎。

治法：宣肺平喘，健脾利水。

处方：炙麻黄10g，杏仁15g，甘草5g，陈皮15g，清半夏15g，桑白皮15g，茯苓皮20g，泽泻15g，生姜皮15g。7剂，水煎，日1剂，早晚分服。

二诊：小便增多，浮肿减退，喘息减轻，大便正常。上方加猪苓15g，太子参20g，苍术15g，白术15g。10剂，服法同前。

三诊：喘息明显好转，腹胀松，浮肿逐渐消退，食欲渐增，畏寒肢冷症状缓解。二诊方加黄芪30g，干姜10g。20剂，服法同前。

四诊：诸症明显好转，嘱停汤剂，改口服金匮肾气丸。

五诊：服金匮肾气丸两个月，精神佳，无特殊不适感，嘱停药。

按语： 本案为慢性肾炎，以全身水肿为主症。初诊采用宣肺平喘、健脾利水法。肺为水之上源，通过开宣肺气，达到行水效果，使患者端坐呼吸、小便少明显改善。二诊以健脾益气利水为主，重用太子参、苍术、白术、猪苓，使中气得运，湿气得化，浮肿减轻。三诊加补气温里药黄芪、干姜，使阳气得复，病证明显好转。四诊改口服金匮肾气丸，补肾为主，收效显著。《金匮要略》称此病为"水气"，肺、脾、肾三脏失调，皆能令人肿。《黄帝内经》云："诸湿肿满，皆属于脾。"又言："其本在肾，其末在肺，皆积水也。"治疗此病重在宣肺平喘，然后健运其脾，使能转输，后则着重治肾，温阳益肾，缓急分明，而收效显著。

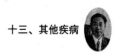

益气清虚热法治疗发热（无名热）

孟某，男，50 岁。2014 年 7 月 8 日初诊。

五十多天前因着凉后感冒发热，体温 38.5 ～ 39℃，在西医院住院治疗，各种化验检查均正常，静点多种抗生素，效果不显，仍发热。现倦怠乏力，体温 38.0 ～ 38.8℃，口干，食少纳呆，面黄消瘦，舌胖有齿痕，脉细数。

中医诊断：发热（气虚发热）。

西医诊断：无名热。

治法：益气清虚热。

方药：升麻 15g，炙甘草 10g，陈皮 15g，当归 15g，白术 20g，生晒参 10g（研面单包），炒麦芽 15g，黄芪 20g。7 剂，水煎，日 1 剂，早晚分服。

二诊：发热有所减轻，体温 37.5 ～ 38℃，每日仅下午 3 时许发热 3 ～ 4 小时，舌苔厚腻。上方加砂仁 15g。7 剂，服法同前。

三诊：发热明显减轻，口干，体温最高不超过 37.5℃，有两天未发热，发热时间不超过两小时，倦怠无力明显好转，食欲增加。7 剂，服法同前。

四诊：1 周未见发热，倦怠、口干消失，恢复如常人，嘱停药。

按语： 患者最初发热为外感表证，表证未解入里，持续发热，致阴伤气耗，气虚无力鼓邪外出，故导致长期发热。治疗以鼓舞正气为主，大量应用参芪，使正气得以恢复，虚阳外浮发热得以控制，体现了"劳者温之"之法。

利湿清热法治疗发热

张某，男，62 岁。2013 年 6 月 5 日初诊。

3 个月前，因感冒后出现发热、咳嗽肺感染，住院治疗半月余，咳嗽、肺感染基本痊愈，仍发热，每日下午热甚，体温 37.5 ～ 38.5℃，化验检查，

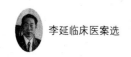

真菌感染，抗真菌治疗 7 日后化验呈阳性，但仍发热不退。出院后每日依靠解热镇痛药维持，后食欲下降，精神疲惫。舌红，苔黄腻，脉滑数。

中医诊断：发热（湿郁）。

西医诊断：发热待查。

治法：利湿清热。

处方：杏仁 15g，白蔻仁 15g，生薏苡仁 20g，半夏 15g，厚朴 15g，滑石 15g，甘草 10g，金银花 20g，柴胡 15g，僵蚕 15g，白花蛇舌草 30g。7 剂，水煎，日 1 剂，早晚分服。

二诊：自觉身体舒适，每日发热时间短，最高体温 37.8℃，未超过 38℃，食欲渐增。上方加桃仁 15g。10 剂，服法同前。

三诊：3 天内未见发热，饮食尚可，二便正常，嘱停药。

按语： 本案为外感后表邪未解，入半表半里。加之平素饮食甘味，体湿较重，湿热相夹，故致湿郁发热。湿为阴邪，性黏滞，故发热缠绵不退。本案治以三仁汤加减，通过利湿化浊，使湿祛热解，病得痊愈。

祛湿化浊、益气敛汗法治疗汗证（植物神经功能紊乱）

姜某，男，35 岁。2014 年 5 月 3 日初诊。

1 年前无明显原因出现自汗，活动后尤甚，尤以进餐时汗出如洗，平时嗜食肥甘厚味，继而盗汗，乏力，疲倦，多梦，心悸，未经治疗，形体肥胖，舌体胖大有齿痕，脉沉无力。

中医诊断：汗证（湿郁）。

西医诊断：植物神经功能紊乱。

治法：祛湿化浊，益气敛汗。

处方：桃仁 15g，白蔻仁 15g，清半夏 15g，薏苡仁 20g，滑石 30g，柴胡 15g，桂枝 15g，煅龙骨 30g（先煎），煅牡蛎 30g（先煎），芡实 15g，女贞子 20g，旱莲草 15g，太子参 15g。7 剂，水煎，日 1 剂，早晚分服。

二诊：自汗略好转，仍盗汗、疲倦，心悸有所好转。上方加生地黄 15g，知母 20g。7 剂，服法同前。

三诊：疲倦明显好转，自汗、盗汗均好转，饮食、睡眠可，二便正常。上方继服 20 剂。

四诊：自汗、盗汗基本消失，嘱停药。

按语：患者平素嗜食肥甘厚味，湿邪较重。卫外失固，营卫失和，故自汗盗汗。心气虚，汗为心之液，故出现眩晕、心悸之症。湿邪郁遏，营卫失和，故而自汗。自汗不愈，日久导致阴虚，故而盗汗。本案治疗用祛湿药加益气敛汗之品和养阴药，以益气固表，调和营卫，终致病愈。

清气凉血、气血双治法治疗外感发热（高烧）

刘某，女，18 岁。2014 年 7 月 12 日初诊。

3 天前正值经期，突受暴雨淋后出现高热头痛，项强，呕吐不食，心烦不眠，甚则谵语妄言。静点抗炎、抗病毒药物后症状未见改善。现壮热，体温 39 ～ 40℃。头痛项强，呕吐不食，3 日未大便，小便短赤，口干，呈热病容，舌红，苔黄，脉洪数。

中医诊断：外感发热（热入血室）。

西医诊断：高烧。

治法：清气凉血，气血双治。

处方：赤芍 10g，白芍 15g，桂枝 10g，银柴胡 15g，川独活 15g，黄芩 15g，黄连 10g，紫丹参 15g，川芎 15g，牡丹皮 15g，竹茹 10g，陈皮 15g，豆豉 15g，蔓荆子 15g，半夏 15g，砂仁 15g，芦根 20g，豆蔻 15g，白茅根 20g。5 剂，水煎，日 1 剂，早晚分服。

二诊：呕吐止，发热渐退，体温 37 ～ 37.5℃。头痛减轻，无项强，仍便秘。上方加莱菔子 20g，炒豆豉 15g。4 剂，服法同前。

三诊：无发热、头痛、项强诸症，无不适感，嘱停药。

按语：《金匮要略》云："妇人伤寒，发热，经水适来，昼日明了，暮则谵语，如见鬼状者，此为热入血室。治之无犯胃气及上二焦，必自愈。"本

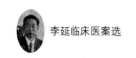

案为突受风寒，入里化热而又月经适至，以致热入血室，症见头痛，项强，甚则谵语妄言，治以气分、血分双治，服药9剂而愈。

宣肺补肾法治疗小便不禁（膀胱炎）

赵某，女，62岁。2014年8月27日初诊。

3个月前因着凉后出现咳嗽，咳时则尿失禁，曾用抗生素治疗，咳嗽好转，仍尿失禁。便秘，头晕，腰膝酸软，手足晨起肿胀，动则气短，舌紫，苔白，脉沉细。

中医诊断：小便不禁（肺肾两虚）。

西医诊断：膀胱炎。

治法：宣肺补肾。

处方：熟地黄15g，山茱萸20g，生山药20g，茯苓20g，牡丹皮15g，泽泻15g，白术15g，鸡内金15g，太子参20g，杏仁15g，天冬20g，甘草10g，郁李仁15g，肉苁蓉20g。7剂，水煎，日1剂，早晚分服。

二诊：嗽后尿失禁减轻，仅用力咳嗽时方出现尿失禁。大便日一行、色正常。上方加桑螵蛸15g，巴戟天15g，杜仲15g。继服10剂，服法同前。

三诊：无咳嗽尿失禁，无特殊不适感。嘱停药。

按语：尿失禁者多见于老年人。命门火衰，下元不固，膀胱失去约束之功，故出现尿失禁。《诸病源候论》云："小便不禁者，肾气虚，下焦受冷也。"《素问·灵兰秘典论》云："膀胱者，州都之官，津液藏焉，气化则能出矣。"朱丹溪则认为："小便不禁有虚寒、虚热之分。"本患者咳嗽则尿失禁，动则气短，属肺肾气虚，治以宣肺补肾。方中熟地黄、山药、山茱萸、茯苓、丹皮、泽泻乃六味地黄丸方，补肾，助膀胱气化；肉苁蓉、巴戟天、杜仲、续断、牛膝补肾强腰膝。《金匮翼·小便不禁》云："肺脾气虚，不能约束水道而病不禁者……上虚不能治下者也。"杏仁宣肺，取其提壶揭盖之意。诸药合用，使肺气得宣，肾气得充，咳嗽则尿失禁得愈。

温经逐痰法治疗发热（高烧）

单某，女，29岁。2013年2月8日初诊。

20余天前做人工流产，后出现发热，静点抗生素7天，热仍不退，体温38.5～39℃，服多种抗生素和中药制剂，发热仍未好转。面色苍白，皮肤干燥，发热，疲乏无力，胃纳呆钝，泛泛欲吐，面色苍白，舌淡，苔白，脉细。

中医诊断：发热（瘀血内停）。

西医诊断：高烧。

治法：温经逐痰。

处方：当归15g，川芎10g，桃仁15g，炮姜15g，炙甘草10g，红花15g，荆芥炭15g，银柴胡15g。7剂，水煎，日1剂，早晚分服。

二诊：发热减轻，体温37.5～38℃。上方加桂枝10g。7剂，服法同前。

三诊：基本无发热，仍觉身体不适。

处方：当归20g，丹参15g，银柴胡15g，胡黄连15g，秦艽15g，地骨皮15g，炙甘草10g，白薇15g。5剂，服法同前。

四诊：未再发热，无特殊不适，嘱停药。

按语：本案属产后发热、恶露未净、瘀血内停、营卫不和之证，治以温药调理内脏气血为法，用生化汤加减，红花逐痰，荆芥炭祛风，白薇凉血退热，故能使瘀血化，虚热除，病痊愈。

温阳益气、固表止汗法治疗汗证（植物神经功能紊乱）

龙某，男，65岁。2010年9月13日初诊。

7年前无明显原因出现自汗、盗汗，尤以夜间为重，经多方治疗，效果不显。现自汗、盗汗，精神疲倦，饮食、二便正常，舌胖有齿痕，苔薄白，

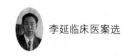
脉沉。

中医诊断：汗证（气虚卫表不固）。

西医诊断：植物神经功能紊乱。

治法：温阳益气，固表止汗。

处方：炙黄芪 30g，白术 15g，防风 10g，五味子 15g，茯苓 20g，生龙骨 30g（先煎），生牡蛎 30g（先煎），五味子 15g，茯神 15g，炒酸枣仁 15g，浮小麦 30g，炙甘草 10g。7 剂，水煎，日 1 剂，早晚分服。

二诊：自汗、盗汗明显减轻。继服上方 10 剂，服法同前。

三诊：自汗、盗汗痊愈，睡眠尚可，精力充沛，嘱停药。

按语：汗证日久，气虚、阴虚、阳虚症状均有，但以气虚卫表不固为主，治以温阳益气、固表止汗为法。本案以玉屏风散合牡蛎散为主方，药症相符，故而取得较好疗效。